北京中医药大学特色教材

中西医结合肿瘤学概论

（供中医学类、中西医结合类等相关专业用）

主　编　胡凯文

U0364286

全国百佳图书出版单位
中国中医药出版社
·北 京·

图书在版编目（CIP）数据

中西医结合肿瘤学概论 / 胡凯文主编 . —北京：
中国中医药出版社，2023.12
北京中医药大学特色教材
ISBN 978-7-5132-8551-3

Ⅰ . ①中… Ⅱ . ①胡… Ⅲ . ①肿瘤—中西医结合—诊疗—
中医学院—教材 Ⅳ . ① R73

中国国家版本馆 CIP 数据核字（2023）第 223389 号

中国中医药出版社出版

北京经济技术开发区科创十三街 31 号院二区 8 号楼
邮政编码 100176
传真 010 - 64405721
山东润声印务有限公司印刷
各地新华书店经销

开本 787 × 1092 1/16 印张 11.75 字数 268 千字
2023 年 12 月第 1 版 2023 年 12 月第 1 次印刷
书号 ISBN 978 - 7 - 5132 - 8551 - 3

定价 48.00 元
网址 www.cptcm.com

服 务 热 线 010-64405510
购 书 热 线 010-89535836
维 权 打 假 010-64405753

微信服务号 zgzyycbs
微商城网址 https://kdt.im/LIdUGr
官 方 微 博 http://e.weibo.com/cptcm
天猫旗舰店网址 https://zgzyycbs.tmall.com

如有印装质量问题请与本社出版部联系（010 - 64405510）

北京中医药大学特色教材

《中西医结合肿瘤学概论》编委会

主　　编　胡凯文

副 主 编　周　天　李泉旺

编　　委　（以姓氏笔画为序）

卫　月　　王　婧　　左明焕　　田　桢

吕秀玮　　朱广迎　　刘殿娜　　李　仝

李京华　　沈　洋　　宋凤丽　　张巧丽

侯　丽　　黄金昶　　康　宁　　樊庆胜

滕　峰

学术秘书　田　桢

前 言

　　为进一步深化教育教学综合改革，依托学校一流学科和一流专业的优势与特色，全面推进适应国家发展战略需求，建设信息技术与教育教学深度融合、多种介质综合运用、表现力丰富的新形态高水平教材，北京中医药大学启动了"特色教材建设项目"。

　　本套特色教材以习近平新时代中国特色社会主义思想为重要指导，紧密结合高等教育发展和教育教学改革的新形势，按照"立德树人、以文化人"的宗旨，将教材建设与教学、科研相结合，以我校专业建设、课程建设、教育教学改革成果为依托，力争建设一批体现中国立场、中国智慧、中国价值及中医药优秀文化，符合我校人才培养目标和培养模式、代表我校学术水平的高质量精品教材，充分发挥教材在提高人才培养质量中的基础性作用。

　　本套特色教材从最初的立项到书稿的形成都遵循着质量第一、特色突出的原则。每一个申请项目都经过学校教学指导委员会初选，再由校内外专家组成评审委员会对入围项目进行评审，教材书稿形成后又由校内外专家进行审读，严把质量关。根据教学需要，先期推出十余本特色教材，内容涵盖中医学、中药学、中西医临床医学、针灸推拿学、护理学等专业，既有理论阐述，又有临床实践及实验操作。本套特色教材在编写过程中适度融入了课程思政的内容，并在融合出版方面进行了适当探索。

　　本套特色教材的建设凝聚了北京中医药大学多位中医药行业高等教育工作者的集体智慧，体现了他们齐心协力、求真务实、精益求精的工作作风。

谨此向全体组织人员和编写人员致以衷心的感谢。尽管所有组织者与编写者竭尽心智，精益求精，本套特色教材仍有进一步提升的空间，敬请广大师生提出宝贵意见和建议，以便不断修订完善。

北京中医药大学

2023 年 11 月

编写说明

　　《中西医结合肿瘤概论》是依据《健康中国行动（2019—2030 年）》的相关精神，按照北京中医药大学特色教材的统一要求，在北京中医药大学教务处及教材科的规划指导下，由北京中医药大学多家附属医院的中西医结合肿瘤学专家共同编写的高等中医药院校本科生系列教材之一，适用于中医学、中西医结合等专业。

　　本教材认真总结了既往中西医结合肿瘤学教材的成功经验，编写内容从基本概念出发，使学生对肿瘤从基本认识到临床诊治、从研究现状到未来展望有一个完整了解，注重中医临床思维的培养。本教材的创新之处在于以生动的小故事讲述肿瘤的发生、发展及诊治过程，在保证"三基""五性"的基础上，充分激发学生的学习兴趣，有利于学生掌握中西医基本理论、基本知识及基本技能。

　　本教材分为上篇概论、中篇肿瘤的诊断、下篇肿瘤的治疗。总论部分主要介绍中西医结合肿瘤学的概念、基础、意义和展望，以及肿瘤学简史和肿瘤的研究进展。诊断部分介绍肿瘤的中医辨证及西医的常用诊断方法及标准。治疗部分从中医治疗、西医治疗及中西医结合治疗三方面论述，中西医结合治疗是重点，其中肿瘤绿色防治思想贯穿于癌前病变、癌症临床期及康复期的各个阶段。

　　本教材编写分工：第一章由胡凯文、周天、刘殿娜编写，第二章由李仝、李京华、田桢编写，第三章由侯丽、沈洋、吕秀玮、周天编写，第四章由侯丽、王婧、康宁、卫月编写，第五章由黄金昶、张巧丽、田桢编写，第六章由左明焕、黄金昶、张巧丽、卫月编写，第七章由李仝、朱广迎、滕峰、田桢编写，第八章由李泉旺、樊庆胜、宋凤丽编写。本教材编写校对过程中，庞浩玥、杨丽惠、李清华、王玥慧、庄垚雪、李媛、王菲、刘琼妮、杨丽、于敏、徐婕、朱淼、郑好、施想、陈宇坤给与了大力帮助，在此表示感谢！

　　本教材在继承的基础上进行了一定的改革与创新，其中难免有不足甚或错漏之处，请各位读者提出宝贵意见，以便再版时修订完善。

《中西医结合肿瘤学概论》编委会

2023 年 10 月

目　录

中篇　肿瘤的诊断

下篇　肿瘤的治疗

上篇 概论

第一章 绪论 ▷▷▷▷

第一节 中西医结合肿瘤学的概念

一、肿瘤的定义

肿瘤（tumor，neoplasm）是机体在各种致瘤因子作用下，细胞遗传物质改变（包括原癌基因突变、扩增和 / 或抑癌基因丢失、失活等），导致基因表达失常，细胞异常增殖而形成的新生物。

肿瘤是一种人类自身细胞的异常增生引发的疾病，是机体在各种内外因素作用下，局部组织的某一个细胞在基因水平上失去对其生长的正常调控，导致其克隆性异常增生而形成的异常病变。在正常情况下，人体细胞的增殖和衰亡有序、有节制地进行着，并受到来自各方面的调控，所以人体各个组织和器官能够相互协调工作。即使是在严重创伤后的修复过程中，机体细胞的增殖也是限于一定程度和一定时间之内，这属于正常增生。当受到某些因素的影响，人体某个器官或组织的细胞脱离了原先的制约机制，似脱缰之马般失控性地增殖生长，并在细胞形态和功能上"误入歧途"，这便形成了肿瘤。

肿瘤是威胁人类健康的重要疾病，按性质不同又有良、恶性之分，其中"恶性肿瘤"又称为"癌"。肿瘤是一类古老的疾病，是古埃及伟大医者的印和阗所著的《艾德温·史密斯纸草文稿》（*Edwin Smith Papyrus*）就对乳腺癌的外形进行了详细描述。约在前 400 年，医学之父希波克拉底对多种癌症进行了描述，并将其命名为"carcinos"（古希腊语中的"螃蟹"）。"螃蟹"来源于恶性肿瘤的外观，其向四周伸出的侵袭其他组织的"脚"形状上与螃蟹相似。由于当时希腊文化反对解剖尸体，希波克拉底对癌症的描述仅限于表皮可见的鼻腔、皮肤、乳腺癌症。1 世纪前后，塞尔苏斯编辑古罗马百科全书时将古希腊语的"carcinos"翻译成意大利语中的"螃蟹",随后又演变成英文中的"cancer",即为我们今天所说的癌症。2世纪,古希腊医学家盖伦将所有肿胀物命名为肿瘤,而其中恶性的肿瘤就是希波克拉底所命名的"癌症"。我国出土的距今3500多年的殷墟甲骨文中就有"瘤"的记载。《说文解字》曰:"瘤,肿也,从病,留声。"《圣济总录》曰:"瘤之为义,留滞不去也。"以上对瘤的含义做了具体的解释。宋代窦汉卿所著的《疮疡经验全书》对乳腺恶性肿瘤有这样的描述:"捻之内如山岩,故名之,早治得生,迟则内溃肉烂见五脏而死。"

古代人们对肿瘤更注重宏观形态。随着现代科学技术的发展,尤其是显微镜的应用,人们对肿瘤有了更深入的认识,并逐步揭开肿瘤发生、发展的神秘面纱。现在,越来越多的人认为肿瘤是一种以局部病变为显著特征的全身性疾病。

依据肿瘤的生长特性和对身体的危害程度,可将肿瘤分为良性肿瘤、恶性肿瘤以及介于良、恶性肿瘤之间的交界性肿瘤3种类型。

(一)良性肿瘤

良性肿瘤(benign tumor)为无浸润和转移能力的肿瘤。肿瘤通常有包膜或边界清楚,呈膨胀性生长,生长速度缓慢,瘤细胞分化成熟,对机体危害小。

(二)恶性肿瘤

恶性肿瘤(malignant tumor)为具有浸润和转移能力的肿瘤。肿瘤通常无包膜,边界不清,向周围组织浸润性生长,生长速度快,瘤细胞分化不成熟,有不同程度异型性,对机体危害大,常可因复发、转移而导致患者死亡。

(三)交界性肿瘤

交界性肿瘤(borderline tumor)为组织形态和生物学行为介于良性和恶性之间的肿瘤,也可称为中间性肿瘤(intermediate tumor)。在肿瘤临床实践中,良、恶性难以区分的肿瘤并不少见,这类肿瘤的诊断标准往往不易确定。因此,在作交界性肿瘤诊断时,常需附以描述和说明。交界性肿瘤还可分为局部侵袭性(locally aggressive)和偶有转移性(rarely metastasizing)两类。前者常局部复发,伴有浸润性和局部破坏性生长,但无转移潜能;后者除经常局部复发外,还偶可发生远处转移,转移的概率< 2%。

二、中西医结合肿瘤学的定义

中西医结合肿瘤学是一门应用中西医结合理论、思维和方法,研究肿瘤的生理、病理、诊断和治疗的医学学科。中西医结合肿瘤学不同于中医肿瘤学和西医肿瘤学。中医肿瘤学是运用中医药理论,阐述各类肿瘤的发生、发展变化规律,解释肿瘤的病因病机、临床特点、辨证论治规律及预防、康复、保健等知识的临床学科,是以脏腑、经络、气血津液等理论为指导,系统反映中医肿瘤辨证论治特点的学科。西医肿瘤学涵盖了肿瘤基础理论到临床的知识，如病因病理、临床表现、影像学诊断、主要诊治方法等。中西医结合肿瘤学不是两者的简单相加，而是将两者有机结合，取长补短，力求更全面、更系统地认识肿瘤。

中西医结合肿瘤学概论是在应用中西医结合理论、思维和方法，简要阐述肿瘤生物学、病因学和流行病学的基础上，重点分析肿瘤的各种诊断技术和特点，各种治疗的原则和具体实施方法。通过中西医结合肿瘤学概论的学习，使学生对肿瘤的中西医结合诊疗有一个清楚的概念和基本的认识，掌握各种诊断和治疗的原则，为进入临床学习肿瘤各论打好基础，并能了解肿瘤学在生物科学和医学中的重要地位以及今后的发展方向。

第二节 中西医结合肿瘤学基础

中西医结合肿瘤学应用中西医结合理论、思维和方法，研究范围涉及肿瘤预防、发生、发展、诊断、治疗、预后及转归等各个方面。下面就肿瘤的发生、诊断、治疗和预防进行简要论述。

一、肿瘤的发生

中医学重在研究导致机体正常生理状态遭到破坏，引起脏腑、气血、津液等功能和结构产生质的变化继而发生肿瘤的多种因素。中医学认为寒、热、情志、痰湿、瘀血等是肿瘤发生的主要病因，瘀血阻滞、痰湿聚结、邪毒郁热、脏腑失调、气血亏虚是肿瘤发生的主要病机。根据其病情演变和临床表现，中医认为肿瘤的发病总体上是正虚和邪实，但在一位患者身上常常会几种病机或邪气实、正气虚同时存在。

西医学对肿瘤发生的认识大都基于流行病学调查及实验研究资料，将肿瘤的病因归纳为以下几个方面：肿瘤发病外部因素（包括化学、物理、生物等致癌因子），肿瘤发病内部因素（包括遗传物质、免疫功能、神经－体液－内分泌等），以及饮食营养失调和不良生活习惯等；异常基因是肿瘤发生的基础，致癌因子是癌症发生的诱因，免疫逃逸是癌症发生的促发因素。

肿瘤发生是一个漫长的过程。中西医结合肿瘤学应用中西医结合理论、思维和方法，全面深刻地认识肿瘤发生的病因病机，既合理应用中医学的整体观念，又注重局部的分子生物变化。例如，肿瘤微环境（tumor micro environment，TME）在肿瘤的发生发展过程中扮演着不可或缺的角色，中西医结合肿瘤学对肿瘤微环境的认识既包括机体阴阳失衡、正邪交争的动态演化，也包括肿瘤微环境中多种类型细胞之间或细胞与非细胞之间的交互作用。

二、肿瘤的诊断

肿瘤的早期诊断是提高治愈率的关键。中医诊断与治疗疾病注重辨证论治，而辨证论治的基础就是通过中医四诊，即望、闻、问、切，搜集资料、症状和体征，分析、辨明疾病的病因、病位和病性，确立中医诊断。西医诊断肿瘤主要依据病史、症状、体征和各种辅助检查，包括血液学、影像学、病理学等，其中病理组织学和 / 或细胞学检查是当前确诊癌症的金标准。另外，分子诊断正在迅速发展，主要包括肿瘤标志物检测和基因检测等。

中西医结合肿瘤学应用中西医结合理论、思维和方法，宏观与微观、定性与定量相结合，互相参考、补充，实现更早、更准确地诊断肿瘤。中西医结合肿瘤学强调辨病与辨证相结合，明确邪正虚实、病位深浅，利用现代科学技术手段对肿瘤的良恶性、局部寒热性质进行鉴别，把握证候发展规律及病情的转归和预后，以准确指导临床治疗。

三、肿瘤的治疗

基于辨证论治的原则，中医治疗肿瘤的主要手段包括中药内服、中药贴敷、中药膏摩、中药熏洗、中药灌肠、中药含漱、中药局部注射、针灸等。西医治疗肿瘤的手段主要包括手术、放疗、化疗、靶向治疗、免疫治疗等。当前，多学科综合协作已成为恶性肿瘤诊疗的国际趋势。中西医结合治疗肿瘤疗效显著，能够延长患者的生存期，提高生活质量。

中西医结合肿瘤学既探究中西医独立治疗肿瘤的方法，又寻求两者的有效结合，以期为肿瘤患者提供最佳的治疗方案。

四、肿瘤的预防

无论是在自然界还是在实验室，绝大多数肿瘤的发生都是一个受多因素作用结果，表现为多阶段的复杂过程。正常细胞变化为肿瘤细胞要有足够的时间和多种变化。医学界普遍认为，某些肿瘤是可以避免的。1981 年，世界卫生组织（WHO）提出 3 个三分之一学说，认为三分之一的肿瘤可以通过改善生活习惯而避免，三分之一的肿瘤可以通过早发现而根治，另外三分之一的肿瘤可以通过积极的治疗而延长生命，减少痛苦，提高生活质量。随后以病因学预防、发病学预防、康复学预防为主的肿瘤的三级预防理念开始推广。

中西医结合肿瘤学应用中西医结合理论、思维和方法实现肿瘤的预防，将中医学"治未病""未病先防，既病防变"的思想与西医学三级预防有机地结合起来，一级预防治未病，二级预防治早病，三级预防治已病、瘥后防复。中西医在指导思想与具体措施上互相补充，帮助患者提高免疫力，改善内环境，减少肿瘤的发生，延缓转移，促进患者康复，提高生存率。

第三节　中西医结合肿瘤学的价值

随着科学技术的发展，中医学固有的治病模式被打破，中西医结合治疗体系应运而生。中西医结合治疗肿瘤优势显著，在控制肿瘤进展、为放疗和化疗减毒增效、改善患者生活质量、延长生存期等方面作用确切。目前在中西医结合诊疗肿瘤的研究领域，有许多专家学者做了大量研究，无论是细胞分子学水平的实验研究还是临床试验，都取得了令人满意的成绩。

肿瘤严重威胁人类的健康，具有发病率高、死亡率高、早期确诊率低的特点。增进对肿瘤病因病机的认识，提高临床诊疗水平，是当前人类健康的重大需求。中西医结合肿瘤学在认识肿瘤、治疗肿瘤、预防肿瘤等方面都有其特色和优势，开展中西医结合肿瘤学的研究具有重要意义。

一、研究意义

（一）肿瘤严重威胁人类的健康，提高诊疗水平迫在眉睫

肿瘤是 21 世纪发病率和死亡率增长最快的疾病之一，严重威胁人类的健康。根据 GLOBOCAN（全球癌症流行病学数据库）2018 癌症发病和死亡推算值，2018 年全球有大约 1810 万癌症新发病例和 960 万癌症死亡病例。中国控癌形势也不容乐观，2019 年国家癌症中心发布的全国癌症统计数据显示，2015 年中国恶性肿瘤发病约 392.9 万人，死亡约 233.8 万人，平均每天超过 1 万人被确诊为癌症，每分钟有 7.5 个人被确诊为癌症。中国的肿瘤患者确诊时多为中晚期，导致中国肿瘤死亡率高于全球平均水平。肿瘤的发病率高，死亡率高，早期确诊率低，提高肿瘤的诊疗水平迫在眉睫。

（二）多学科综合协作已成为恶性肿瘤诊疗的国际趋势

多学科综合诊疗协作组（multiple disciplinary team，MDT）起源于 20 世纪 60 年代，是建立在循证医学基础上，由传统经验性医疗向现代化协作组决策医疗转化的新型诊疗模式。该模式主要针对某一特定患者，通过定期、定时、定员、定点的多学科讨论会形式，汇集各学科最新发展动态及患者的全面资料，综合考虑患者的疾病分期、诊疗需要、经济状况、心理承受能力等诸多因素，权衡利弊后制定出更科学、更合理、更规范的诊疗决策，并监督治疗方案的执行、定期评估疗效、调整方案，从而保证患者获益的最大化。该诊疗模式由美国的医疗专家组率先提出，自 20 世纪 90 年代以来已成为恶性肿瘤诊疗的国际趋势。

恶性肿瘤在早期由于病灶局限，全身症状不明显，如乳腺肿瘤、甲状腺肿瘤等，病变可由患者自己在体表扪及，故首诊时大多归属早期，多数患者选择专科治疗。但诸如肺部肿瘤、胃肠道肿瘤及盆腔脏器肿瘤在首诊时多数已为晚期，症状往往不局限于专科范围内，这时就体现出 MDT 的重要性。在该模式下，多学科的专家针对特定患者进行定期、定时、定员、定点的会诊，制定出适合患者的最佳治疗方案，并根据患者病情变化不断作出调整，对患者的疗效进行评估。这种以患者为中心的诊疗模式不但让患者得到了优质诊疗，使其临床治疗获益最大化，而且在 MDT 模式下诊治的恶性肿瘤患者比普通诊疗手段的肿瘤患者在心理上更能获得安慰，这对临床治疗有所助益。当前已有诸多临床证据表明 MDT 模式对恶性肿瘤的诊疗优势。

（三）中西医结合 MDT 诊疗肿瘤效果显著

肿瘤疾病的 MDT 工作团队通常包括肿瘤外科、肿瘤内科、介入科、放疗科、影像科、病理科及护理团队、基础研究团队、心理治疗团队等。中医学作为以中医药理论与实践经验为主体，研究人类生命活动中健康与疾病转化规律及预防、诊断、治疗、康复和保健的综合性学科，其与西医结合的诊疗模式与多学科综合协作的理念不谋而合。当今社会的进步与生活节奏的改变使得人类的疾病谱发生了变化，医学模式也由单一的生物模式转变为生物 – 心理 – 社会模式，这就要求医生把患者视为一个与环境相关的整体系统，这与中医学的整体观念如出一辙。而且 MDT 中不同学科的医生共享特定患者的全部临床资料，经过会诊及讨论，制定出该患者的最佳诊疗方案，即便是相同病理类型、相同临床分期的肿瘤患者，经过 MDT 诊疗，所获得的治疗方案也是有差异的，这与中医学"因人制宜"的思想相符。

中西医结合诊疗肿瘤遵循中医与西医学科间的优势互补原则，借助西医病理学、分子生物学等手段明确恶性肿瘤类别及分期，多专家共同讨论并决定患者手术术式及化疗方案或其他辅助治疗手段，再由有经验的中医临床医生对患者进行体质评估及辨体辨证，在术前对患者机体进行调理，术后化疗间歇期对患者行中药、针灸或其他中医药治疗手段，以减轻化疗的毒副反应，改善其术后、化疗后的生存质量，或调整患者体质，延缓肿瘤复发，或增加患者带瘤生存的时间，提高其生存质量。

二、特色与优势

（一）中西医结合，宏观与微观结合，加深肿瘤病因的认识

中医在病因认识上是相对宏观的，主要分为内因和外因，包括自然界中的风、寒、暑、湿、燥、火、毒，以及与人们生活密切相关的七情、饮食、起居等。西医对病因认识是相对微观的，主要包括细胞、细菌、病毒等，随着科技进步，已向更深层次的分子生物水平发展，如基因、核酸、蛋白质等。中西医结合，从宏观与微观角度全面诠释肿瘤的病因学，已有大量研究报道应用中西医结合理论指导肿瘤的预防和治疗取得可喜成绩。如七情在肿瘤的发生中发挥着重要作用，通过中医的疏肝、养血柔肝等调畅情志方法，联合化疗，能够显著改善肿瘤患者的病情，提高生活质量。将中医宏观病因学与西医微观病因学结合起来加以研究，对肿瘤病因的探讨具有重要价值。

（二）中西医结合，整体与局部并重，促进肿瘤诊断的准确

中医诊断疾病注重四诊合参，即通过望、闻、问、切收集临床信息，从而进行辨证论治。西医在疾病的诊断上主要通过视、触、叩、听、嗅，并利用现代仪器设备，如电子计算机断层扫描（computed tomography，CT）、磁共振成像（magnetic resonance imaging，MRI）、发射计算机断层显像（emission computed tomography，ECT）等在肿瘤的诊断上非常重要。但过多的仪器检查会对受检者健康产生一定影响，而中医的四诊

是在无现代仪器的条件下形成的，又经过几千年的临床实践加以丰富和发展而建立的完整体系，在疾病诊断中具有特殊意义。近年来，许多学者对肿瘤患者的舌、面、脉信息开展了大量研究，发现在肿瘤发生发展过程中，舌、面、脉信息的变化具有一定的规律性。中西医结合，将中医的四诊与西医的现代仪器相配合，应用在肿瘤的初筛、诊断、追踪观察等方面，将大大提高肿瘤诊断的准确率。例如中医学认为舌苔是胃气上蒸于舌面的表现，将舌象变化与胃镜下表现结合，有助于疾病的诊断及预后的判断。

（三）中西医结合，辨病与辨证结合，提升肿瘤治疗的效果

西医治疗疾病注重"病"。"病"是相对恒定的，是微观、群体、局部的。当前西医治疗肿瘤的手段包括手术、放疗、化疗、靶向治疗、免疫治疗等，近年来有效率在逐渐提高。治疗所导致的器官功能低下和不良反应，如消化道症状、骨髓抑制、肝肾功能损伤等方面，在西医已经给予相应治疗后，仍然有很多症状无法缓解，西医仍缺乏安全高效的干预手段。中医治疗疾病注重"证"。"证"是动态变化的，是宏观、个体、整体的。中医学在治疗疾病的过程中遵循"阴阳平衡""整体观念""天人合一""辨证论治"等原则，认为正气存内，邪不可干；邪之所凑，其气必虚。在治疗肿瘤的过程，中医学不仅强调抗肿瘤，更注重对机体阴阳气血的调节，强调"存正气"和"扶正气"。中医学通过调节机体功能状态，激发正气及自身的抗病能力和适应能力，调整异常体质。中西医结合，辨证与辨病结合，能够实现协同抗瘤、减轻各种不良反应、促进器官功能恢复、增强体质等作用，进而促使患者身心恢复至健康状态，降低复发、转移概率。

三、现状与思考

中西医结合肿瘤学现有的研究促进了肿瘤学的发展，提高了临床疗效，为肿瘤患者提供了更优化的诊疗方案。然而，本领域仍然存在许多问题亟待临床和基础研究者共同关注。比如，很多确有临床疗效的中药方剂抑制肿瘤的具体机制还不明确；针对某些肿瘤的治疗，是否有特异性的中医药治疗手段能够发挥主导作用；如何改变中医与西医的表面结合，构建深层次的、有机的中西医结合肿瘤治疗方案；现有中医、中西医结合肿瘤学的研究成果如何能够更好地运用于临床工作等。这些问题的解决仍需本领域研究人员的不懈努力。在临床工作中，如何能够更好地进行中西医结合，以取得更佳临床疗效，在此简述以下几个方面以供思索与探讨。

首先，诊断的中西医结合。疾病的诊断应将辨病与辨证结合，在重视西医理化检查方法的同时，兼顾疾病的发展变化和证候的变化。其次，治疗的中西医结合。治疗方法的选择应根据病种、患者病情及机体状况等灵活选择，联合应用中医辨证论治和西医病因治疗。针对同种疾病的不同阶段，也应根据病情的发展变化，分析不同阶段中、西医方法的实际疗效及中、西医药配合的疗效优势，灵活选择和调整治疗方法。再次，用药的中西医结合。对于中、西药均有效的疾病，应选用两者中见效快、费用低的药物。而对于中、西药疗效均欠佳的疾病，宜联合使用，以期取得较好的疗效。最后，还有临床思维的中西医结合。在诊疗实践中，在西医诊疗思维与时俱进的基础上，要结合中医对

疾病的宏观认识和整体观念，同时中医的临床思维也要不断创新，用中医理论探索疾病新的病因病机和转变规律，制定具有中医特点的诊疗标准等。

综上，中西医结合肿瘤学具有独特的优势与特色，但仍存在不足，亟待共同解决。中医、西医各有所长，应取长补短，使两者逐步从初步的、局部的结合，向较高层次的、整体的、有机的结合方向发展，并在临床实践中相互融会，相互配合，共同为广大肿瘤患者获得更佳的疗效而努力。

第四节　中西医结合肿瘤学展望

全球最新癌症统计数据显示，癌症将成为 21 世纪世界各国提高预期寿命的重要障碍。目前，全世界癌症的发病率和死亡率高居不下，究其原因，既有人口老龄化和增长的特征，又与社会经济发展带来的癌症患病的主要危险因素和疾病的分布特征变化有关。在社会经济发达地区，癌症发病主要表现为社会生活方式现代化带来的代谢性疾病特征，而与感染相关的癌症，如宫颈癌、胃癌、肝癌等，则在社会经济发展两极化的地区更加常见。全球癌症评估结果提醒我们，不同地区对控制癌症的需求表现出了巨大的差异，需要根据风险因素的模式和癌症负担情况来调整控制措施。由此可见，癌症的复杂情况和危险程度，在未来一段时间内，仍是人类面临的艰巨挑战。

不得不承认，人类目前对癌症的认识仍然不足，这限制了医生在控制癌症时所能采取的手段，使人类在与这种疾病的战斗中始终处于劣势。于是，癌症导致了生活水平下降及沉重的社会经济负担。2013 年，WHO 发布的《2013—2020 年预防和控制非传染性疾病全球行动计划》中提出了强化对癌症防控的要求，协调开展人类癌症起因和致癌机制研究，确定癌症防控重点策略等措施，以达到 2025 年将癌症等疾病导致的过早死亡减少 25% 的目标。纵观近年来肿瘤学领域的发展，从以基因组学为代表的分子生物学研究，到重视肿瘤微环境及宿主环境因素的研究思维拓展，为研发肿瘤领域新型防治手段提供了无限可能。

我国传统文化的瑰宝——中医药，在抗击癌症战斗中的作用同样不容忽视。国家卫健委牵头制定的《关于印发健康中国行动——癌症防治实施方案（2019—2022 年）的通知》指出，要提升癌症中医药防治能力，强化癌症中医药预防及早期干预，并构建癌症中医药防治网络。在当前肿瘤个体化治疗时代，中西医治疗理念愈渐趋同，相信中医传统理论还能够为现代肿瘤学发展提供更多启发，也期待越来越多具有中医特色的诊治手段被研发，为肿瘤学的基础与临床研究添砖加瓦。

一、肿瘤研究前沿与热点

传统认为，癌症是由基因突变导致的细胞恶性增殖和扩散引发的一类复杂疾病，解析其致病机制与病理过程一直是肿瘤学界难以攻克的问题。随着分子生物学与生物信息学的快速发展，肿瘤学研究也出现了颠覆性进展。

（一）"组学"与表观遗传学

肿瘤基因变化特征是近现代始终未变的研究热点，从基因突变到基因修饰，从对突变基因的点对点研究，到基因组学的生物信息分析，从基因组学到多组学整合，研究者们正向着学术高峰不断攀登。

1. 多组学技术从"逐个涌现"到"抱团取暖"　2006 年，美国国立卫生研究院正式启动了肿瘤基因组图谱（the cancer genome atlas，TCGA）计划，自此，基因组学占领了肿瘤学研究的高地。然而，人们逐渐不满足于只从基因组学角度观察肿瘤的发生发展机制，于是不同分子水平的组学技术相继出现，为科学家们提供了各种研究的新视角。根据遗传中心法则，目前已衍生出基因组学、转录组学、蛋白组学与代谢组学等分子生物学技术。同时，人们逐渐意识到任何不同水平的单组学研究都不足以阐明肿瘤复杂的发病机制。因此，整合多组学数据分析成为新时代肿瘤发展的方向。

与单一组学研究相比，多组学研究可以从系统和整体的角度出发，更加深入地揭示肿瘤发生发展的机制，发现新型生物标志物和药物治疗靶点。整合多组学策略已在肿瘤研究中得到了广泛应用，主要体现在以下几个方面。

多组学整合可以更加系统地揭示肿瘤发生发展的具体机制。传统认为，DNA 或 mRNA 表达水平即可代表蛋白质水平。然而，中国研究团队通过对 96 例结直肠癌组织进行基因组学和蛋白组学的整合分析，发现 mRNA 并不能准确地预测蛋白质丰度的变化，大多数基因拷贝数的变化会促进 mRNA 丰度改变，但对蛋白质丰度的影响甚小。这类研究结果给了科学家们新的启示，也改变了对基因转录翻译为蛋白质这一过程的传统认识。

传统的肿瘤分型是根据病理类型而来，明确却略显粗糙，组学技术使肿瘤分型进入了分子生物学时代。这种分子病理分型将多组学的生物信息分析与临床数据进行匹配研究，旨在更精准地预测患者预后。部分学者认为，这种模式将降低临床疗效的不确定性，为患者提供更精确而高效的治疗。

识别特异性标志物也是多组学整合分析的重要作用之一。生物标志物对于肿瘤临床的各个阶段都有重要的意义，不仅可以反映肿瘤重要的生理机制，还能为肿瘤的诊治提供新的方向。一项对 38 组口腔鳞状细胞癌和对照组的组织标本进行 DNA、RNA 和蛋白质组学分析的研究发现，载脂蛋白 B 编辑酶催化多肽基因（apolipoprotein B editing enzyme catalytic polypeptide，APO–BEC3）突变与患者的生存率相关。这些特异性生物标志物不仅能够辅助肿瘤实现早期分层诊断，还能帮助医生更好地判断患者的预后。

多组学整合策略也为发现潜在药物靶点提供了理论依据。靶向药物的研发需要寻找肿瘤内的精确致癌位点，靶点越关键，抗癌的效果越好。因此，单一层面的分子生物学分析不足以说明其靶点的重要性。基因组、转录组、蛋白组甚至代谢组的整合分析能够在各个生物学阶段发挥定位靶点的作用，从而有助于开发高效能的靶向治疗药物，为临床肿瘤患者提供更多的选择。

尽管多组学分析为肿瘤研究作出了突出贡献，但仍存在诸多挑战。复杂的大规模数据需要高水平的生物信息分析能力，相关技术的发展和突破是我们努力的目标。而多组学技术的临床应用及研究成果的转化，距离提高肿瘤早期诊断率和整体生存率的长期社会利益，仍有很长的路要走。

2."另类"的遗传改变——表观遗传学 表观遗传学让遗传学在癌症领域留下了浓墨重彩的一笔。人们在研究过程中认识到一种不改变DNA序列而产生可遗传表型变化的调控机制，并将其命名为表观遗传学，越来越多的研究表明表观遗传修饰与癌症的发生发展密切相关。

表观遗传学异常对染色体结构、基因表达与细胞基本生命活动具有重要影响，是诱导癌症等疾病的关键因素。例如，癌细胞基因组具有全局低甲基化和局部高甲基化的特征。DNA的低甲基化能够导致原癌基因的异常激活，诱导癌细胞的发生发展，而一些局部特定区域的高甲基化则导致抑癌基因低表达和DNA损伤修复基因的沉默，是癌症发生的重要机制。此外，过往的研究常聚焦在构成2%基因组的蛋白编码基因上，局限了人们对癌症发生和演化机制的认识，而非编码区与癌症的密切关系已被越来越多的研究证实。人们发现微小核糖核酸（microRNA，miRNA）表达谱的改变参与了乳腺癌、结直肠癌、胃癌、肺癌、前列腺癌等多种癌症发生发展的整个过程，包括肿瘤细胞的起源、增殖、侵袭及转移扩散等，还能影响免疫系统的作用，且不同肿瘤细胞的miRNA也存在特异性表达，有助于人们对肿瘤细胞多样性的理解。同miRNA一样，人们发现长链非编码RNA（long non-coding RNA，lncRNA）在多种癌症中也存在差异表达，包括乳腺癌、肺癌、肝癌、结肠癌和白血病等，并发挥了抑癌和促癌的双重作用，且与癌症代谢相关。

研究表明，表观遗传学的生物标志物可以用于肿瘤的筛查、诊断及治疗等多个临床阶段。由于表观遗传学改变发生在恶性肿瘤发病之前，因此可以应用于肿瘤早期的筛查和诊断。与基因突变不同，表观遗传特征中的异常改变通常是可逆的。利用表观修饰的可逆性，人们开发了一些表观遗传学的药物，如DNA甲基转移酶抑制剂、组蛋白脱乙酰化酶抑制剂等，可以通过改变DNA甲基化和组蛋白修饰模式等来治疗疾病。目前，很多制药公司正在积极参与"表观遗传学药物"的开发，加速利用表观遗传修饰手段预防、诊治癌症，为人类癌症防治研究提供崭新的视野。

（二）肿瘤微环境

人们对于肿瘤的初始印象是由细胞恶性增殖产生的赘生物在局部发生病变，希望通过切除病变将患者治愈。而癌症一次次的复发转移打破了通过杀灭癌细胞以治愈癌症的幻想，癌细胞所处的环境开始引起学界的重视。研究显示，肿瘤细胞与周围"正常细胞"和细胞因子彼此关联、相互影响，在肿瘤发生发展的过程中起着关键作用，这些因素被归为肿瘤微环境（tumor micro environment，TME）。

1.肿瘤微环境如何发挥作用 肿瘤微环境主要由肿瘤细胞、细胞外基质蛋白、血管、成纤维细胞、免疫细胞、淋巴细胞、内皮细胞、神经和细胞外因子组成，且多具有低氧、营养缺乏、酸中毒、慢性炎症、免疫抑制及多种细胞因子产生等生物学特征。肿瘤微环境反映了肿瘤细胞与多种类型的细胞之间，或细胞与非细胞之间的多向交互作用，对肿瘤发生发展具有重要影响。

研究表明，肿瘤微环境中存在的胶原蛋白、弹性蛋白、糖蛋白和蛋白聚糖等大分子物质（被统称为细胞外基质）黏附在肿瘤细胞表面，对肿瘤的侵袭与转移起到了非常重要的促进作用。而在实体瘤中，微环境内血管生成也是肿瘤最为重要的标志，参与肿瘤的发展、侵袭和转移的各个阶段。新生血管为肿瘤生长提供更多氧气和营养，为肿瘤的快速生长提供了物质基础。除此之外，癌细胞与微环境中机体免疫相关的因素发生相互作用，使肿瘤周围形成特殊的免疫抑制环境，从而产生免疫逃逸。

近年来，肿瘤免疫疗法掀起了抗癌药物的第三次革命。

2018 年，诺贝尔生理学或医学奖授予在肿瘤免疫学领域具有突出贡献的两位科学家，他们在免疫逃逸方面作出了重大贡献。人们观察到，肿瘤细胞表面及所处环境中有一些调控免疫细胞发挥作用的蛋白质，称为"免疫检查点"。癌细胞通过免疫检查点发送信号，抑制免疫细胞的作用，产生免疫逃逸。因此，科学家们研发出"免疫检查点阻断剂"，打破了癌细胞周围的免疫抑制，重新激活了机体免疫系统。程序性死亡受体（programmed cell death protein 1，PD-1）就是肿瘤重要的免疫检查点，派姆单抗、尼伏单抗、阿替珠单抗等 PD-1 阻断剂在临床上显示出良好疗效。当然，肿瘤免疫治疗的发展也面临生产困难、价格昂贵、响应率不高、副作用明显等一系列挑战。随着基础研究的继续深入和大量临床研究结果的更新总结，未来将更好地促进效用完善的免疫治疗药物研发。

由于肿瘤微环境组成与相互作用纷繁复杂，如何应用更精确的手段深入研究关键的调控机制，并将这些研究成果整合成细胞、分子之间的网络作用模式，将是个漫长并充满挑战的过程。

2. 肿瘤微环境架起中西医沟通的桥梁 在整个肿瘤进程中，肿瘤微环境不断进化重构，宿主与肿瘤互相斗争的表现，与中医学认为内环境"阴阳失衡"后导致的正邪交争的动态演化过程有相通之处。

《类经·运气类》曰："天本阳也，然阳中有阴；地本阴也，然阴中有阳。此阴阳互藏之道，如坎中有奇、离中有偶、水之内明、火之内暗皆是也。"阴消阳长，阳消阴长，同时阴阳二者互根互用，互相转化。肿瘤微环境的发生发展就是阴阳消长失衡的表现。肿瘤微环境中某些成分或特定的生物学行为存在强化或激活的状态，即阳性功能逐步偏盛，如肿瘤细胞无限增殖、免疫抑制细胞聚集、新生血管形成、上皮间质转化、细胞因子异常分泌、信号通路异常激活等。同时，细胞外基质降解促进肿瘤侵袭转移，保护性自噬使肿瘤逃避凋亡，免疫抑制导致肿瘤细胞逃脱免疫系统的监视，产生免疫逃逸等行为，即阴性功能不断弱化。肿瘤微环境中这种阴阳动态失衡的状态，正适宜中医治则中的"扶正祛邪""调和阴阳"。

肿瘤微环境还具有乏氧和酸性的特征。线粒体功能障碍促进肿瘤细胞在有氧条件下，主要通过糖酵解途径获取能量，从而适应乏氧的微环境。中医学认为，脾为后天之本，主运化水谷精微，故与线粒体产能的功能相互关联。由此可知，脾虚、线粒体功能障碍与肿瘤的代谢异常密切相关。因乏氧状态导致酸性代谢产物大量堆积，致使肿瘤微环境处于酸性状态，与中医内环境津液代谢障碍，而导致痰浊瘀滞的机制相似。研究表明，生半夏、生南星等化痰散结类中药可在一定程度上改善肿瘤微环境的酸中毒现象。

中医药在肿瘤免疫治疗方面也有重要价值。对中药复方及相关提取成分的诸多研究表明，中医药能够通过调节肿瘤微环境中的免疫细胞功能来防治肿瘤。例如，中药多糖能活化 T 细胞、巨噬细胞、NK 细胞等免疫细胞，还能促进免疫调节因子的生成，调节机体免疫微环境的平衡，从而抑制肿瘤的发生发展。

现代医学治疗肿瘤的理念已经从"局部清除"发展为"肿瘤微环境的调控"，这说明中西医治疗肿瘤的手段不仅可以相辅相成，治疗理念也逐渐趋同，这为中西医结合治疗肿瘤模式的开发奠定了强有力的基础。

二、肿瘤精准医疗新格局

2011 年，美国国家科学院在"迈向精准医疗：构建生物医学研究知识网络和新的疾病分类体系"报告中，对精准医疗（precision medicine）的概念和措施做了系统论述，自此，西医学进入了精准治疗的时代。随着生物技术的发展和数据信息的爆炸性增长，精准医疗，即根据患者本身的个体差异进行因人而异的理想化治疗方式，成为医疗服务未来发展的主流方向。肿瘤学是目前实施和加强精准医疗的最佳领域之一。

（一）肿瘤的预防与筛查

肿瘤领域创新性的研究成果及转化医学的临床应用，虽然为晚期癌症患者带来更多延长生命的希望，但是并未解决癌症治疗的根本问题，减少癌症带来的社会经济损失的主要方法目前还是肿瘤的预防及筛查。

1. "减轻癌症"的健康行为模式　世界卫生组织提出，目前 30% ~ 50% 的癌症可以得到预防，这可通过避免危险因素和落实现有的循证预防策略来实现。

2019 年，世界癌症研究基金会 / 美国癌症研究所发布了关于饮食、营养、运动和癌症的专家报告，强调了采用整体健康生活方式作为癌症预防模式的重要性。随着对癌症研究的深入，人们发现饮食和运动的综合模式才能够对癌症总体负担产生影响。这种模式能够创造出健康的内部宿主环境或者代谢状态，长此以往，能够在一定程度上减少组织细胞累积性地发生 DNA 改变，从而阻断致癌级联。相反，当下流行的高碳水化合物和脂肪含量的饮食模式，以及久坐、缺乏运动的生活方式，将会损害宿主体内平衡的弹性和抵抗体内外致癌因素的能力。

然而，健康生活模式对癌症影响的生物学机制仍然相对模糊，需要更多标准化的研究方法和策略，以提供更多证据支持。例如，微生物在肿瘤发生过程中所起的关键作用，与饮食、运动及其他环境变量动态变化的关联认识，将成为未来颇具影响力的研究主题。在这个时代，关于癌症表征的研究可以为系统性的流行病学研究及生物学机制相关研究提供新的工具。最近，炎症、饮食指数、胰岛素或代谢模式等被作为特定生物标志物，用于证明饮食与癌症风险及生存期的相关性。可以推测，使用相关的生物标记来定义饮食和运动等变量以更好地进行量化分析，将成为未来重要的研究策略。

2. 充分发挥中医"治未病"《灵枢·逆顺肥瘦》云："上工治未病，不治已病，此之谓也。"反映了中医未病先防和既病防变的治疗理念。又有"夫病已成而后药之，乱已成而后治之，譬犹渴而穿井，斗而铸锥，不亦晚乎"，强调了治未病的重要性。可见，保障身心的健康，远离疾病，才是用最小的代价获得最大的收益。尤其对于癌症来说，对其治疗的研究仍需要更多的努力，而临床治疗的性价比普遍偏低，因此，加强预防，普及肿瘤健康教育，保持健康生活方式及精神愉快，才是避免癌症带来损害的正确方法。国家卫健委在癌症防治方面出台的政策也强调了发挥中医"治未病"作用，要求现代研究梳理中医药防癌知识并纳入国家基本公共卫生健康教育服务项目，并综合运用现代诊疗技术和中医体质辨识等方法，尽早识别高危人群，积极开展癌前病变人群的中西医综合干预，逐步提高癌症患者的中医药干预率。

尽管这些干预措施被证明是预防癌症的有效手段，但是促进和实施初级预防的国际性效果仍缺乏势头，目前仍不能明显看出癌症预防领域的进展程度和效益。若能及时发现早期肿瘤，同样可以有效降低癌症负担，因此肿瘤早期筛查十分必要。

肿瘤的早期筛查对恶性肿瘤的早期诊断和治疗具有重要意义，如果做到早期诊断和充分治疗，许多癌症会将有望治愈。我国高发病率的癌症，如肺癌、胃癌、结直肠癌、乳腺癌等，早期筛查的开展尤其受到政府及各级医疗机构的重视，为提高筛查的普及率和准确率，许多新型技术正在研发及推进临床应用中。

（1）消化道恶性肿瘤的筛查技术　2019年，国家卫健委颁布了《上消化道癌人群筛查及早诊早治技术方案》，提出针对选定地区符合条件的居民，通过集体宣教、单独交谈、签署知情同意书后开展胃镜普查，筛查出食管和胃的高级别上皮内瘤变和早期癌症。然而，胃镜作为一种侵入性检查，民众接受度不高，这对早癌检出率产生了巨大影响。科学家们受导弹制造理念的启发，创造出了精准、舒适、全面的检查方式——胶囊内镜。

目前，"中国智造"的磁控胶囊胃镜具有国际领先的技术水平，经初步研究，其灵敏度为85%～92%，特异度为67%～95%，与胃镜检查结果的一致性为87%～98%，实现了既无痛又高清的胃镜检查模式。未来，磁控胶囊胃镜有望替代传统胃镜，实现胃癌的大规模筛查。

对于结直肠癌的筛查，粪便检测仍为预筛查结肠癌的主流措施，其中高效且价廉的隐血试验为首选方法，但诊断结肠癌的灵敏度和特异度仍有不足，尤其是对于结肠癌前病变的诊断。国家消化系统疾病临床医学研究中心（上海）牵头制定了《中国早期结直肠癌筛查流程专家共识意见（2019，上海）》，提出了一系列新的筛查理念和方法。如在筛查模式方面，建议人群筛查与伺机筛查有机结合；粪便 DNA 检测也投入了一定的临床应用。目前，结肠癌的筛查缺乏特异性的血清学标志物，依赖粪便的检测仍是预筛查结肠癌的主流措施。研究显示，以粪便中的循环肿瘤 DNA（circulating tumor DNA，ctDNA）甲基化标志物建立的结肠癌诊断模型准确度高达96%，显著高于临床常用的结肠癌血清标志物癌胚抗原（carcino-embryonic antigen，CEA）67%的准确度。

（2）乳腺癌与宫颈癌的预防与筛查　乳腺癌居于我国女性高发癌症首位，严重威胁女性的生命健康，早期筛查是提高乳腺癌患者生存率的重要途径。根据《中国女性乳腺筛查指南》，推荐的筛查方法为乳腺触诊和乳腺的影像学筛查，与乳腺发病风险相关检测尚未进入临床应用。近年来，国内外乳腺癌全基因组关联研究显示，超过 90 个单核苷酸多态性（single nucleotide polymorphism，SNP）可用于预测亚洲地区人群的乳腺癌发病风险。初步数据模拟研究显示，在传统危险因素上，加入目标 SNP 用于预测乳腺癌高危人群，可显著提高乳腺癌检出率、乳腺癌总体风险预测准确性，体现了 SNP 未来用于初筛乳腺癌高危人群的价值。

宫颈癌作为妇科常见恶性肿瘤，临床主要通过宫颈涂片进行筛查，即通过检查宫颈的脱落细胞及进一步的检查来发现早期宫颈病变。在发现人乳头瘤病毒（human papillomavirus，HPV）感染是引起宫颈癌的关键因素后，科学家们找到了预防宫颈癌的新方法，从而研发了 HPV 预防性疫苗。2020 年 1 月，我国首个国产 HPV 疫苗获批上市，使宫颈癌的预防手段更加全面、有效。

（3）人工智能与肺癌早期筛查　影像学检查为肺癌筛查的常见方法，主要包括数字化 X 线成像（digital radiography，DR）胸片、普通螺旋 CT、高分辨率 CT（high resolution CT，HRCT）及磁共振成像（magnetic resonance imaging，MRI）等方法。然而，以往筛查使用的普通 CT 辐射量高、MRI 价格昂贵，导致人们对早期筛查应答率低。近年来，低剂量螺旋 CT 扫描（lowdose CT，LDCT）提高了肺癌早期筛查的普遍性。但肺癌早期筛查发现的结节，目前仍很难确定其良恶性及可能转归，这给医疗系统及患者都带来了较大的负担。如今人工智能与计算机深度学习技术的发展，为高危肺结节及肺早癌的检出提供了更加精准的手段。

目前，智能成像系统在肺结节检出与良恶性判断方面已具有很好的稳定性、灵敏度和效率。如对图像进行像素级别的分类，训练计算机模型来检测肺结节，在敏感性和平均假阳性数上，分别达到了 92.9% 和 4.87%。还有研究显示，利用人工智能深度学习算法预测肺结节良恶性的准确率可达 84.5%，尤其对恶性肺结节的预测准确率高达 92.9%，已高出具有 10 年工作经验的影像诊断医生的水平。可以想象，未来应用人工智能作为辅助检测系统，能够减少影像阅片的漏诊率，为临床医生及患者提供更高水平的服务，使医生能够将主要精力投入到疑难病例的会诊等更加需要人类智慧的工作中。

上述内容简要介绍了一些在肿瘤筛查领域的研究进展及应用方向，各项技术的发展提升了早期筛查的准确率与普适性。总体而言，我国开展大规模筛查的困难主要包括：医疗资源投入不足，部分筛查项目成本过高，健康意识与理念落后，民众进行筛查的积极性不足，信息化普及程度不够，数据获取与管理困难等。因此，未来推广大规模筛查要求进一步提高人们对早期筛查的接受度，加强各地区肿瘤发病数据及人口基础数据的管理，这有赖于筛查技术的革新和信息化水准的提高。

（二）精准医疗下的癌症治疗

精准医疗理念带来的个体化治疗模式，在医学界创造了一种理念转变，即"一种类型的药物适合所有病患的时代已经过去，没有什么治疗是常规的"。

1. 癌症治疗理念的颠覆　许多证据表明，癌症存在着巨大的异质性，患者可能表现出类似的症状，具有相同的病理改变，却可能由完全不同的基因变化而造成，甚至病理同类型的癌症患者对相同药物的反应差别也很大。因此，我们可以观察到某一特定治疗往往只在一部分肿瘤患者身上具有很好的疗效，而问题的关键是我们无法预知哪些患者会受益。随着生物医学技术的发展，我们找到了解决这个问题的方向。基因组学、蛋白组学、代谢组学及各种检测手段的进步，使医学界逐渐具备了对肿瘤追根溯源的能力，并可借助分子分型、分子标志物、分子靶点等，实现肿瘤早期发现、精准诊断、精准分类、精准阻断、精准治疗，即实现肿瘤精准医学。

精准医疗的实现离不开精准的诊断工具和相应的靶点，这些技术互相配合，共同为临床患者的诊治作出贡献。肿瘤分子病理、基因检测等分子生物学信息，与临床数据的采集和积累，提供了庞大的可供研究的数据宝库，而对这些数据的挖掘、评估、整合和应用则有赖于生物信息技术的迅猛发展。尤其是各种组学的研究，为我们提供了前所未有的机会去认识肿瘤的遗传性特征和分子机理，为癌症的个体化治疗带来了准确且强大的指导。然而，考虑到这种方式的非直观性，目前人源性细胞和组织培养技术的发展为组学方法的验证和扩展提供了可能。特别是通过患者来源性 3D 组织或类器官培养和人源肿瘤异种移植（patient derived tumor xenograft，PDTX）模型进行抗癌药物的直接筛选方法已开始受到重视。

事实上，精准医疗的理念在中医实践中早有体现。中医对同一种疾病可以有不同的药方，因为要考虑到每一位患者的不同体质类型、心理特征和环境情况等。同时，中医体质学也是针对不同人的特性进行的用于辅助临床应用的方法。而如何应用现代科学技术来解释中医这些个体化对症治疗的机制和基础，尤其在肿瘤精准医疗中的应用，则是一个非常有意义，也是极具挑战性的现代课题。

2. 理念创新带动技术发展　世界卫生组织调查指出，全球约有三分之一的癌症患者死于不合理的治疗。传统治疗方式正在暴露出各种各样的弊端，治疗理念的颠覆必然伴随着治疗技术的革新。

2018 年，肿瘤免疫学领域的突出成就荣获诺贝尔生理学或医学奖，免疫治疗的时代开启。很快，一种被称为"免疫检查点治疗"的疗法如火如荼地涌现在肿瘤的临床治疗中。这种新形态的免疫治疗是由免疫检查点抑制剂和重组嵌合抗原受体 T 细胞疗法（chimeric antigen receptor T-cell immunotherapy）带来的。其最大特点是不再依靠鉴定癌细胞的驱动基因，只要它们有免疫检查点，那么这类药物就有激活免疫系统进行查杀的可能。这种疗法燃起了晚期癌症患者药物治疗的新希望，可是也存在一定的局限性，需要建立个体化的治疗策略，故仍是个体化精准治疗模式的一部分。

除了药物治疗，外科手术也是肿瘤治疗的重要组成部分。随着科技的发展，人们越来越追求创伤小而治疗精准的手术，如腔镜技术的发明逐渐代替了开放性手术，而微创介入等手段更成为外科界冉冉升起的新星。诚然，手术能够减小肿瘤负荷，使局部肿瘤的根治更加轻松，但其实手术治疗已不局限于早期癌症，也是消除肿瘤负荷过重患者的急性处理手段。如今，内镜技术、介入技术、微创技术等手术操作的发展为原来非适应证的患者带来了希望。不同于药物治疗存在诸多限制，其疗效是立竿见影的，甚至副作用还将小于药物治疗。

在治疗技术方面，跨领域的合作研发具有巨大的优势。目前，多学科跨领域的研究理念在各学界都成为热门的话题，在医学界也不例外。人工智能信息技术、虚拟现实技术、三维模型重建技术等与医学影像学的融合正在不断发展，新的辅助诊断系统的研发或将打破目前的诊疗模式。例如，这些技术手段使术前能够获得越来越精确的建模结果，医生不再需要凭借经验进行操作，而是有切实可靠的参考模型，进一步提升了手术的成功率。

国家卫健委在癌症防治方面出台的政策充分肯定了中医药在癌症防治领域的作用，未来需要探索中西医结合防治癌症的新思路、新方法和新模式，形成并推广中西医结合诊疗方案。以西医为主的中西医结合治疗模式已经过去，如今，中医学者依靠中医理论的独特思维模式，在癌症的预防、诊断、治疗等各阶段，不断开发新的药物和设备。同时，国家也出台了鼓励癌症防治医疗机构中药制剂、中药新药及中医诊疗设备的研发及转化应用的政策。虽然开发原创性的诊疗手段将面临更多的挑战，但其更能发扬中医药的诊治特色，也为在癌症的机制尚不完全明确的情况下，提供了提高癌症防治有效性的新方法的可能。

三、中西医结合肿瘤研究新时代

（一）中西医结合肿瘤学新型人才的培养

中、西医认识肿瘤的理论、思维和方法均存在一定的差异，中西医结合不是两者简单地相加。既有深厚的中医功底，又精通西医肿瘤学，能够在临床实践中把中、西医有机结合的人才，是社会及中西医结合肿瘤学发展所必需的。中西医结合肿瘤学的发展，继承与创新是主题，人才队伍是关键。推动中西医结合肿瘤学发展，促进中西医结合，需要培养具有综合素质的中西医结合人才。

1. 中西医结合肿瘤学人才素质的基本要求　具有良好的专业和临床素养，有较为系统的中、西医理论和临床知识，能在医疗卫生领域中从事医疗、预防、保健、康复等方面的工作；具有良好的人文素养和科研素质，具有从事科学研究工作的能力。

2. 中西医结合肿瘤学人才的培养模式　中西医结合肿瘤学人才的知识结构包括人文基础、数理基础、分子生物学、中医基础、西医基础、中医临床、西医临床等。因此，人才的培养是一个系统工程，需要不同学科的团结协作，优势互补。开展多模式、多形式、多层次的中西医结合肿瘤教育，建设高素质的中西医结合肿瘤学人才队伍，满足不同层次的医疗保健需求。首先，在医学院校要加强中西医结合肿瘤学的学习，重视其学习的必要性，加强其教材建设及教师队伍的建设，建立学生人文关怀的理念，提高医学生的教学质量，培养专业的中西医结合肿瘤学人才。其次，各地应充分利用现有中医药和卫生教育资源，促进和完善中西医结合继续教育，构建具有中西医结合特色的住院医师规范化培训体系，采取多种形式，有计划、有组织地开展西医学习中医的系统培训工作，加强中西医结合继续教育，培养适应社会需求的中西医结合肿瘤学人才。再次，树立自主创新的意识，大力开展中西医结合肿瘤学理论与临床的自主创新研究。鼓励利用现代科学的理论、技术和方法，继承发展传统医学的特色和优势，以提高中西医结合学术水平为核心，发挥中西医协同思维，通过多学科的交叉、渗透与融合，深入探索中西医的结合点，进一步完善中西医结合的研究思路与方法，促进中西医结合学术创新，推动中西医结合肿瘤学长足发展。

（二）合理应用医学大数据，进行肿瘤学相关研究

随着大数据时代来临，尤其是在生物医药卫生领域，二代测序技术和组学技术的普及，产生了海量的生物数据，为中西医结合肿瘤学的研究带来了机遇和挑战。大数据技术通过统计分析算法找出传统科学方法忽视的新规律、新知识，为中西医结合肿瘤研究提供思路，帮助医生更好地进行临床决策，拓宽科学研究视野。

善于利用数据资源是开展中西医结合肿瘤学研究的必备能力，全球多个公共数据库平台，如全球最大的肿瘤数据库癌症基因组图谱（the cancer genome atlas，TCGA）和中药系统药理学数据库与分析平台（traditional Chinese medicine systems pharmacology database and analysis platform，TCMSP），为中西医结合肿瘤学的研究提供了新的研究思路和科研创新点。培养数据意识，掌握各种数据库的使用流程，提升数据获取和处理能力，是进行中西医结合肿瘤学研究的重要方法之一。

（三）开展基础研究，阐述中西医结合治疗肿瘤的作用机制

中西医结合治疗肿瘤疗效显著，具有广阔的应用前景，但其作用机制目前尚未完全阐明，其有效性可能与抑制肿瘤细胞生长、诱导肿瘤细胞凋亡、抑制肿瘤细胞转移、抑制肿瘤新生血管生成、逆转肿瘤多药物耐药、增强免疫细胞活性等密切相关。应用自然科学的技术和方法，在更细、更深层面对中西医结合抗肿瘤作用机制进行探索，是当前中西医结合肿瘤学亟须解决的重大问题。

（四）开展临床研究，为中西医结合治疗肿瘤提供高级别循证医学证据

临床研究对于总结治疗经验，提高治疗效果，完善理论实践具有重要的作用。自20世纪80年代开始，中西医结合肿瘤治疗临床研究逐渐规范，初步验证了中西医结合肿瘤治疗的疗效特点。中西医结合治疗肿瘤在减轻肿瘤患者临床症状、稳定瘤灶、提高患者生存质量及延长生存期等方面已显示出一定的效果和优势，积累了大量的循证医学证据，并在2016年形成了《恶性肿瘤中医诊疗指南》。但目前临床上关于中西医结合治疗的研究还处在初级阶段，缺乏大样本、多中心随机对照研究。今后应进一步探索中西医结合的规律，采用多学科、多途径，进行系统的前瞻性临床研究，对具有明确抗肿瘤作用的中西医结合治疗方法开展临床多中心随机对照研究，探索并制定标准化用药方案及疗效评价体系，促进中西医结合抗肿瘤治疗的标准化发展。

综上，中西医结合肿瘤学对加快人类认识肿瘤、防治肿瘤，推动人类健康发展有重要的意义。中西医结合肿瘤学的研究既要继承传统中、西医肿瘤学的研究方法，又要结合新时代、新产物不断创新。我们将继续努力，探索更多的研究方法和手段，为更好地发展中西医结合肿瘤学而努力。

第二章 肿瘤学简史 ▷▷▷

从未有这样一种疾病，隐藏在人类历史的幕后，并行于文明进程的身侧，千年的医学发展未能斩断它的獠牙，却只是让它可憎的面目愈发清晰。它就是肿瘤。从古至今，人类与肿瘤的斗争贯穿始终，肿瘤学的历史，也是人类医学发展史的一个缩影。

第一节　中医肿瘤学简史

一、中医肿瘤学的奠基——先秦两汉时期

先秦两汉是中医肿瘤学的启蒙时期。这一时期，中医学的四大经典相继出现，中医肿瘤学也应运而生。基础理论方面的《黄帝内经》《难经》为中医肿瘤学的理论打下了基础，药物学方面的《神农本草经》记载了多种治疗肿瘤的药物，临床医学方面的《伤寒杂病论》被奉为"方书之祖"，为肿瘤的治疗提供了宝贵经验。

《黄帝内经》（简称《内经》，下同）是托名黄帝的论医之书，通常认为非一时一人之作，其中的中医肿瘤学相关内容大致可以分为三个方面：对肿瘤相关疾病的客观记载、对肿瘤病因病机的探讨、对肿瘤治则治法的论述。

疾病记载方面，《内经》中与肿瘤相关或相似的病名多达 21 个，包括积聚、五脏之积（息积、伏梁等）、石瘕、疝瘕、虑瘕、筋溜、肠溜、昔瘤等。在症状等方面，书中有着翔实的论述，如《素问·奇病论》中谈到"息积"时说"病胁下满气逆，二三岁不已……病名曰息积"，指出息积的主要特点为病程缠绵、气逆咳嗽、胁下满闷等。总的来说，《内经》对肿瘤相关疾病有着较为客观的描述和记载，"积聚"和"癥瘕"的命名方式也对后世中医肿瘤学的发展产生了深远影响。需要指出的是，这些疾病所指代的并不都是恶性肿瘤，其中也包括部分以肿物、包块等为表现的疾病，切不可将古籍所载的病名与西医病名一一画上等号。

病因病机方面，《内经》也有较为全面的阐述，如《灵枢·百病始生》指出"留而不去，传舍于肠胃之外，募原之间，留着于脉，稽留而不去，息而成积"，认为积聚为邪气停留不去而成。同篇下文中又提到"积之始生，得寒乃生"，认为积聚与寒邪致病有关，强调了邪实致病的方面。《灵枢·五变》指出"皮肤薄而不泽，肉不坚而淖泽。如此，则肠胃恶，恶则邪气留止，积聚乃伤脾胃之间，寒温不次，邪气稍至，蓄积留止，大聚乃起"，强调了肿瘤发生过程中正虚的方面。

治则治法方面，《素问·六元正纪大论》提出了"大积大聚，其可犯也，衰其大半

而止，过者死"的中医肿瘤治疗总则，认为对积聚不宜过度治疗。而《素问·至真要大论》则提出了"寒者热之，热者寒之，微者逆之，甚者从之……结者散之，留者攻之"的具体治则，为后世中医肿瘤治疗提供了指导。

《难经》又名《黄帝八十一难经》，为托名扁鹊所作，通常认为成书于西汉末期至东汉之间，以问难的形式对《内经》的基本理论进行了深入的探讨。在中医肿瘤学方面，《难经》以《内经》为基础，对积聚做出了更加细致的阐释，特别是在积聚的鉴别方面。如《难经·五十五难》提纲挈领地对积聚进行了区分，提出"积者，阴气也；聚者，阳气也"，认为积多为有形有质的阴邪积聚于脏而成，这一原则被后世奉为鉴别积聚的圭臬。此外，《难经》还提出了从影响范围进行鉴别的方法，认为"积者，阴气也，其始发有常处，其痛不离其部，上下有所终始，左右有所穷处"，与今世从活动度等方面区分良恶性肿瘤有异曲同工之妙。《难经·五十六难》又对"五脏之积"做了进一步阐释，如对"息贲"一病的论述，"肺之积，名曰息贲，在右胁下，覆大如杯。久不已，令人洒淅寒热，喘咳，发肺壅"，指出息贲一病的临床表现包括胁下满闷、迁延不愈、恶寒发热、喘息咳嗽等症状，与肺癌的表现多有相似。

《神农本草经》又称《本草经》或《本经》，托名神农而作，是我国最早的药物学专著，约集结整理于东汉时期。《本经》对中医肿瘤学的贡献主要集中在药物收录和用药原则两方面。在收录药物方面，《本经》记载了多种治疗"坚积、癥瘕"的中药，为中医肿瘤学的用药提供了参考。如书中记载苦参"主心腹结气，癥瘕积聚"，贝母主"疝瘕，喉痹"，斑蝥能"蚀死肌、破石癃癥瘕"等，不仅为遣方用药提供了帮助，还对今世的药学研究有深刻的影响。比如现代常用的抗癌药物复方苦参注射液、斑蝥酸钠注射液等，均证实了《本经》对抗肿瘤中药的翔实记载，同时也提示了《本经》有待发掘的巨大潜力。用药原则方面，《本经》提出"治寒以热药，治热以寒药……痈肿疮瘤以疮药……各随其所宜"，又提出"诸寒之而热者取之阴，热之而寒者取之阳，所谓求其属以衰之也"，明确了辨病辨证用药的思想，为中医肿瘤学的用药提供了准则。

《伤寒杂病论》成书于东汉末年，为张仲景所作，其内容更贴近于临床，开六经辨证之先河，所载诸方立法严谨、疗效显著，至今仍在临床中广泛应用。对中医肿瘤学而言，《伤寒杂病论》贡献了大量可供选用的方剂，如鳖甲煎丸、泽漆汤等，在中医肿瘤学的临床治疗中发挥着重要作用。而柴胡桂枝干姜汤、桂枝加龙骨牡蛎汤等，对于改善肿瘤患者体质、提高生活质量等也颇有裨益。

总的来说，先秦两汉为中医学理论体系成型的时期。与之相伴，中医肿瘤学也初步形成，并为后世的发展奠定了基础。

二、中医肿瘤学的起步——三国两晋南北朝时期

三国两晋南北朝时期是中国古代最动荡不安的时代之一，近 400 年的时间里，战乱割据、改朝换代、民族融合相继发生。这一时期，中医学的发展整体上以各家经验总结、单方验方及本草的汇总整理为特点，中医肿瘤学的发展主要集中在脉证诊断和针灸治疗两个方面。

西晋医家王叔和所作《脉经》是这一时期较为突出的医学著作，不仅集前朝脉学之大成，详辨脉象及其主病，对积聚也进行了详细的论述，推动了中医肿瘤学在诊断方面的发展。《脉经·平五脏积聚脉证》对各种积聚，特别是"五脏之积"，从脉象、症状等各方面，进行了系统论述。书中首先论述了积证的总脉，即"诸积大法，脉来细而附骨者，乃积也"，认为积证的脉象均有沉细的特点。随后分别介绍了"五脏之积"的脉象和症状，例如论述肺积时说"诊得肺积，脉浮而毛，按之辟易"，指出肺积的脉象为轻虚而浮的浮脉，又详细论述肺积的主要症状，"胁下气逆，背相引痛，少气，善忘，目瞑，皮肤寒，秋瘥夏剧"，指出肺积的主要症状包括胁下不适、胸背疼痛、短气乏力、周身畏寒等。

西晋时期另一位医家皇甫谧也在其著作《针灸甲乙经》中对"五脏之积"进行了详细论述。《针灸甲乙经》在总结《内经》《难经》对"五脏之积"相关论述的基础上，也颇有发挥，并且从针灸的角度进一步丰富了中医肿瘤治疗的内容，如"息贲时唾血，巨阙主之"，认为在肺积猝作、咳唾脓血的时候，可以针刺巨阙缓解症状，现在也认为巨阙穴主治胸满气短、咳逆上气；又"腹痛积聚，府舍主之"，认为积聚发作腹痛时可以针刺府舍穴治疗，现在也常用府舍穴治疗腹痛、积聚、疝气等下腹部病证。《针灸甲乙经》丰富了中医肿瘤学的治疗手段，时至今日，针灸在肿瘤的治疗中仍然发挥着重要作用。

此外，三国两晋南北朝时期的其他医学著作也有关于中医肿瘤学的记载，如葛洪的《肘后备急方》记载"治大寒冷积聚"的露宿丸，陶弘景《本草经集注》中记录多种治疗肿瘤的药物。

总体而言，三国两晋南北朝时期各位医家的经验总结和药物著作的问世进一步推动了中医肿瘤学的发展，中医肿瘤学在诊断和治疗两方面都取得了一定的进步。

三、中医肿瘤学的发展——隋唐时期

隋唐时期，社会安定，国力昌盛，中医肿瘤学也有着长足的进步，主要体现在病因证候学和方剂学等方面。

《诸病源候论》是我国第一部病因证候学专著，对中医肿瘤学的病因病机产生了重要影响。隋大业年间，隋炀帝当政，时任太医令的巢元方受诏率领一众太医编纂这部典籍。书成之后，不仅成为太医署的通用教材，还被广泛地印发至全国各地，其对中医肿瘤学的贡献主要集中在"正虚邪实"和"痰饮致病"两方面。

在病因方面，该书将积聚和癥瘕归于"虚劳诸候"之下，认为两者均为虚劳所致。在病机上，又对两者加以区分。该书提出，积聚为"阴阳伤损，血气凝涩，不能宣通经络，故积聚于内"，认为积聚是血气凝涩，不得宣通，积聚而成。癥瘕则是"脾胃气弱，不能克消水谷，复为寒冷所乘"，认为癥瘕是脾胃虚弱，不能运化水谷精微，又感受寒冷邪气而形成。前者从阴阳气血的角度立论，后者则从脏腑运化的角度出发，但归根结底，两者均强调了疾病发生过程中"正虚邪实"的影响。

《诸病源候论》关于"痰饮致病"理论的论述，对后世中医肿瘤学病因病机的发展产

生了重要影响。书中提出"痰饮者，由气脉闭塞，津液不通，水饮气停在胸腑，结而成痰"，认为痰饮是由精气、津液运行不利，水饮气停留胸腹，聚结而成；并且提出"脉偏弦为痰，浮而滑为饮"的痰饮分论的观点，认为痰与饮有所区别。现代普遍认为，痰饮不仅是重要的病理产物，还是重要的病理因素，从痰饮论治肿瘤对临床诊疗有重要意义。

"药王"孙思邈所著《备急千金要方》是隋唐时期中医学的另一经典著作，被誉为中国最早的临床百科全书，其对中医肿瘤学的贡献主要体现在对肿瘤的分类和治疗方面。

在对肿瘤的分类上，孙思邈提出"五瘿七瘤"的说法。五瘿者，石瘿、气瘿、劳瘿、土瘿、忧瘿是也，其中的石瘿与甲状腺癌相似。七瘤者，肉瘤、骨瘤、脂瘤、石瘤、脓瘤、血瘤、息肉是也。这一分类虽然不少都不属于肿瘤，而且不免有良恶相混之嫌，但对不同疾病的不同预后已有较为清楚的认识，如对肉瘤认为"凡肉瘤勿治，治则杀人，慎之"。

在对肿瘤的治疗上，孙思邈善用丸剂、膏剂，如卫侯青膏治疗积聚疼痛等，在《备急千金要方·坚癥积聚》下载有丸剂十二首，这在治疗上是一大创举，丰富了临床常用的剂型种类。用药上，孙思邈喜用虫类药，蛴螬、蜈蚣、䗪虫、蜣螂等均在其用药之列，虫类性走窜通络，对今世的用药也有一定的启发。

综合来看，隋唐时期的中医肿瘤学在病因证候学和方剂学等方面均有显著的发展。

四、中医肿瘤学的演进——宋金元时期

两宋时期，国家偃武修文，文化发展呈现出一片繁荣的景象，到金元时期更是涌现出金元四大家等一大批著名医家，中医肿瘤学也在这一时期呈现出各家争鸣的景象，在治疗学、外科学、病因学等方面均取得了进步。

治疗学方面，宋代太医院所编《圣济总录》提出"治须渐磨溃削，使血气流通，则病可愈矣"的观点，认为治疗积聚需要令气血流通，并载方百余首，在《圣济总录·久积癥癖》中还提出"不即治，日渐增长，盘结牢固，邪气日盛，令人正气衰微，累岁不已，甚则身瘦腹大"，认识到部分恶性肿瘤对机体的巨大消耗。应注意的是，在《圣济总录》所述的积聚之中，还混杂了宿食、腹胀等多种不属于肿瘤的疾病。

外科学方面，宋代东轩居士所著的《卫济宝书》中首次用"癌"字记述恶性肿瘤。"癌"字为该书首创，从"疒"从"嵒"，古又称"岩"，取其盘纡隐深、岩崖连形之义，用以比喻癌肿硬如岩石、岩穴之状的特点。宋代医家杨士瀛也在《仁斋直指》中说，"癌者，上高下深，岩穴之状，颗颗囊垂，裂如菅眼"，形象地描述了癌肿的外观。这是中医肿瘤学对恶性肿瘤认识的一次突破。金代医家窦汉卿在《疮疡经验全书》中对今世所论乳腺癌已开始使用"乳岩"来表述："捻之，内如山岩，故名之。早治得生，迟则内溃肉烂见五脏而死。"可见窦氏对乳腺癌已有细致的观察，并已开始根据诊断的早晚判断治疗的难易程度与预后。

病因学方面，金元时期的一众医家皆本于《素问》《灵枢》而各有阐发，特别是明确了情志因素在肿瘤发病中的影响。张从正指出"积之成之，或因暴怒喜悲思恐之气"，

认为肿瘤的发病与七情怫郁有重要关系。朱丹溪则在《格致余论·乳硬论》中谈道："若夫不得于夫，不得于舅姑，忧怒郁闷，昕夕累积，脾气消阻，肝气横逆，遂成隐核，如大棋子，不痛不痒，数十年后，方为疮陷，名曰奶岩。以其疮形嵌凹似岩穴也，不可治矣。"他认为情志不遂是导致乳岩的原因之一，同时也描述了乳岩从初起没有明显症状，到晚期皮肤表面出现凹陷乃至溃烂的变化过程。

综观种种，宋金元时期，治疗学、外科学、病因学等各方面均取得一定进步，推动了中医肿瘤学对疾病系统的认识，也使其获得了繁荣的发展。

五、中医肿瘤学的成熟——明清时期

明清时期，随着社会生产力发展，中医肿瘤学在治疗学、外科学方面取得了显著成果。

治疗学方面，以治法的系统总结和分类为主要成果，明清时期的代表医家有张介宾和李中梓。

明代医家张介宾提出"四法"，系统总结了积聚的治法。他指出"凡积聚之治，如经之云者，亦既尽矣。然欲总其要，不过四法，曰攻，曰消，曰散，曰补，四者而已"，认为积聚的各种治法可以总结为"攻、消、散、补"四法。

明末清初医家李中梓提出"三法"。他以邪正立论，认为治疗积聚癥瘕当兼顾正气与邪气的盛衰，攻补兼施，并提出"初中末三法"，即"初者，病邪初起，正气尚强，邪气尚浅，则任受攻；中者，受病渐久，邪气较深，正气较弱，任受且攻且补；末者，病魔经久，邪气侵凌，正气消残，则任受补"。他将积聚癥瘕的总体病程分为了初、中、末三个阶段，认为初期病邪初起，机体正气强、邪气弱，可以承受攻伐之法；中期邪气较深，正气也有所受损，应当攻补兼施；末期正气弱、邪气强，则应当以补法为主。这一观点在现在的中医肿瘤学中仍具有重要的指导意义。

外科学方面，明清时期的代表医家有王肯堂、吴师机、王洪绪等。

明代医家王肯堂在代表作《证治准绳》中首次记载了男性乳腺癌及屡次误治的病案："万历癸卯（1603 年）二月，侍御赵荩庵……袒其胸，左乳侧疮口，大如碗，恶肉紫黯，嶙峋嵌深，宛如岩穴之状，臭不可近。予问何从得此，曰：馆试屡下，意不能无郁，夏月好以手捋乳头，遂时时有汁出，或曰是真液也不可泄，因覆之以膏药，汁止而乳旁有核。既南来校阅劳神，乳核辄肿痛……至八月初，以滞下发哕死。夫男子思乳癌者少矣，其起又甚微眇，而三为盲医所误，不可不书之以为后鉴。"文中详细描写了患处疮面破溃、皮肤紫暗、散发恶臭等特点，又详细记录了其先后外敷膏药、饮芎归酒、纳砒药等多次误治的过程，对促进中医肿瘤学对疾病的认识起到了重要的作用。

清代医家吴师机所著的《理瀹骈文》是中国医学史上第一部外治专著，重点论述了膏药的使用，被后世誉为"外治之宗"。书中提出"外治之理，即内治之理；外治之药，亦即内治之药，所异者法耳"，为外治用药提供了坚实的理论基础。书中还提出"凡病所结聚之处，拔之则病自出，无深入内陷之患；病所经由之处，截之则邪自断，无妄行传变之虞"的论述，认为拔法能够将病邪拔出，不使深入内陷，而截法能够截断病邪传

变的途径，防止其进一步传变，正式将"拔法"和"截法"引入中医肿瘤学。

清代医家王洪绪所作《外科证治全生集》在诊断和治疗方面对中医肿瘤学作出了巨大贡献。诊断方面，其开创以阴阳为主的辨证论治法则，将复杂的痈疽分为阴阳两类，即所谓"红痈乃阳实之症，气血热而毒滞；白疽乃阴虚之症，气血寒而毒凝，二者俱以开腠理为要"，部分肿瘤也被包含在内。治疗方面，王洪绪所创阳和汤、犀黄丸、醒消丸等沿用至今，治疗恶性肿瘤疗效显著。

纵观明清时期的中医肿瘤学，治疗手段丰富，治疗理论更加完善。至此，中医肿瘤学已臻成熟。

第二节　西医肿瘤学简史

一、古典时代与四体液学说的兴起

若论西方历史，须从希腊谈起。医药的历史，也是如此。

在公元前 4 世纪，一个描述肿瘤的词"carcinos"首次出现于医学文献中。这个词来源于希腊语"螃蟹"。至于原因，可能与肿瘤蔓生血管的外形有关，也可能与其不时发作的刺痛有关，但不管怎样，这样一个词总是带着一种深沉的隐喻，一种横行、掠夺的特质被注入生硬的词语之中。而另一个希腊词语"onkos"及其衍生出的现代肿瘤学一词"oncology"，则明显带着一种不堪其扰的痛苦。在希腊语中，"onkos"意味着一种分量、负荷，更确切地说，是沉重的负担。从此，肿瘤带着令人担忧的意味，走入了人类历史的舞台。

此时，被尊称为"医学之父"的希波克拉底（Hippocrates，前 460—前 370），刚出生于小亚细亚的一个医生世家。他的父亲是希腊神话中医神阿斯克勒庇俄斯（Aesculapius）的后代，同时也是他的老师，而他的母亲则是著名古希腊英雄赫拉克勒斯（Hercules）的后代。拥有这样显赫的出身，希波克拉底注定要在历史上留下光辉的一笔。幼时习医，年稍长后，希波克拉底便周游列邦，一边行医一边传授医学。与此同时，同时代的著名哲学家恩培多克勒（Empedocles）提出了他的"四元素学说"，认为世界的本源是水、火、土、气四元素。听闻此论的希波克拉底深受启发，于是他的"四体液论"便横空出世，统治西方医学长达千年之久。

希波克拉底认为，人的身体里有血液、黏液、黄胆汁与黑胆汁这四种液体，体液之间的平衡带来健康与力量，而某种体液的缺失或过剩则带来病痛。而对于癌症，他却认为"最好不要治，因为这样患者活得更久"。这又是为什么呢？

500 年后，另一位著名的医家将体液论推向极致，他就是盖伦（Claudius Galenus，129—199）。年轻时的盖伦不知疲倦地钻研希波克拉底的著作，并巡游各地求学，其精湛的医术和渊博的学识带给他显赫的名声和地位。对于肿瘤，盖伦用富于诗意的语言揭示出令人惊惧的真相——"黑色的胆汁淤积不化，遂生癌症"。这也进一步解释了希波克拉底的思考：你大可以把肿瘤摘除、切掉，但无处不在的黑色胆汁最终还是会淌回原处。这一简单的论断影响了后世千年之久，以至于此后的人们对通过手术治疗肿瘤这一想法避之不及。

二、中世纪与盖伦学说的统治

对西方世界而言，盖伦事实上成了近乎神的存在。这一方面得益于其丰硕的学术成果，另一方面也得益于教会对其学说的大力支持。盖伦认为，身体是灵魂的工具，这一思想正中教会的下怀。为了维护教会的权威，教会也必须维护盖伦学说的权威。中世纪漫长的一千年里，这样的权威无人敢挑战。

313年，基督教在罗马帝国成为合法宗教，不久之后一跃而成为罗马帝国的国教。在宗教的影响下，古希腊、古罗马医学止步不前，取而代之的是以祈祷、圣物等为主的宗教医学和以药草、放血、灼烧等为主的世俗医学。在中世纪，罹患肿瘤的患者可能要在昏暗的室内接受火和铁的烧灼——当时的人们认为，烧灼的温度与热度会加快愈合；或是由医生切断血管流出大量的血液——放血被认为能够排出淤积的体液，进而促进康复；最为无畏的患者将勇敢地接受外科手术——尽管其中的大部分患者将因感染而痛苦地死去。而药铺中则为选择接受药草治疗的患者准备好了各式各样的药物，包括铅制剂、野猪的牙齿、狐狸的肺、海底的白珊瑚、乌鸦的脚、乌龟的肝，当然也包括圣水和螃蟹的眼——人们寄希望于"以毒攻毒"。

三、文艺复兴与解剖学的复兴

在古希腊、古罗马时期，医生以精通解剖作为执业的基本素养，这也是盖伦最成功的研究领域之一。尽管人体解剖被严格禁止，但盖伦依然从动物身上获得了丰富的解剖学知识，并将其应用到临床当中。也正是由于其扎实的解剖学基础，古已有之的放血疗法在他手中被发展为一门系统的医疗技术。

随着教会势力在王权、法律、哲学等各个领域渗透，在长达千年的时间里，人体解剖始终像一处禁地，无人敢越雷池半步。这一现状一直持续到文艺复兴时期。

随着教会纲纪的松弛和思想的解放，解剖学终于得到了发展的自由，一大批医家因此而留名青史。比如最早提出设立"解剖学剧院"的贝内代蒂（Alessandro Benedetti，1445—1525），比如最早在帕多瓦大学建立"解剖学剧院"的法布里修斯（Fabricius Hieronymus，1537—1619）。但最著名的，还得数写出《人体的构造》的维萨里（Andreas Vesalius，1514—1564）。

1514年，维萨里出生于布鲁塞尔的一个医学世家，从他的高祖父开始，到维萨里时已世袭5代宫廷御医。自幼年期，维萨里即受盖伦医学的熏陶，1533年，他怀着对医学的远大志向来到巴黎求学，希望能够系统学习盖伦的解剖学和病理学，但盖伦的解剖学来自动物，这与人体解剖之间的差距、与维萨里自己动手实践之间的差距令他越来越困惑和茫然。更令人不解的问题在于盖伦理论中提到的一个词"Κατευθείαν"，这个词在希腊语中表示"直入"，常常用于描述进入肿瘤的血管。这一概念很好理解，但是当具体到某个肿瘤上的时候却令人困惑不已，是哪根血管？从哪进入？维萨里深陷泥潭。为此，维萨里决定自己亲手绘制解剖图谱。在巴黎期间，维萨里一次又一次从绞刑场和乱葬岗拖回自己需要的尸体，在狭小的解剖室中进行研究。1537 年，维萨里来到帕多瓦大学，开始进行尸体解剖的公开演示。次年，维萨里出版了著名的《六页解剖集》(*Tabulae Anatomicae Sex*)，这一著作迅速风靡一时。尽管已经对盖伦学说的部分内容有所动摇，但此时的他仍然忠诚而坚定。1543 年，著名的解剖学专著《人体的构造》(*De Humani Corporis Fabrica*) 一书出版。在这本书中，从他的实际经验出发，用 200 多幅插图对盖伦的学说发起了挑战。

自此，腐朽的教条主义思想被逐步推翻，一个通过观察和实践进行科学探索的新时代即将来临。

1793 年，苏格兰解剖学家马修·贝利 (Matthew Baillie, 1761—1823) 出版了他的《人体某些重要部位的病理解剖》(*Morbid Anatomy of Some of the Most Important Parts of the Human Body*)。这是第一本病理学专著，也是有史以来对病理学的首次系统研究。书中提到了橘子大小的肺癌，有着海绵外观的胃癌，伴随恶臭和溃疡的睾丸癌，但是所有组织中都没能找到黑色的胆汁，甚至连黑胆汁的通道也踪迹全无。肿瘤的"黑胆汁"学说就此消失在历史中。

四、细胞学说的兴起与肿瘤的微观认识

在人类对微观世界的探索中，显微镜的发现是一次重要革命。它大大拉近了人类的直观认识与微观世界之间的距离。1665 年，英国植物学家罗伯特·胡克 (Robert Hooke, 1635—1702) 在论文中创造性地使用了"细胞 (cell)"一词，用来表示软木塞中的微缩单位。这开启了人类对微观世界的探索，但进一步的探索有赖于放大倍数的提升和显微技术的升级。1673 年，荷兰科学家列文虎克 (Antony van Leeuwenhoek, 1632—1723) 终于打造出了放大倍数足够大的显微镜，成为第一个观察到活细胞的科学家。细胞学说的真正形成要提到德国的植物学家马蒂亚斯·施莱登 (Matthias Schleiden, 1804—1881) 和动物学家西奥多·施万 (Theodor Schwann, 1810—1882)。1838 年，施莱登提出了植物细胞的理论，而施万则将其推广到所有的生物当中。到了 1855 年，德国病理学家鲁道夫·魏尔肖 (Rudolf L.K. Virchow, 1821—1902) 提出，所有的细胞都起源于其他细胞。至此，细胞学说完全形成。

在细胞学说的影响下，人们对癌症的认识也有了转变。最先提出体细胞突变与癌症相关性的是德国科学家鲍维里 (T.H. Boveri, 1862—1915)。1902 年，他观察到在双受精的情况下，细胞的分裂会导致细胞染色体数目不平衡，进而导致受精卵异常发育。基于此，鲍维里提出两点假设：①染色体数量和结构的平衡是生物体正常发育的重要前提。②癌症可能是由于这样一组染色体的不平衡和结构紊乱造成的。这是肿瘤学历史上第一次将染色体异常与癌细胞的发生联系在一起，但这一观点遭到了专家的质疑，因此未能得以深入研究。1914 年，鲍维里正式提出癌变是由于放射、物理、化学损伤或显微镜下的病原体引起的异常有丝分裂和不受控制的生长。这一观点直到 1915 年才由其他学者证实。

1916 年，哈佛大学的泰泽（E.E. Tyzzer，1875—1965）发表文章，阐述了移植瘤、原发瘤与免疫系统的密切关系。在文章最后，他将不同肿瘤细胞在发展过程中的不同生物学行为归因于体细胞的不同变化，并称之为体细胞突变（somatic mutation）。至此，体细胞突变致癌的理论得到进一步的完善。

原癌基因的发现过程相对更加曲折一些。在 19 世纪末期，已经有学者对肿瘤的病因进行研究。1910 年，美国生物学家裴顿·劳斯（Peyton Rous，1870—1970）发现，将鸡身上的肉瘤研磨并使用滤器过滤掉细胞和细菌之后，仍能够使其他健康的鸡罹患肿瘤。劳斯认为，只可能是透过滤器的病毒导致了肿瘤的发生，于是将这种病毒命名为劳斯肉瘤病毒（rous sarcoma virus，RSV）。之后，美国学者彼得·福格特（Peter K. Vogt）分离到一种 RSV 病毒的突变体，该突变病毒能够感染细胞并进行复制，但是不能致癌。他据此推断，该突变体的突变基因就是诱导癌变的基因。随后的研究也证实了这一观点，于是将其命名为 src 基因（sarcoma gene）。

基于上述"致癌病毒"的发现，许布纳（Huebner）和托达罗（Todaro）于 1969 年提出了一个全新理论，即"致癌基因假说"。他们认为能够致癌的病毒基因组中，应该也含有类似功能的致癌基因，正是这些致癌基因在宿主细胞中的表达才导致了宿主细胞向肿瘤细胞转化。1974 年，加州大学旧金山分校的比夏普（Bishop）和瓦穆斯（Varmus）共同领导的实验室对 RSV 病毒感染细胞后宿主细胞中 src 基因的含量进行了测定。他们采用了一种特异性识别 src 基因的分子探针来检测鸡细胞中 src 基因的含量，这次实验产生了意料之外的结果。他们发现，不光 RSV 病毒感染后的细胞中可以检测到 src 基因，在正常的细胞中也能够检测到 src 基因。此后的实验证实，src 基因存在于几乎所有高等生物的基因组中，原癌基因在人类体内的存在被首次证实。

至此，肿瘤学的研究开始向基因层次进军。

五、统计学方法与肿瘤的流行病学

15、16 世纪，随着新航路的开辟，美洲的特色商品——烟草也随着全球贸易销往世界各地，并迅速风靡全球。到了 20 世纪中叶，香烟成为一股时尚的潮流，但其带来的危害也在渐渐显露。

1947 年，英国政府发现在这 20 年间，肺癌的发病率几乎上升了 15 倍。为此，英国卫生部寻求统计学家奥斯汀·布拉德福德·希尔（Austin Bradford Hill，1897—1991）及其助手理查德·多尔（Richard Doll，1912—2005）的帮助，试图确定肺癌的危险因素。与此同时，大洋彼岸的纽约医学生恩斯特·温德尔（Ernst Wynder，1922—1999）也在外科实习中偶然发现了吸烟与肺癌的关系。他发现大部分死于肺癌的吸烟者，其气管内都沾满了焦油，肺也被熏得漆黑。经验丰富的主治医师对此已经司空见惯，但第一次见到这种景象的温德尔则下意识地将吸烟与肺癌联系到了一起。好奇之余，他四处寻求支持，希望清楚地阐释吸烟与肺癌之间的关系。但在当时的氛围下，许多专家都对此嗤之以鼻，这当中也包括著名的外科医生埃瓦茨·格雷厄姆（Evarts Graham，1883—1957）。当被问到"吸烟是否会引起肺癌"的时候，格雷厄姆不屑一顾地说："这和穿尼龙长袜是一样的。"为了一举终结吸烟与肺癌的争论，自己也烟不离口的格雷厄姆最终决定帮助温德尔完成这项研究。他们的试验采用了简单的方法，研究者分别询问肺癌患者和未患癌的对照组受试者的吸烟史，计算两组中吸烟者和非吸烟者的比例，评估肺癌患者中吸烟者占比是否更高。这一研究方法被称为"病例对照研究"。结果显而易见，在吸烟与肺癌发病之间，一种强烈的联系从统计学上被表达出来。这项 684 例的回顾性研究被发表在《美国医学协会杂志》上。

远在英国的希尔也得到了相似的结论。他从伦敦及附近的 20 家医院中选出肺癌患者作为病例组，以其他疾病的患者作为对照组，每家医院都有社工对患者进行访谈，调查的问题包括煤气厂离患者家的远近、饮食习惯等诸多问题，其中也包括对吸烟习惯的调查。1948 年 5 月 1 日，156 份问卷结果得到回收，吸烟与肺癌的关系在一批又一批的问卷结果中得到不断证实。1950 年，这一结果正式发表在《英国医学杂志》上。

尽管上述两项回顾性研究在不同的地点、不同的人群中得到了相似的结论，但回顾性研究的偏倚仍有强化结论的可能。为此，希尔设计了一项前瞻性的观察性试验。得益于英国的医疗卫生公有化，6 万多名医生进行了集中注册，每当有医生去世，注册的登记员将会详细记录死因。1951 年 10 月底，希尔和助手多尔向近 6 万名医生邮寄了包含调查问卷的信件，询问受访者的吸烟习惯和估计的吸烟总量，并陆陆续续收到了 4 万多封回信。多尔和希尔将收集到的样本分为吸烟组和非吸烟组，每当有人死亡时，他们就联络注册登记处，明确死亡的具体原因，患肺癌死亡的人被按照吸烟组和非吸烟组进行记录。随后 29 个月的时间里，多尔和希尔观察的人群中共发生 789 例死亡，其中有 36 例死于肺癌。当统计两组差异时，结果一目了然——所有 36 例死亡病例都集中在吸烟组中。这样的一项前瞻性的研究有力地证明了吸烟与肺癌之间的明确联系。

统计学方法在肺癌方面取得的成功进一步推动了肿瘤的流行病学研究。此后，流行病学成为研究肿瘤学的重要领域。

在西方医学的历史中，肿瘤学经历了曲折的发展历程。从古典时代的"黑胆汁"学说开始，经历了中世纪的"黑暗时代"，又从文艺复兴时期人体解剖学的蓬勃发展中获得"新生"。而随着物理、化学、生物学、统计学等各学科的发展，人类对生命的认识从宏观到微观，对肿瘤的认识也不断深入，来自科技创新的力量也不断为肿瘤治疗提供新的武器。这将是一场旷日持久的战争，但生命的光辉将始终在医学的天空中散发出光芒。

第三节　中西医结合肿瘤学简史

一、西主中随，减毒增效

在 20 世纪的"西学中"运动中，一大批优秀的临床医生投入中医药的学习中，就此开创了中西医结合肿瘤学的新篇章。以张代钊、余桂清、郁仁存、刘嘉湘等为代表的一批著名医家，在西医学的基础上融合中医学的优势，建立了"西主中随，减毒增效"为主的中西医结合肿瘤学，为国家的健康卫生事业作出了巨大贡献。

　　张代钊教授本为西医出身，1955 年自山西医学院（现山西医科大学）医疗系毕业后，参加了当时卫生部中医研究院主办的"全国第一期西学中研究班"，结业后便留在中国中医研究院（现中国中医科学院）外科研究所及广安门医院工作。几乎是同一时期，余桂清教授也来到北京。余桂清教授 1947 年毕业于国立江苏医学院（现南京医科大学），外科出身的他于 1955 年响应国家号召，调任中国中医科学院工作。1960 ～ 1962 年，他参加了卫生部举办的西医离职学习中医班，以优异的成绩结业，此后便开始了中西医结合治疗肿瘤的工作。

　　1963 年，在张代钊、余桂清等教授的筹划和努力下，广安门医院中医肿瘤科正式成立，张代钊教授担任第一任肿瘤科主任——这也是我国最早的中医肿瘤科之一，先后培养出了孙桂芝、李佩文、林洪生等名家。此后，张代钊教授与中国医学科学院肿瘤医院在全国率先开展协作防治放化疗毒副反应的临床研究，并探索出行之有效的证治规律，即强调以手术、放化疗等为主、中医药为辅的多手段的综合治疗，术前以扶正为主，术后则扶正祛邪相结合，加速康复，减少复发和转移。1983 年，张代钊教授调任至中日友好医院工作，次年，"扶正解毒冲剂"防治癌症患者放化疗毒副反应的研究在中日友好医院正式开展，并在随后的几年内取得了丰硕的成果。

　　在广安门医院如火如荼地进行中西医结合肿瘤学实践的同时，北京中医医院也悄然迎来了自己的新机遇。

　　郁仁存教授，1955 年毕业于江西医学院（现南昌大学医学院），1959 年即北上京城，参加北京市第一届西学中班，此后便在北京中医医院任职。在从事肿瘤临床、科研、教学的数十年中，郁仁存教授逐步摸索建立了中西医结合肿瘤学的特色体系，即"四原则"与"三结合"。所谓"四原则"，即辨证与辨病相结合、扶正与祛邪相结合、整体与局部相结合、近期治疗与长期调摄相结合；所谓"三结合"，即中医药与手术相结合、与化疗相结合、与放疗相结合。

　　刘嘉湘教授，1950 年于福建军区医务学校医科毕业，1962 年于上海中医学院（现上海中医药大学）医疗系毕业，曾师从张伯臾、陈耀堂等名医。他长期从事中医、中西医结合治疗肿瘤的临床和研究工作，创立了扶正法治癌的学术观点和方法。他认为恶性肿瘤的发生、发展主要是由于正气虚损，客邪留滞，痰凝毒聚，相互胶结成肿块，而肿瘤的生长又进一步耗伤正气，正不胜邪，无法遏制肿瘤的发展。扶正法现已成为中医、中西医结合治疗肿瘤的主要治法。他的研究成果转化为国家级新药金复康口服液、正得康胶囊等。

　　时至今日，"西主中随，减毒增效"的中西医结合肿瘤治疗模式已经日趋成熟。其基本思路是在现代放化疗等诊疗手段的基础上，发挥中医药在调理身体功能、改善临床症状方面的优势，减轻手术及放化疗的不良反应，增强放化疗疗效，进而为患者接受系统的综合治疗创造条件。在相当长的一段时间内，这也成为中西医结合肿瘤学发展的主旋律，在全国各地涌现出丰硕的成果。如邵梦扬教授研发的"生白合剂"和"生白口服液"，用于放化疗引起的白细胞减少，获批国家中药保护品种；潘明继教授在多年临床实践中创立协定处方"扶正生津汤"，配合放疗治疗鼻咽癌患者，疗效确切。临床实际中，"减毒增效"也成为临证用药的重要思路之一，如归脾汤、八珍汤等加减治疗化疗后骨髓抑制等。

二、中西并重，绿色医疗

自霍尔斯特德提出"根治术"以来，全世界的临床医生都在寻求各种手段，试图将每个患者体内的每个肿瘤连根拔起。然而在长期的医学实践中，"根治"的策略给部分中晚期患者带来的帮助往往不大。时至今日，学界已普遍认为，肿瘤是一种与全身免疫、代谢等息息相关的疾病。2005年，美国临床肿瘤学会（ASCO）年会首次将癌症归于慢性疾病的范畴。这标志着肿瘤的治疗策略正从过去的"根治"逐步向"治疗＋控制"改变。

事实上，在肿瘤的治疗上，中医始终秉持着审慎的态度。《素问·六元正纪大论》谈到"大积大聚，其可犯也，衰其大半而止，过者死"，认为对于积聚不应过度治疗。《素问·五常政大论》也指出："大毒治病，十去其六，常毒治病，十去其七，小毒治病，十去其八，无毒治病，十去其九，谷肉果菜，食养尽之，无使过之，伤其正也。不尽，行复如法。圣人垂，此严戒，是为万世福也。"在这段论述中特别强调，治疗过程中应当注意固护正气。

在这样的理论基础上，一种全新的中西医结合肿瘤治疗模式逐渐兴起——中西医并重的恶性肿瘤绿色治疗模式。

有别于传统的中医内科治疗，绿色治疗模式从"疮疡"的角度入手论治肿瘤，传承中医外科的阴阳辨证、局部辨证，灵活运用中医外治法，并结合现代微创技术，进一步丰富和扩大中医外科的范畴和内涵，在调理全身状态的同时，也注重打击局部病灶，形成了适用于老年和中晚期肿瘤患者的中西医结合肿瘤治疗模式。

善用外治，直达病所，这是绿色治疗的特点之一。吴师机在《理瀹骈文》中指出："外治之理，即内治之理，外治之药，亦即内治之药，所异者法耳。"与内服汤液相比，外治包括了中药外用、针灸、膏摩等多种治疗手段，作用直接，操作方便，毒副作用小，更易为患者接受，且能够直达病所。灵活运用拔法、截法等，能够有效截断肿瘤局部的血脉，进而改善局部与全身的不平衡状态。

固护正气，衰其大半，这是绿色治疗的特点之二。正气是维持人体正常生命活动的基础，也是机体抵抗病邪的核心。在肿瘤中西医结合治疗的过程中，应当始终注意压制邪气和扶助正气。因此，绿色治疗的治疗手段往往都是微创甚至无创的，尽量将治疗带来的损伤降到最低。

衷中参西，丰富治法，这是绿色治疗的特点之三。在阴阳、寒热的思想指导下，结合中医外科消法、截法等不同治法，赋予各种现代微创治疗手段以独特的中医属性，如冷冻消融"寒制其用"、动脉介入栓塞"截法"、微波消融"热毁其体"，使现代的各种诊疗手段能够有机地融入中西医结合肿瘤治疗模式，进而以中医思维指导中西医结合综合诊疗。

绿色治疗的优势是能够在最大限度减少机体损伤的前提下，取得较好的疗效，提高生活质量，延长患者生存期，能够为患者提供创伤小、恢复快、可耐受、可重复的综合治疗。

随着中西医结合肿瘤学的不断发展，目前已形成减毒增效与绿色治疗相互促进、互为补充的新格局。减毒增效对早期和体质较好的肿瘤患者往往有着较好的疗效，能够早期拔除病灶，防止病情进展，甚至达到治愈。而绿色治疗则对晚期、老年、体质较差的肿瘤患者有更大的优势，能够改善患者生活质量。展望未来，中西医结合肿瘤学还将进一步发展，为更多的肿瘤患者带来福音。

第三章　肿瘤的研究进展 ▷▷▷▷

第一节　肿瘤的流行病学

众所周知，肿瘤分为良性和恶性两种。良性肿瘤生长速度缓慢，呈膨胀性生长，表面较光滑。良性瘤体在局部会不断增大（一般无全身症状），压迫周围的正常组织，但并不侵入邻近的正常组织内，瘤体多呈球形、结节状。瘤体周围常形成包膜，因此与正常组织分界明显，推之可移动。除非长在要害部位，良性肿瘤一般不会致命，大多数可被完全切除，很少复发。

恶性肿瘤指变异细胞不受控制地异常增生，且这些增生的细胞可能侵犯身体的其他部分，是由控制细胞分裂增殖机制失常而引起的疾病。目前已知的在人类身上的癌症超过 100 种。随着人类平均寿命的增长，生活、饮食习惯及生活环境等多因素的改变，恶性肿瘤已经成为严重威胁人类生存和社会发展的重大疾病，是当今我国乃至全世界所面临的最严重的公共卫生问题之一。可见，及时加强恶性肿瘤的预防管理工作，降低恶性肿瘤对公共卫生及社会经济带来的不良影响，是恶性肿瘤防治工作的重中之重。因此，我们应学习并掌握恶性肿瘤的流行病学特点，了解肿瘤的发病特点及危险因素，从而有效地对恶性肿瘤进行早期预防和早诊早治。目前，全世界的恶性肿瘤发病率及大部分发展中国家的恶性肿瘤死亡率呈现逐年升高的趋势，而美国等发达国家的肿瘤死亡率进入逐渐下降的状态。据世界卫生组织和国际癌症研究机构（International Agency for Research on Cancer，IARC）统计，2012 年全球新发癌症病例约 1400 万，癌症相关死亡病例超过 800 万，癌症一跃成为致死原因的首位。更可怕的是，这个数字预计将会逐年增加。据 2018 年 1 月于 *CA：A Cancer Journal for Clinicians* 杂志发表的美国癌症数据显示，2018 年全球预计有 1810 万癌症新发病例，与此同时还将有 960 万癌症死亡病例。2015 年，我国纳入统计的所有地区肿瘤平均发病率为 285.83/10 万，死亡率为 170.05/10 万，均明显高于世界平均水平。全球每新增 100 个癌症患者中，中国人就占了 21 个，也就是说，我国每天有超过 1 万人确诊癌症，平均每分钟有 7 个患者确诊为癌症。因此不难理解，恶性肿瘤的流行病学研究在肿瘤的预防及治疗中占据重要地位，起着指导作用。恶性肿瘤的流行病学主要是通过研究某一人群中肿瘤及其相关健康问题的危险因素、发展和结局，通过描述肿瘤的时间、人群和地理分布等因素，了解并分析得出危险因素与肿瘤的关系，从而探讨与制定有效的预防策略及措施，显著提升恶性肿瘤防治水平，对个人、家庭乃至全社会都具有重要意义。

一、恶性肿瘤的分布特点

（一）恶性肿瘤的时间分布特点

从全世界范围来说，恶性肿瘤的发病率逐年升高。数据显示，部分发达国家的癌症死亡率近几年较为稳定，处在缓慢降低的阶段，而广大发展中国家及地区随着时间的进展，恶性肿瘤的发病率与死亡率仍在显著增长。恶性肿瘤的人群分布特点，整体来说，随着寿命的增长，患癌风险会随之升高。但是，这并不意味着年轻人不会患癌，恶性肿瘤可发生在任何年龄。如儿童期恶性肿瘤发病常见白血病、脑瘤、骨肉瘤、肝母细胞瘤及淋巴瘤等，女性患者在青春期和更年期乳腺癌的发病率高于其他时间，并且女性患者的宫颈癌发病率会在更年期后逐渐降低。此外，肺癌、肝癌、胃癌等的发病率均随着年龄的增长逐渐增高。在妇女婚育情况与肿瘤发病率方面，早婚多育女性的宫颈癌更为高发，无哺乳史女性的乳腺癌发病率高于有哺乳史女性。在职业暴露与肿瘤发病率方面，从事染料、橡胶及电缆制造的人的膀胱癌发病率相对较高，长期接触粉尘及有毒有害气体的人更易罹患肺癌，煤焦油和石油产品行业的工作者患皮肤癌的概率会较其他人高。

（二）恶性肿瘤的地区分布特点

在全球范围内，恶性肿瘤虽广泛分布于各个国家及地区，但在不同国家、地区及种族之间的发病率、死亡率及高发病种均有明显差异。2018 年新增 1810 万癌症病例中，亚洲占据近一半。当然，这主要是由于近 60% 的人群居住在亚洲。960 万癌症死亡患者中，亚洲占据近七成。1810 万新增癌症病例中有 950 万为男性，亚洲男性占发病总数的近一半，死亡率达 60%。女性共有 860 万新增癌症患者，发病率亚洲女性占 47.5%，死亡率略过一半。北美及欧洲等发达国家及地区的癌症发病率显著高于非洲国家，其中尤以西非的肿瘤发病率最低。在城乡分布方面，恶性肿瘤的分布存在明显的城乡差别。如城市里肺癌及乳腺癌的发病率明显高于农村，而胃癌等消化系统肿瘤的发病率则是农村高于城市。这些城乡分布差异可能与城乡发达程度、患者饮食水平及生活压力、环境污染程度、卫生服务条件、人群吸烟比例及妇女生育情况等多因素相关。

二、恶性肿瘤流行病学的研究内容

（一）发现新的肿瘤病因学线索

流行病学研究最基本的任务是描述人群中肿瘤发生情况，关注肿瘤的三间分布（时间分布、地区分布、人群分布），观察不同分布因素与肿瘤发病率的关系。

（二）定量评估暴露和宿主因素与肿瘤风险的关联

所谓暴露是指任何影响人类健康的因素，包括日晒、空气污染、职业暴露、生活方式（主要为不良生活习惯）、体质因素等，需确定各暴露因素与肿瘤之间的关联。

（三）提高对肿瘤发生机制的认识

通过对恶性肿瘤的发病机制和模型进行定性和定量研究，可阐明发病机制。

（四）评估肿瘤预防措施的效果

设计科学的干预试验，针对恶性肿瘤的危险因素，在高危人群中实施干预并评价干预效果，不但可验证病因，而且有助于形成有效的防控策略。

（五）揭示肿瘤的预后因子

以患癌人群为对象，收集可能的预后因素，随访观察结局的发生及发生时间，分析影响肿瘤生存的预后因素。研究结果对有效提高患者的生存率及生存质量具有重要意义。

三、恶性肿瘤流行病学的研究特点

（一）主要是观察性研究

肿瘤流行病学的研究对象主要是人群，研究肿瘤的发病情况、症状特征等内容，因此对人有害的暴露不能通过实验方法研究，只能进行观察性研究。

（二）需要长期随访

从接触致病因子到肿瘤发生需要较长时间，因此肿瘤流行病学研究需要随访观察较长时间才能出现结局事件。

（三）研究方法广泛

在肿瘤流行病学研究中，利用循证医学、统计学及分子生物学等学科的理念、先进技术与方法，揭示肿瘤的本质，体现思辨和求证的特点。

（四）需掌握疾病的全过程

了解和掌握肿瘤的流行病学特征及发生、发展的规律，为揭示病因、制定防治策略和措施提供依据。

（五）以预防为主

采用肿瘤的三级预防及病因研究成果，制定并开展有针对性的群体防治策略和措施，以预防肿瘤发生为最终目的，保护人群健康。

四、恶性肿瘤流行病学的研究方法

（一）描述性研究

描述性研究主要包含横断面研究、生态学研究等。采用发病率、死亡率、生存率等指标，描述肿瘤发病或死亡的时间趋势、地理分布特征，以及年龄、性别、种族、社会经济阶层的分布模式，从而找到病因学线索。描述性研究是了解和掌握肿瘤流行情况的首选方法，是开展其他肿瘤研究工作的基础。

（二）分析性研究

分析性研究即寻找影响肿瘤发生的因素并分析该因素与肿瘤之间关系的研究。分析性研究采用回顾性或前瞻性的研究方法，主要包括病例对照研究和队列研究。目的在于检验病因假设，并对危险因素的作用程度进行估计。

（三）实验流行病学研究

实验流行病学研究在描述和分析流行病学研究的基础上，将研究对象随机分组，分别予以不同干预因素，然后进行随访，观察各组出现恶性肿瘤相关的结局事件，从而判断干扰因素的效果。主要采用临床试验和干预试验，多用于验证病因、评价新药、新方案疗效和评价预防措施的效果等。

五、恶性肿瘤流行病学的应用

（一）恶性肿瘤的预防与控制

预防肿瘤的发生是肿瘤流行病学研究的主要任务之一，其最终目的是通过病因预防和早诊早治降低恶性肿瘤的发病率和死亡率，提高肿瘤患者的生活质量，这也是肿瘤三级预防的指导思想。

（二）恶性肿瘤的监测

肿瘤监测是预防和控制恶性肿瘤的重要措施，指长期、连续、系统地收集恶性肿瘤的动态分布及其影响因素的资料，经过分析将信息上报，以便及时采取干预措施并评价其治疗效果。

（三）肿瘤病因和危险因素的研究

恶性肿瘤的病因多为多因素交互导致，所以需要发掘恶性肿瘤的病因和危险因素，并对其加以控制，这是肿瘤流行病学研究的重要用途之一。

（四）肿瘤的早诊早治

肿瘤在个体中有一个自然发展的过程，如食管鳞癌、肠型胃癌等在肿瘤发生前经历了正常组织到癌前病变最终进展为恶性肿瘤的多阶段动态过程，这便是肿瘤的自然史。通过对此的观察，可以确定癌前病变的高危人群，为实现肿瘤早诊早治打下基础。

（五）恶性肿瘤防治效果的评价

如减少吸烟是否对降低肺癌的发病率有明显帮助，该项措施的效果需要采用流行病学方法来评价。

总之，肿瘤流行病学的用途十分广泛，既涉及探讨恶性肿瘤病因，又涉及防治效果的评价，既涉及基础研究，又涉及临床研究，涉及医疗卫生领域各个方面。

第二节 肿瘤的发生发展

一、中医学对肿瘤病因病机的认识

（一）肿瘤的中医病因

中医对疾病的认识从来都是讲求整体，总揽大局的，肿瘤也不例外，在整体观的指导下，追求人体"阴阳平衡""阴平阳秘"。人体好比是个社会，其中好人和坏人是相对存在的。社会秩序正常的时候，偶尔有几个毛贼也关系不大，正常的秩序便能压制住他们，但当社会秩序大乱，抓小偷的警察也沦为小偷的时候，这个社会可能就要出问题。凡是可以打破人体相对平衡状态，以利于产生有形之癌瘤的均为肿瘤的致病因素。肿瘤的形成亦是日积月累的结果，因此肿瘤是一种因"阴阳失衡"而导致的慢性疾病。《素问·刺法论》指出："正气存内，邪不可干。"强调了正邪之间的相互制衡，正邪相争，正不胜邪，阴阳失衡，成痰、成瘀发为肿瘤。

1. 外感六淫 《儒门事亲·五积六聚治同郁断二十二》记载："且积之成也……或受风、暑、燥、寒、火、湿之邪。"人体受六淫之邪侵袭后，经络不通，气血被扰，阴阳失调，气机逆乱，津液代谢失常而致气滞血瘀、痰湿内停，日久化积，变生癌肿。

风为阳邪，其性开泄，善行数变，具有升发、向上、向外的特性。《素问·风论》说："故风者百病之长也，至其变化，乃为他病也，无常方，然致有风气也。"肺为娇脏，主皮毛，最易为风毒所感。风邪犯肺，首先侵袭人体上部，导致咳嗽、发热等症状；入里化热，损伤经络，而见咯血；日久成瘀，化生癌毒，传变周身，终致肿瘤产生。

寒为阴邪，易伤阳气，性凝滞，主收引。寒邪为病多发于冬季，亦可见于其他季节，如涉水淋雨，汗出当风，贪凉露宿，恣食冷饮，空调冷风，气温骤降等。《素问·举痛论》曰："寒则腠理闭，气不行，故气收矣。"寒邪侵袭人体，可使气机收敛，腠理、经络、筋脉收缩而挛急。积病是外感寒邪，阻碍气机，郁闭腠理，与内伤饮食、痰、血相互搏结，凝结于局部而成。

暑为阳邪，其性炎热，主升散，易伤津耗气，多夹湿。湿为阴邪，易阻滞气机，其性重着、黏滞，湿性趋下，易袭阴位。《临证指南医案·暑》说："暑必夹湿，二者皆伤气分，从鼻吸而受，必先犯肺，乃上焦病。"暑湿外袭肌表，困遏清阳，清阳不得升发而见头重如裹。脾主运化水液，喜燥而恶湿，湿邪困脾，运化无力，水湿停聚而为病。湿邪入于肺脏，日久成痰；阻滞脉络，痹阻络道，与血搏结则成癌。

燥为温燥，其性属阳，燥与寒合，发为凉燥，其性属阴。燥属敛肃之气，其性干涩，易伤津液。《素问·阴阳应象大论》曰："燥胜则干。"燥与热合，燥邪从口鼻侵入人体，耗伤津液，脉络被伤，炼液成痰，凝于局部发为癌肿。

火（热）为阳邪，易耗气伤津、生风动血，性炎上，主升散。热盛于夏而见于四季，如春温、秋燥、冬日之暖气，甚至辛辣饮食、机体内生等。《灵枢·痈疽》云："热气淳盛，下陷肌肤，筋髓枯，内连五脏，血气竭，当其痈下，筋骨良肉皆无余，故命曰疽。"火热可入于血分而滞局部，腐蚀血肉，发为痈肿疮疡。邪气入侵，日久均化热化火；内伤七情，亦能过极而化火，火热伤气，烧灼脏腑，毒蕴日久，易发为癌瘤、痈疽等。若过量摄入大辛大热之饮食，则可直接灼伤胃肠，化热化火，热毒内蕴。

2. 七情内伤 有人做过这样一个实验，长期人为地对 6 只狗制造精神紧张，其中有 3 只狗在 16 岁左右时因癌症而死亡，同时有另外 4 只狗，采用相同的饲养方式，在较正常环境中生活，结果这 4 只狗活到老都没有得癌。这个实验提示我们情绪与肿瘤的关系。"气得肝疼""气得肺都要炸了"，这些也是日常生活中经常会听到的话语，均反映了情绪与疾病的关系。

七情是指人们正常的情志活动，包括喜、怒、忧、思、悲、恐、惊，是人体接受外界刺激所产生的不同生理和心理活动，人皆有之。情志活动以脏腑气血为物质基础，当一些情志刺激强烈而持久，超越了人体所能适应的正常界限，便会损伤人体的脏腑精气，进而功能失调导致疾病的发生；或者人体正气本就虚弱，脏腑虚衰，不能抵御正常的情志刺激，刺激稍强则诱发疾病，即"七情内伤"。《灵枢·百病始生》曰："若内伤于忧怒，则气上逆，气上逆则六输不通，温气不行，凝血蕴里而不散，津液涩渗，著而不去，而积皆成矣。"金代张从正《儒门事亲·五积六聚治同郁断二十二》曰："且积之成也，或因暴怒、喜、悲、思、恐之气……"元代朱震亨《格致余论》说："……忧怒抑郁，朝夕积累，脾气消阻。肝气郁积，遂成隐核……又名乳岩。"清代林开燧的《林氏活人录汇编·积聚癥瘕痞块门》曰："肺之积为息贲。肺主气，司呼吸之息。若因平素善悲，悲则气消，多忧，忧则气闭，本经元气既消既闭，则呼吸之机不通，其名曰贲。"七情内伤可致人体脏腑气机失调，进而妨碍机体的正常气化，导致气血津液代谢失常，气郁日久，化热化火；气机上逆，亢奋有余，而见火热内生。气机郁滞则津液精血不能正常疏泄，无法散布周身，最终导致瘀血、痰饮等病理产物，痰瘀互结，日久化生积聚、癌肿。

3. 饮食劳倦 南宋严用和《严氏济生方·宿食门》曰："过餐五味，鱼腥乳酪，强食生冷果菜停蓄胃脘……久则积结为癥瘕。"宋代《咽喉脉症通论》指出："（喉菌）因食膏粱炙煿厚味过多，热毒积于心脾二经，上蒸于喉，结成如菌。"金代张从正《儒门事亲·五积六聚治同郁断二十二》曰："且积之成也……或伤酸、苦、甘、辛、咸之食，或停温、凉、热、寒之饮……"明代张介宾《景岳全书·积聚》载："唯饮食无节，以渐留滞者，多成痞积于左胁膈膜之外……若饥饱无伦，饮食叠进，以致阳明胃气一有所逆，则阴寒之气得以乘之，而脾不及化，故余滞未消，乃并肠外汁沫搏聚不散，渐成癥积矣。"清初喻昌《医门法律》曰："过饮滚酒，多成膈症。"《三因极一病证方论·五劳证治》说："五劳者，皆用意施为，过伤五脏，使五神不宁而为病，故曰五劳。以其尽力谋虑则肝劳，曲运神机则心劳，意外致思则脾劳，预事而忧则肺劳，矜持志节则肾劳，是皆不量禀赋，临事过差，遂伤五脏。"《素问·宣明五气》曰："五劳所伤：久视伤血，久卧伤气，久坐伤肉，久立伤骨，久行伤筋。"《金匮要略·血痹虚劳病脉证并治第六》载："五劳虚极羸瘦，腹满不能饮食，食伤、忧伤、饮伤、房室伤、饥伤、劳伤、经络营卫气伤，内有干血，肌肤甲错，两目黯黑。"无论劳力、劳神，或房劳过度，均能耗伤正气，导致体虚，体虚则易感，无力抗邪，时邪疫毒乘虚而入，阻碍机体正常运行而发为癌肿；甚或邪从内生，体虚运化无力，气血津液运行不畅，痰浊瘀血应时而生，进一步痹阻经络发为癌肿。

综上所述，无论外感六淫、七情内伤、饮食劳倦，均能耗伤正气，导致体虚，体虚则易感，无力抗邪，时邪疫毒乘虚而入，阻碍机体正常工作而发为肿瘤；甚或邪从内生，体虚运化无力，气血津液运行不畅，痰浊瘀血应时而生，进一步痹阻经络发为癌肿。由此可见，五脏六腑相互影响，内外之邪相伴相生。饮食、七情内伤导致正气不足，阴阳失调是肿瘤发生之内在根本。六淫之邪乘虚而入，导致气机宣降失司，津液不能正常疏布，痰饮、瘀血胶结，内生癌毒是肿瘤发生之重要条件。因此，肿瘤是一种本虚标实，全身属虚，局部属实的疾病。

（二）肿瘤的中医病机

1. 气机失调，瘀血内生 气、血是构成人体和维持人体生命活动的重要物质基础，人体一切生命活动有赖于气血的正常运行和疏布。气和血一阴一阳，相互化生，相互依存，相互为用，故有"气为血帅，血为气母"之说。气机调畅，气行则血行，血液的正常运行得以保证。反之，气的亏少则无力推动血行，或气机郁滞不通则不能推动血行，都能够产生血瘀的病变。再者，气的运行发生逆乱，升降出入失常，也会影响血液的正常运行，出现血液妄行离经的病变等。正如河道运行一般，泥沙自身本无法移动，但当其掺杂于河水之中，便可借助水流的力量时而奔跑，时而漫步，当水流停止时，泥沙便沉于河道底部，当水流过猛时，又可能导致山洪、泥石流的出现。肿瘤的形成主要与气机失调导致瘀血产生有关，而瘀血的出现又能进一步阻碍气机的运行。

《灵枢·水胀》曰："石瘕生于胞中，寒气客于子门，子门闭塞，气不得通，恶血当泻不泻，衃以留止，日以益大，状如怀子，月事不以时下。"《灵枢·百病始生》曰："卒然外中于寒，若内伤于忧怒，则气上逆，气上逆则六输不通，温气不行，凝血蕴里而不散，津液涩渗，著而不去，而积皆成矣。"清代王清任《医林改错》载："无论何处，皆有气血……气无形不能结块，结块者必有形之血也，血受寒凝结成块，血受热则煎熬成块。"隋代巢元方《诸病源候论·否噎病诸候》曰："故令气塞不调理也，是以成噎。此由忧恚所致，忧恚则气结，气结则不宣流，使噎。噎者，噎塞不通也。"明代皇甫中《明医指掌》载："若人之元气，循环周流，脉络清顺流通，焉有瘿瘤之患也？"元代滑寿《难经本义》亦说："积蓄也，言血脉不行，蓄积而成病也。"可见，无论是寒客子门，气不得通；还是忧怒所伤，气逆而上；或忧恚所致，气结不宣，无论致病因素为何，结果均为气机失调，不能正常运行，进而血行受阻，或是恶血不泻，或是凝血不散，或是血脉不行，最终导致肿瘤的发生。尽管各种肿瘤的部位、性质、症状千差万别，但从疾病发生的根本原因和疾病总的表现趋势来看，气机升降失调为肿瘤发生的主要病机之一，治疗上也需从调理气机，恢复机体气血正常运行入手。

2. 气化失常，痰湿内阻 在各种天气现象中，人们最熟悉和关注的恐怕是云、雨、雪、雹现象了。水汽是一种看不见的气体，随着高空中温度的降低，水汽凝结成了小水滴，飘浮在空中便形成了云；云中的水滴不断凝结，当超过了空气的承托能力时，便会从高空掉落而为雨；当云内和云下空气的温度都低于0℃时，从高空掉落的水滴便是雪；如果是在夏季，上升气流强而不稳，小水滴在空气对流中受冷凝固成小冰块，小冰块在流动过程中又融合成大冰球，当气流无法支撑时，大冰球就降落到地面而形成冰雹。本质上讲，云、雨、雪、雹都来源于水汽，只不过所处的环境不一，而化生了它们不一样的形。肿瘤其实不是外来之物，而是人体气化失常，自身产生的一种疾病。

我国古代唯物主义认为：气是构成宇宙和天地万物的最基本元素和最小单位，气化即通过气的升降出入运动而产生的各种变化，是古人用以说明自然界气与万物化生关系的特定概念。自然界中的一切事物，包括人在内，都是由气构成并在气的升降出入中维持存在的。《素问·经脉别论》有一段论述对人体与外界的这种物质交换和体内传输过程进行了概括："饮入于胃，游溢精气，上输于脾，脾气散精，上归于肺，通调水道，下输膀胱，水精四布，五经并行。"在这一系列活动中，不论是胃的游溢精气、脾的散精，还是肺的通调水道，乃至水精四布、五经并行，均是在气的气化运动中实现的。人体是一个时刻发生着形气转化（气化作用）的运动着的有机体，人体的各种生理功能都是在气的推动下完成的，而气化的正常运行有赖于三焦的通利。《素问·灵兰秘典论》曰："三焦者，决渎之官，水道出焉。"《难经·三十八难》言三焦："主持诸气，有名无形。"《难经·三十一难》曰："三焦者，水谷之道路，气之所始终也。"《圣济总录》记载："若三焦气塞，脉道壅滞，则水饮停聚不能宣通，聚而成痰饮，为病多端。"明言三焦为人体水液运行的通道，赖元气推动作用，得以升降出入运行输布于周身，三焦这一主气通水的生理过程即三焦气化。精微得正化则为气血津液，不得正化则为痰湿。元代朱震亨《丹溪心法》指出："凡人上、中、下有块者，多是痰。"《景岳全书》记载："脾强胃健，如少壮者充，则水谷随食随化，皆成气血，焉得留而为痰。惟其不能尽化，十留一二，则一二为痰，十留三四，则三四为痰。"故有"脾为生痰之源"之说。脾胃居于中焦，《灵枢·痈疽》曰："中焦出气如露，上注溪谷，而渗孙脉，津液和调，变化而赤为血，血和则孙脉先满溢，乃注于络脉，络脉皆盈，乃注于经脉。"明代李中梓《医宗必读》曰："大抵气血亏损，复因悲思忧患，则脾胃受伤，血液渐耗，郁气生痰，痰则塞而不通，气则上而不下，妨碍道路，饮食难进，噎塞所由成也。"可见，饮食、情志等因素影响机体正常功能，三焦运转失常，上焦气化不利，水液精微失布；中焦气化不利，水谷精微失化；下焦气化不利，不能上济交通；气血津液升降出入通道不畅，排泄阻碍，化生痰湿，痰阻气机，血行不畅，脉络壅滞，痰浊与气血相搏结，发为肿瘤。因此，气化失常是肿瘤产生的又一主要病机，治疗上也可从调节气化功能，祛除痰浊瘀滞，通利三焦入手。

3. 气郁化火，热毒内生　刘完素提出"六志过极皆生火"的观点，内生五邪，又可阻遏气机，使热不得透发，因而形成郁热。刘完素还提出了"六气皆从火"的观点，认为"风、寒、暑、湿、燥、火"六气都可以化生火热病邪，尤其是治疗热性病的时候必须先明此理，才能处方用药。七情所伤，必气机乖戾，气有余便是火，火遏于内，不得透达，因而形成郁火。肿瘤病是一种慢性病，其病机正气亏虚、瘀血阻滞，痰湿凝聚郁久自然也会形成火。《素问·阴阳应象大论》云："阴静阳躁，阳生阴长，阳杀阴藏。"而肿瘤的异常增长是肿瘤细胞比人体正常细胞代谢旺盛，生长速度快，主要是因为机体阴阳失去平衡，肿瘤的局部气机被痰湿、瘀血郁遏，不得疏泄，导致阳气内郁，郁而化热，也就是肿瘤本身阳气太盛，阴随阳长的过程。因此，热毒内郁是肿瘤生长不可缺少的因素之一，即热毒是肿瘤快速生长的病理基础。治疗上也可从理气解郁、清热解毒入手。

可见，人体这件精密仪器的正常运转，离不开各个环节的紧密配合。"正气存内，邪不可干"。肿瘤的发生其实就是在本虚基础上，在外感六淫、内伤七情、饮食劳倦等多种致病因素内外综合作用下，体内阴阳平衡被打破后导致的痰、瘀、热毒等病理产物蓄积的恶性循环过程，气机失调而生瘀，气化失常而生痰，气郁化火生热毒，痰瘀交阻，热毒内灼，肿瘤乃成。体内痰、瘀、热毒一旦留结，必将进一步耗伤机体的正气，日久则加重气、血、津、液代谢失常，终使病势更盛更险，因而痰、瘀、热毒也促进了肿瘤的进展和转移。

（三）肿瘤的中医病名

中医对肿瘤的认识和治疗有数千年的历史。"瘤"字最早出现于3600年前的殷商甲骨文中。古人对于肿瘤的命名亦如我国文化之博大精深，依据肿瘤病灶的部位、形状、症状和病因等加以命名和分类，呈现百家争鸣、百花齐放之象，有"筋瘤""昔瘤""骨疽""肉疽""息积""积聚""伏梁""癥瘕""痼结""石瘿""骨瘤""噎膈""乳岩""肠蕈""阴疮""失荣""茧唇""痰核""翻花疮"等。

先秦两汉时期是中医肿瘤学术思想的幼儿时期，肿瘤命名形象易懂。如《灵枢·刺节真邪》记载："有所疾前筋，筋屈不得伸，邪气居其间而不反，发于筋溜。有所结，气归之，卫气留之，不得反，津液久留，合而为肠溜。久者，数岁乃成，以手按之柔，已有所结，气归之，津液留之，邪气中之，凝结日以易甚，连以聚居，为昔瘤。以手按之坚，有所结，深中骨，气因于骨，骨与气并，日以益大，则为骨疽。有所结，中于肉，宗气归之，邪留而不去，有热则化而为脓，无热则为肉疽。凡此数气者，其发无常处，而有常名也。"《素问·奇病论》记载："病胁下满气逆，二三岁不已，是为何病？岐伯曰：病名曰息积，此不妨于食，不可灸刺，积为导引服药，药不能独治也。"《难经·五十五难》记载："气之所积名曰积，气之所聚名曰聚。故积者，五脏所生；聚者，六腑所成也。"书中还分述了肝之积"肥气"、心之积"伏梁"、脾之积"痞气"、肺之积"息贲"、肾之积"奔豚"。

汉唐时期是中医肿瘤学术思想的少儿时期，该时期肿瘤的命名不再那么浅显，更多的是融入了肿瘤的性质与成因。《金匮要略·肺痿肺痈咳嗽上气病脉证治第七》曰："热在上焦者，因咳为肺痿……上气面浮肿，肩息，其脉浮大，不治，又加利尤甚。"《金匮要略·疟病脉证并治第四》曰："病疟，以月一日发，当以十五日愈，设不差，当月尽解；如其不差，当云何？师曰：此结为癥瘕，名曰疟母，急治之，宜鳖甲煎丸。"《金匮要略·妇人妊娠病脉证并治第二十》曰："妇人宿有癥病，经断未及三月，而得漏下不止，胎动在脐上者，为癥痼害。"《诸病源候论·积聚痼结候》曰："积聚痼结者，是五脏六腑之气已积聚于内，重因饮食不节，寒温不调，邪气重沓，牢痼盘结者也，若久即成癥。"《备急千金要方》中有五瘿七瘤之说，五瘿指石瘿、气瘿、劳瘿、土瘿和忧瘿，七瘤指肉瘤、骨瘤、脂瘤、石瘤、脓瘤、血瘤、息肉，其中石瘿、肉瘤、骨瘤等均特指不同类型的肿瘤。

宋金元时期是中医肿瘤学术思想的青年时期，学术思想十分活跃，学术争鸣风气极盛，中医流派众多，宋代朝廷更是成立了"御药院""尚药局""惠民局"等国家级职能部门，肿瘤的命名亦更为成熟，既结合了发病部位，又突出了病理性质。"癌"字首见于宋代东轩居士的《卫济宝书·痈疽五发》："癌疾初发者，却无头绪，只是肉热痛。"但该处尚非特指肿瘤，在其后的杨士瀛之《仁斋直指方》载："癌者，上高下深，岩穴之状，颗颗累垂，裂如瞽眼，其中带青，由是簇头各露一舌，毒根深藏，穿孔透里。"此处之"癌"才有现代"肿瘤"之意。南宋陈自明所著《妇人大全良方》载："山岩崩破如熟榴，或内溃探洞，血水滴沥，此属肝脾郁怒，气血亏损，名曰乳岩。""乳岩"之名沿用至今，对应当代的乳腺癌。同为南宋时期的严用和之《济生方》曰："息贲之状，在右胁下，大如覆杯，喘息奔溢，是为肺积。""肺积"之名亦被同行广泛认可，沿用至今。金元时期张从正《儒门事亲》中的"五积六聚"，罗天益《卫生宝鉴》中的"积聚结块"，朱丹溪《丹溪心法》中的"积聚痞块"，对于肿瘤的命名有概括统一之势。

明清时期是中医肿瘤学术思想的成年时期，"积聚"之名已深入人心，为众医家之共识，因其难治难愈，各位医家的心血主要倾注在对肿瘤的精辟阐述和辨证论治上，当然，对于"噎膈""肾岩翻花"等具有专科特色的命名亦保留沿用至今。明代张景岳的《景岳全书·积聚》指出："脾肾不足及虚弱失调之人，多有积聚之病。"《景岳全书·虚损》指出："若积聚渐久，元气日虚，此而攻之，则积气本远，攻不易及，胃气切近，先受其伤，愈攻愈虚，则不死于积而死于攻矣……只宜专培脾胃以固其本……斯缓急之机，即万全之策也，不独治积，诸病亦然。"明代王肯堂的《证治准绳·积聚》曰："积久形成，气不干胃，故不妨食，病者胁下满，气逆息难，频岁不已。"明代李中梓所著《医宗必读》曰："积之所成也，正气不足，而后邪气踞之，如小人在朝，由君子之衰也。"清代程国彭之《医学心悟》载："噎膈，燥症也，宜润……凡噎膈症，不出胃脘干槁四字。"清代高秉钧之《疡科心得集》曰："夫肾岩翻花者，俗名翻花下疳。此非由交合不洁，触染淫秽而生。由其人肝肾素亏，或又郁虑忧思，相火内灼，水不涵木，肝经血燥，而脉络空虚……"

新中国成立后，党和国家领导人号召"团结中西医"，本着取长补短的原则，现行肿瘤的命名很大程度上参考了西医学，如"噎膈"对应于西医的食管癌，"乳岩"对应于西医的乳腺癌，"瘿瘤"对应于西医的甲状腺癌，"积聚"对应于西医的腹腔恶性肿瘤，"癥瘕"对应于西医的妇科恶性肿瘤等。在实际临床中，考虑到医学统计、医患交流等的方便易行，还有更直白的中医命名，即西医的"某癌"后冠以"病"字，如"肺癌病""肝癌病""肠癌病""胃癌病"，等等。

二、西医学对肿瘤发生发展的认识

人类对肿瘤发病机制的认识经历了一个漫长的过程，从过去单一的物理致癌、化学致癌、病毒致癌、突变致癌学说上升到多步骤、多因素综合致癌理论。最成功的例子来源于美国霍普金斯大学 Vogelstein 实验室对结肠癌的研究。他们发现在结肠癌发生所经历的增生、良性肿瘤、原位癌和浸润癌多步骤过程中，始终贯穿一系列分子事件变化：腺瘤中有 Ras 基因突变和抑癌基因 APC 和 DCC 丢失，在癌中有 Ras 基因突变和抑癌基因 APC、DCC、TP53 丢失。以结肠癌为例，结肠肿瘤的发生是由于抑癌基因 APC 的杂合性丢失而开始的。APC 的缺失可以发生于生殖细胞或体细胞，导致逐渐增大的良性腺瘤。在良性腺瘤中，常有其中一个细胞发生 Ras 基因突变而导致进一步克隆性发展。随后发生的抑癌基因 DCC 和 TP53 缺失促进了良性到恶性发展过程。从腺瘤到癌的演变过程还伴有 DNA 损伤修复基因突变及 DNA 甲基化状态的改变。因此，结肠癌变过程是一个多基因参与、多步骤的过程。

（一）肿瘤发生发展的危险因素

肿瘤的发生是多因素、多阶段的过程。肿瘤发生的危险因素主要包括两方面：环境致癌危险因素和基因组致癌危险因素。环境致癌危险因素又可分为化学、物理、生物及生活方式四个方面，大约85%的肿瘤发病与环境致癌危险因素有关。然而，暴露于同一种危险因素中的人的肿瘤发病率仍不相同，并且有一些肿瘤的发病率有明显的家族聚集性，这是因为影响肿瘤发病的不仅有环境致癌危险因素，还有基因组致癌危险因素。

1. 环境致癌危险因素 人们最早发现环境因素与肿瘤发病的关系可追溯到 16 世纪。1895 年，Rehn 发现接触苯胺染料的工人更易罹患膀胱癌。20 世纪初，两位日本学者在兔耳表面反复涂抹煤焦油诱发出皮肤癌，首次成功建立化学致癌的动物模型，为化学致癌提供直接证据。化学致癌因素是环境因素中的主要因素，此外还有物理致癌因素、生物致癌因素和生活方式致癌因素。

（1）化学致癌因素　能够导致人或动物发生肿瘤的所有化学物质都可以算作化学致癌因素，主要包括烷化剂类、多环芳烃类、芳香胺类、偶氮染料和亚硝基化合物等。随着工业水平的不断发展，化学致癌物的种类也在不断增加。

按照作用方式，化学致癌物可分为直接致癌物、间接致癌物和促癌物。直接致癌物指进入机体后不需要经过生物转化就可以与体内细胞直接作用，造成细胞损伤从而致癌。其特点为致癌能力强、作用迅速，例如烷化剂类和亚硝酰胺化合物。间接致癌物指进入体内后需经过生物转化如氧化酶活化后才有致癌作用的化学物质，其种类最多，包括多环芳烃类、芳香胺类、亚硝胺及黄曲霉毒素等。促癌物指物质本身无致癌作用，但能促进其他致癌物质导致肿瘤发生的一类物质，例如巴豆油、糖精及苯巴比妥等。

按照作用机制的不同，可将化学致癌物质分为遗传毒性致癌物与非遗传毒性致癌物两类，二者的区别在于该致癌物进入机体后能否直接与机体遗传物质结合导致体细胞癌变。遗传毒性致癌物包括绝大多数的直接致癌物与间接致癌物（如黄曲霉毒素、芳香族化合物、烟碱、甲醛等），此类化学物质经代谢进入细胞后大多能与细胞 DNA 共价结合。非遗传毒性致癌物包括促癌物、免疫抑制剂、一些特殊的固态物质（如石棉、铀矿或赤铁矿粉尘）、过氧化物酶体增殖剂［如氯贝丁酯、邻苯二甲酸二（2- 乙基己基）酯等］、细胞毒物（如氮川三乙酸）。

（2）物理致癌因素　物理致癌因素种类颇多，主要包括电离辐射、紫外线、热辐射及机械刺激等。其中，最主要的物理致癌因素——电离辐射，在第二次世界大战的广岛和长崎核打击及苏联切尔诺贝利核电站事故后被大众所熟知。除上述常见致癌物质外，矿物纤维石棉也是致癌物质，但其致癌原理尚未完全明确。

（3）生物致癌因素　主要为致癌性病毒、细菌和寄生虫。目前，全球约有 1/6 的肿瘤发病与感染细菌或病毒有关。例如，幽门螺杆菌与胃癌相关，乙肝、丙肝病毒与肝癌相关，人乳头瘤病毒与宫颈癌相关，这三种致癌细菌、病毒占所有感染相关肿瘤的95% 以上。此外，EB 病毒（人类疱疹病毒）感染者鼻咽癌发病率高于常人。在 20 世纪 70 年代，寄生虫感染也是常见的致癌因素，例如我国的华支睾吸虫感染与胆管癌的发病密切相关，埃及血吸虫可诱发膀胱癌，而日本血吸虫则与结直肠癌相关，上述寄生虫随着生活环境的改善而减少，现已基本消失。

（4）生活方式致癌因素　正如前文所说，肿瘤的发病是多因素、多阶段的，是一个日积月累的漫长过程。在肿瘤形成的过程中，我们的生活方式与其密切相关。近年来，大量的肿瘤流行病学研究发现，包括吸烟、饮酒、饮食结构不合理、运动量不足等在内的多种不良生活方式可显著增加患癌风险。其中，吸烟导致肺癌发病率增高已被无数研究证实。此外，口腔癌、食管癌及膀胱癌的发病率皆与吸烟密切相关。长期大量饮酒与口腔癌、咽喉癌、肝硬化所致肝癌等消化道肿瘤密切相关。与饮食相关的不良因素如腌制食品、食品添加剂及高脂肪饮食等均有明显的致癌作用。此外，生活方式致癌因素还包括情志因素，如过度紧张、压力较大等。

2. 基因组致癌危险因素　众所周知，环境因素是肿瘤发病的重要因素。但是，处在相同环境中的人群，患癌概率并不完全相同，说明除环境因素外还有其他因素对肿瘤的发病有影响。这就是影响肿瘤发病的内在因素——基因组致癌危险因素，又叫遗传因素。目前认为，环境因素是肿瘤发生的始动因素，而内在的遗传因素是肿瘤发生的基础，决定了肿瘤的易感性。

在目前已知的遗传因素中，主要有两种机制导致某些个体对肿瘤易感。一是通过遗传获得癌变通路中的关键基因的胚系突变，二是通过遗传获得的突变基因改变携带者对环境因素的敏感性。癌变通路中关键基因突变常会导致遗传性家族性肿瘤综合征。其与散发性肿瘤相比具有明显特点，如发病年龄早、具有明显家族聚集现象、常有多个原发肿瘤、肿瘤多累及成对器官、伴有其他罕见遗传性疾病等。然而，大多数肿瘤是散发而不是呈家族遗传性的。近年有研究发现了一些基因多态性，与常见的散发性肿瘤的发病风险增高密切相关。其中，单核苷酸多态（SNP）是最常见的基因多态性。它分布在各种基因座或基因间区，构成个体与个体之间基因组结构上的细微差异，而正是这些差异影响了个体对不同环境的应答敏感性，进一步影响了肿瘤的易感性。

附：世界卫生组织辖下的国际癌症研究机构将致癌物质按照危险程度分为 4 类。

1 类致癌物　对人体有明确致癌性的物质或混合物。如大气污染、黄曲霉毒素、砒霜、石棉、六价铬、二噁英、甲醛、酒精饮料、烟草及槟榔等。

2A 类致癌物　对人体致癌的可能性较高的物质或混合物。在动物实验中发现充分的致癌性证据，对人体虽有理论上的致癌性，但实验性的证据有限。如丙烯酰胺、无机铅化合物及氯霉素、红肉、加工肉等。

2B 类致癌物　对人体致癌的可能性较低的物质或混合物。在动物实验中发现的致癌性证据尚不充分，对人体的致癌性的证据有限，用以归类相比 2A 类致癌可能性较低的物质。如咖啡、泡菜、手机辐射、氯仿、DDT、敌敌畏、含萘卫生球、镍金属、硝基苯、柴油燃料及汽油等。

3 类致癌物　对人体致癌性尚未归类的物质或混合物。对人体致癌性的证据不充分，在动物实验中致癌性证据不充分或有限；或者有充分的实验性证据和充分的理论机理表明其对其他某些动物有致癌性，但对人体没有同样的致癌性。如茶、苯胺、苏丹红、二甲苯、糖精及糖精钠、安定、氧化铁、有机铅化合物、静电磁场、三聚氰胺和汞及其无机化合物等。

4 类致癌物　对人体可能没有致癌性的物质，缺乏充足证据支持其具有致癌性的物质。如己内酰胺。

（二）肿瘤发生发展的分子机制

癌变是指一连串由 DNA 受损而引发细胞分裂速率失控，导致癌症发生的过程。癌症是基因引起的疾病，当调控细胞生长的基因发生突变或损坏时，使得细胞增殖失去控制，持续生长及分裂而产生肿瘤。大部分人体内的细胞是不会持续分裂生长的，除非遭遇受损，如肝细胞、心肌细胞。但是由上皮细胞组成的组织，包含肠黏膜、皮肤等，均需借复制生长来持续更新以保持功能正常。而持续更新这些上皮细胞构成的组织是有其必要性的，这样的作用可保护人体本身保持正常功能。因为上皮细胞所处的环境常接触到外界物质或机械力的损伤，如果不能够将受损细胞更新，必定会影响其功能。但是具有持续生长能力的细胞，可轻松转变为癌细胞，使癌症的形成成为可能。这也是为何所有常见的癌症，多数源自上皮细胞的原因。调控细胞生长主要有两大类基因。原癌基因主要是一些参与促进细胞成长、进行有丝分裂的基因。抑癌基因则是负责抑制细胞生长或是调控细胞分裂的基因。一般而言，突变需要发生在调控细胞生长的重要基因上，才有机会使一个正常细胞转化成癌细胞。

综合来看，原癌基因通过不同途径促使细胞成长。有些原癌基因可调控产生刺激细胞有丝分裂的激素，受到激素刺激的细胞或组织的反应则受其细胞内的讯息传递路径决定。有的原癌基因也负责组成细胞讯息传递系统或讯息受器，借由基因表现量的调控进而控制讯息传递系统对激素的敏感程度。此外，分裂原、转录与蛋白质合成都常见原癌基因的参与。原癌基因的突变可能影响基因表现或功能，导致下游蛋白质的表现或活性改变。这样的情形发生时，原癌基因就转变成为致癌基因，带有致癌基因的细胞则有更高的概率发生异常。因为原癌基因参与调控的细胞的功能十分广泛，包括细胞生长、修复和维持体内平衡，所以我们也无法将其从染色体中去除来避免癌症发生。

抑癌基因产生的蛋白质，其主要的功能在于抑制细胞成长、调控有丝分裂和细胞复制的过程。通常是当细胞受到环境改变或 DNA 受损时而表现出来的转录因子。当细胞侦测到发生 DNA 损伤时会活化细胞内的修补讯息传递途径，借此促使调控细胞分裂的抑癌基因表现使细胞分裂暂停，以进行修复损坏的 DNA，因此 DNA 损伤才不会传递到子细胞。最有名的抑癌基因为 p53 蛋白质，其本身是一个转录因子，可被细胞受到压力后所产生的讯号所活化。例如，缺氧或是受到紫外线照射。在将近一半的癌症中，可发现 p53 功能缺失或是表现量异常。目前较确切的两个作用分别是在细胞核中作为转录因子，以及在细胞质中参与调控细胞周期、分裂和凋亡。对于 p53 在细胞信息调控及细胞生长、凋亡的功能已有数量极多的研究报告。许多基因剔除的研究也指出 p53 对于细胞的重要性，所以 p53 在癌症的发展中必定扮演着关键的角色，可以说是研究癌症极其重要的一个蛋白质。

找出癌症最初发生的原因非常困难。然而在分子生物学技术帮助之下，找出肿瘤内基因的异常则是可行的。因此，根据基因与染色体变化的严重程度，对于预测患者预后情形上有迅速的进展。例如某些带有瑕疵 p53 基因的肿瘤细胞，在进行化学治疗时不容易发生细胞凋亡，可以预知这样的患者会有较差的预后。基因突变发生后，细胞重新产生正常细胞没有的端粒酶则能去除细胞分裂次数的障碍，使细胞能无限生长分裂，有些突变则能使肿瘤细胞进行恶性转移到身体其他部位，或是促进血管新生，让肿瘤细胞能得到更多营养的供应。

1. DNA 结构与基因表达　分子生物中心法则告诉我们 DNA 转录 RNA，RNA 再翻译形成蛋白质，继而构成细胞生命所必需的结构和功能。DNA 必须保持高度稳定性及完整性，才能保证细胞生命过程的有序进行。当损伤的 DNA 基因结构或表达发生改变，细胞及其子代的增殖、分化出现严重紊乱，并最终形成肿瘤。因此，癌症是一种细胞水平的基因疾病。

（1）基因结构变异　癌症主要起源于内源基因结构变异，主要表现在基因突变、基因扩增和染色体易位等。①基因突变：许多致癌物可以引起 DNA 序列的改变，并经过长时间突变的累积，少数肿瘤也可以通过一次灾难性事件——基因组小范围高频突变引发癌变。基因突变是主要的癌基因激活方式，其类型包括碱基置换（点突变）、移位突变（插入或删除）、缺失突变（多位点突变）和插入突变。突变的后果主要取决于发生突变的功能区。启动子区域的突变会影响基因的调控情况，导致基因产物表达量和时空分布的失控，而编码区的突变直接改变产物的结构和功能。②基因扩增：基因扩增是指特异蛋白质编码的基因的拷贝数选择性地增加。约 30% 的乳腺癌患者存在 HER-2 基因扩增现象。③染色体易位：染色体易位属于染色体结构变异方式之一，以一条染色体与非同源的另一条染色体彼此交换部分区段为主要特征。其表现方式有两种：一种是与其他基因重组形成融合基因，如慢性髓细胞白血病。另一种是易位至特殊启动子区域之后获得调控。如癌基因 c-myc 易位于强启动子后，驱动大量淋巴细胞增殖形成 Burkitt 淋巴瘤。

（2）DNA 修复　为应对基因突变，防止 DNA 错误传递到子代细胞造成难以挽回的后果，细胞通过对 DNA 损伤检测和修复建立起了一套防卫体制，而无法修复的损伤可进一步启动凋亡程序作为防卫后盾。因此，DNA 修复功能的缺陷也是癌症发生的重要原因之一。DNA 修复主要包括直接修复、核苷酸切除修复、碱基切除修复、错配修复和重组修复。①直接修复：直接逆转 DNA 损伤。例如 O6 甲基鸟嘌呤甲基转移酶（hMGMT）可以直接去除 DNA 链鸟嘌呤 O6 位的烷基基团，恢复正常转录功能。而 DNA 修复基因 hMGMT 的表达低下是肺癌的危险因素之一。②核苷酸切除修复：主要修复嘧啶二聚体和（或）环境因素产生的大体积致癌物 DNA 加合物和各种引起 DNA 螺旋扭曲变形的损伤。核酸内切酶是该过程的主要修复酶，其相关缺陷会引发着色性干皮病，且皮肤癌及肺癌的发生风险明显升高。③碱基切除修复：主要针对化学改变的碱基错误。DNA 损伤特定糖基化酶（如 OGG1 和 MUTYH）是该过程中重要修复酶，MUTYH 基因的突变会导致多发性结肠腺瘤综合征发生。④错配修复：修复 DNA 双螺旋上错配的碱基对。研究发现，遗传性非息肉性大肠癌（HNPPC）与错配修复基因（hMLH1）甲基化有明显相关性。⑤重组修复：修补断裂的双链 DNA。参与该修复过程的蛋白有共济失调毛细血管扩张症突变（ATM）酶和 BRCA1/2 核蛋白。研究发现 ATM 激酶与淋巴瘤的发生相关，而 BRCA1/2 突变易引发乳腺癌和卵巢癌。

（3）基因表达　基因的表达可以通过转录因子、染色质结构和转录后调节机制进行调控。上文提到细胞通过突变的启动子调控基因表达，但这仍停留在改变 DNA 核酸序列基础上。表观遗传是一种通过修饰基因组和染色质组来编码遗传信息的方式，其关键机制在于调控染色质的开放和封闭状态及转录因子的结合过程。表观遗传学主要包括 DNA 甲基化、组蛋白修饰、染色质重塑、RNA 干扰等。异常的表观遗传改变会使大量基因失去活性，引发癌症。研究发现，乳腺癌患者中雌激素受体基因启动子高甲基化而表达沉默的现象十分常见。此外，长链非编码 RNA、微小 RNA 与 mRNA 的调控、端粒与端粒酶也可以调控基因的表达，成为近年来的新兴研究领域。

2. 原癌基因与抑癌基因 围绕细胞生长、分化及凋亡相关基因的变异是癌症发生的基础。我们将这些基因根据功能分类为原癌基因与抑癌基因，两者在保持自身高度稳定的基础上共同调控细胞增殖、分化和凋亡之间的平衡。

（1）原癌基因 原癌基因指代一类其基因表达产物可以使正常细胞恶变的核苷酸序列。癌基因最初在反转录病毒中被发现，故又称为病毒癌基因。后来，Harold Varmus 从正常细胞基因中发现了类似的致癌基因，即细胞癌基因，并由此奠定了肿瘤分子生物学的基础。细胞内癌基因在正常情况下保持高度稳定性，以非激活形式存在，故称为原癌基因。原癌基因主要编码生长因子、生长因子受体、细胞内生长信息传导分子及与生长有关的转录调节因子。

（2）抑癌基因 与原癌基因相反，抑癌基因编码蛋白具有抑制细胞生长的作用。该基因的缺失和失活易导致细胞增殖失控，发生癌变。值得注意的是，大部分抑癌基因需要两个等位基因同时失活才能引发其功能缺失。临床常见抑癌基因包括 TP53、RB1、APC1、PTEN、FHIT 等。

3. 细胞信号转导通路 细胞的增殖、分裂还可以受到细胞外信号调控。胞外生长因子传递信号至胞内，通过一系列通路传达至细胞核来调控基因表达。生长因子、生长因子受体、胞内信号传导因子和核转录因子参与细胞信号转导通路，共同调控细胞增殖机制，其中任何步骤的异常都会引发癌变。EGF 受体（EGFR）是酪氨酸激酶受体家族成员之一，可在细胞膜上与表皮生长因子（EGF）结合。两个结合了生长因子的 EGFR 单体相互作用形成二聚体，并在分子间产生自磷酸化，将受体信号传递到胞内。磷酸化的酪氨酸残基可以与含有 SH2 结构域的蛋白（如 GRB2）结合，GRB2 再与 SOS 蛋白相互作用，激活 RAS 蛋白。RAS 蛋白在信号转导通路中占有重要地位。它与 GDP 结合时不具有活性，SOS 蛋白可催化 GDP 转化为 GTP，从而导致 RAS 的激活。RAS–GTP 进一步激活了丝 / 苏氨酸激酶 Raf，活化后的 Raf 作为信号转导蛋白携带信号离开细胞膜。Raf 是一种丝裂原活化蛋白激酶激酶激酶（MAPKKK），可引发以下一系列磷酸化激活步骤：MAPKKK/MAPKKs（MEK）/MAPKs。活化的 MAPKs 可以进入细胞核调控转录因子活性，如 AP1、Myc 转录因子。例如被调控的 AP1 转录因子可以通过激活细胞周期蛋白基因，调控细胞周期进程。然而信号转导通路不会只有这么一条单纯的线性通路。事实上，所有的受体络氨酸激酶都能激活 RAS。而 RAS 下游还有如 P13K/Akt 等多种多样的丝 / 苏氨酸激酶通路。

目前，关于细胞信号转导通路的研究还有如 MAPK、PI3K、TNF 受体介导、TGB-β 受体介导、Wnt 和 JAK-STAT 等热门通路。多条通路共同构成了一个错综复杂的信号转导网络，各个通路间各自存在异质性又互相交错、相互作用。但即使已发现这么多信号转导通路，目前研究仍只能窥得肿瘤分子生物学之一隅，需要我们在未来共同努力探索。

（三）肿瘤发生发展与免疫系统

免疫系统在癌症中存在双向作用：一方面，免疫系统能够识别并消除肿瘤细胞，即

"免疫监视"功能;另一方面,免疫系统具有"免疫编辑"作用,可以施加选择性压力,使更适宜宿主免疫环境的肿瘤细胞竞争存活下来。

1. 抗肿瘤免疫效应机制 目前认为适应性免疫应答中的细胞免疫是抗肿瘤效应的主力军,适应性体液免疫及固有免疫仅起协同作用。免疫效应的强弱受肿瘤的免疫原性、机体免疫功能和肿瘤微环境共同影响。.

(1)免疫效应细胞抗肿瘤作用 ①特异性效应细胞免疫机制。T 细胞介导的特异性免疫机制,肿瘤细胞死亡后会释放大量肿瘤抗原(antigen,AG),被抗原提呈细胞(antigen presenting cell,APC)(如树突状细胞)上的主要组织相容性复合体(major histocompatibility complex,MHC)呈递给 T 细胞抗原受体(T-cell receptor,TCR)。TCR-AG-MHC 相互作用激活了 $CD4^+$ 辅助 T 细胞和 $CD8^+$ 效应 T 细胞。T 细胞的完全激活需要双信号共同刺激。值得注意的是,肿瘤细胞表面缺乏共刺激分子,需要 APC 和 $CD4^+$ T 细胞辅助活化 $CD8^+$ T 细胞。$CD4^+$ T 细胞首先通过其表面黏附分子及 APC 表达的 B7 配体相互作用活化,接着分泌 IL-2 和表达 CD40L。生长因子 IL-2 可以直接激活 $CD8^+$ T 细胞,CD40L 则通过促进 APC 表达大量共刺激分子促进 $CD8^+$ T 细胞的活化。活化后的 T 淋巴细胞经过增殖、分化形成细胞毒性 T 淋巴细胞(cytotoxic T lymphocyte,CTL),即抗肿瘤的主要效应细胞。CTL 可以识别并结合肿瘤细胞,对胞内细胞器重新定向并通过脱颗粒途径或死亡受体途径杀伤肿瘤。B 细胞介导的特异性免疫机制,初始 B 细胞在识别肿瘤抗原后进入淋巴结或其他淋巴组织中广泛增殖,并进一步分化为浆细胞(plasma cell,PC)产生特异性抗体,对肿瘤细胞产生杀伤作用,这就是 B 细胞在肿瘤免疫中主要发挥的适应性体液免疫作用。B 细胞还可以作为 APC 向 T 细胞提供抗原,或者通过交叉呈递抗原到其他 APC,并且促进 T 细胞扩增和形成记忆。此外,B 细胞存在直接杀伤免疫抑制细胞和肿瘤细胞的细胞毒性作用,如表达 Fas 配体、分泌颗粒酶 B 等。②非特异性效应细胞免疫机制。非特异性免疫细胞主要有 NK 细胞、巨噬细胞、γδT 细胞和 NKT 细胞等,它们共同形成了抗击肿瘤的第一道防线。NK 细胞通过抗体依赖性细胞介导的细胞毒作用(ADCC)、Fas/Fasl 途径、细胞因子途径及穿孔素 / 颗粒酶等方式直接杀伤肿瘤细胞。巨噬细胞的抗肿瘤机制包括处理、提呈肿瘤抗原,吞噬杀伤作用,ADCC 及分泌细胞毒性因子。另一方面,肿瘤细胞也可以分泌某些物质将巨噬细胞"驯化"为免疫抑制性细胞,这类细胞称为"肿瘤相关巨噬细胞"。

(2)免疫效应分子抗肿瘤作用 ①抗体在肿瘤中的双重作用。B 淋巴细胞被肿瘤抗原激活后分化为浆细胞,并分泌抗体抗击肿瘤。抗体抗肿瘤机制主要包括:补体系统介导的溶解肿瘤作用;抗体依赖性细胞介导的细胞毒作用;抗体的调理作用及封闭肿瘤相应受体等。然而,抗体并不是抗肿瘤免疫的主要效应分子,在个别情况下还会干扰特异性细胞抗肿瘤作用及干扰肿瘤黏附作用促进转移。②其他免疫效应分子。干扰素、肿瘤坏死因子(TNF)等细胞因子、补体及多种酶类也具有非特异性抑制或杀伤肿瘤细胞的作用,也是机体抗肿瘤的机制之一。

2. 肿瘤的免疫逃逸机制

（1）肿瘤直接免疫逃逸　①免疫检查点破坏。免疫检查点（check point）是机体为应对过度的免疫反应所设立的调控机制之一。细胞毒性 T 淋巴细胞抗原（CTLA-4）和程序性死亡 1 蛋白（PD-1）是目前相关领域的"明星"蛋白。T 细胞在其表面的 CD28 分子和 APC 的 B7 配体相互作用产生共刺激第二信号后才能完全活化。CTLA-4 是 T 细胞表面的共抑制分子，能够竞争性结合 CD28 分子的配体 B7 来达到抑制免疫反应的作用。肿瘤在 γ 干扰素等因子的刺激下表达 PD-1 配体（PD-L1），通过与效应 T 细胞表面受体 PD-1 相互作用起到可逆的细胞毒性反应阻断作用。随着免疫检查点研究的逐渐加深，"抑制免疫抑制机制"的免疫治疗理念越来越得到重视。目前，CTLA-4 单抗（Ipilimumab）、抗 PD-1 单抗（Nivolumab）以及抗 PD-L1 单抗（Durvulumab）已在临床中取得了重大进展。②免疫原性减弱和抗原调变。在"免疫编辑"的选择压力下，抗原免疫原性弱的肿瘤留了下来，并且肿瘤细胞表面抗原也会随免疫雕刻而逐渐减少，直到无法被免疫系统识别，这种现象称为"抗原调变"。③肿瘤抗原的隐藏。血清中的封闭因子可以封闭肿瘤抗原表位及效应细胞抗原识别受体，抑制抗肿瘤免疫机制。封闭因子包括封闭抗原的封闭抗体、封闭抗原识别受体的可溶性肿瘤抗原及具有双重作用的肿瘤抗原 - 抗体复合物。还有一种现象叫作抗原覆盖，肿瘤细胞通过表达高水平的糖胺聚糖直接覆盖肿瘤抗原，而该过程是非特异性的。④ MHC 抗原分子表达异常。MHC Ⅰ类分子是 CTL 细胞杀伤肿瘤的重要辅助分子，该分子表达的降低与肿瘤转移情况有明显相关性。并且肿瘤细胞存在异常表达非经典 MHC 类分子现象，抑制了 NK 细胞抗肿瘤效应。⑤共刺激分子及黏附分子表达下调。如上文 T 细胞特异性抗肿瘤机制中所述，肿瘤细胞共刺激分子和黏附分子表达下调，使得 T 细胞无法充分活化杀伤肿瘤。

（2）免疫抑制性微环境　肿瘤细胞诱导的免疫抑制性分子、免疫抑制性细胞亚群共同构成了免疫抑制性微环境。其中，免疫抑制性细胞主要包括调节性 T 细胞（Treg）、调节性 B 细胞（Breg）、肿瘤相关巨噬细胞（tumor-associated macrophage，TAM）、骨髓来源抑制性细胞（myeloid-derived suppressor cells，MDSC）、癌症相关成纤维细胞（cancer-associated fibroblasts，CAF）等。肿瘤微环境中存在大量的免疫抑制性分子，包括细胞因子、趋化因子、生物酶、表面分子等生物活性物质。它们共同构成了肿瘤周边一个异常的炎性环境，帮助肿瘤逃避免疫监视，促进肿瘤进展。

Treg 细胞是一类参与调节自身免疫的 $CD4^+CD25^+T$ 细胞亚群。肿瘤在乏氧环境的刺激下可募集大量 Treg 细胞，参与微环境的免疫抑制及促血管生成反应。Treg 细胞抑制免疫的具体机制包括：①分泌抑制性细胞因子，如 IL-10、IL-4 及分泌型 TGF-β 抑制效应细胞。②反向分泌颗粒酶和穿孔素杀伤效应细胞。③干扰效应细胞的细胞代谢过程。④下调 APC 功能并竞争共刺激分子。

活化的 Breg 可以通过多种途径下调免疫反应：①直接影响肿瘤组织中的 EMT、Ras 或 Wnt 信号传导途径。②表达 IL-10、Fas-L 和 PD-L1，抑制 T 细胞依赖性肿瘤清除。③分泌 TNF-α，限制 $CD8^+T$ 细胞免疫监视。④产生 TGF-β 和 IDO，诱导 $CD4^+T$

细胞的失能和凋亡。⑤通过细胞与细胞接触增强 Tregs 中 Foxp3 和 CTLA-4（可标志 Tregs 的抑制能力）的表达。

TAM 分为经典活化的巨噬细胞（M1 型）和替代性活化的巨噬细胞（M2 型），肿瘤周围组织大量浸润的 TAM 主要是 M2 型。TAM 既具有分泌生长因子促进肿瘤细胞增殖及肿瘤血管生成的作用，又可以通过活化 PI3Kγ 信号通路抑制 T 细胞激活。

MDSC 来源于骨髓的髓系前体细胞，与肿瘤的生长、侵袭过程密切相关。MDSC 促肿瘤相关机制包括：①表达高水平的精氨酸酶 1（ARG1）和诱导型一氧化氮合酶（iNOS），产生一氧化碳和活性氧，抑制免疫应答。②募集 Tregs、转化巨噬细胞为 M2 型。③促进肿瘤血管生成。

肿瘤微环境免疫抑制性分子种类丰富，目前研究仍无法掌握所有分子及其作用机制。免疫抑制性分子中以 IL-6、IL-10、TGF-β、FasL 和免疫检查点最为重要。

（四）肿瘤的分级和分期

1. 从"种子"到"大树"谈分级分期　经常有患者在刚诊断出癌症时会抱有强烈的自责：唉，就怪这段时间吃太多垃圾食品，或者说，就怪这段时间工作太拼、太劳累。言外之意，他的癌症是这段时间才得的。吃太多垃圾食品，工作太拼、太劳累，这个当然不好，长期这样确实有可能增加得癌症的风险，但事实上，癌症不是一日长成的，在明确诊断为癌症之前，其实它已经在人身上生长了很长一段时间，至少要按年来算，癌症的长成需要好些年，十几年甚至几十年。

有的人可能会问，为什么我几个月前甚至一个月前检查都没有癌症，几个月或一个月后就诊断出有癌症，甚至还可能是晚期？其实这个很好理解，癌症在生长、在发展，一开始它可以静悄悄地进行，就像坏人，在被抓住之前，已经在暗地里做坏事很久，只是没有被发现，或者现有的技术手段无法在早期发现它，这正是医学的局限性。

那为什么后来就能发现和诊断呢？只要是癌症，从它恶变的那一天起，如果没有被阻断，就不会停下发展的脚步，或快或慢，迟早有一天会显露踪迹，会让你不舒服，促使你去检查，或者你并没有不舒服而主动去检查，然后查出癌症，或者它其实一直在悄悄发展，这段时间因为太劳累，免疫力下降，癌症加快了发展的速度而显露出来。

多数癌症的生长和发展是一个较长期的过程，有着不同的发展阶段。为了让大家更好理解，不妨把癌症比作一棵大树，然后将以下几个概念串联起来，癌症的发展就像是从"种子"到"大树"的长成过程。

首先来看看什么是癌前病变。从字面上就很好理解，癌前病变就是恶性肿瘤（癌症）的癌前阶段，也就是说人体细胞已经发生一定程度的异常改变，不过还没有发展到真正的癌症阶段，有一定的可逆性，既有可能继续往前发展为真正的癌症，也有可能自行或在采取某些有效措施之后恢复到以前的正常状态。癌前病变既然有可能发展为真正的癌，当然要重视，但也不必过度恐慌，不要一听到有一个"癌"字就吓得半死，它只是有可能发展为癌症，而不是一定会变成癌症。癌前病变就像是大树长成前的"种子阶段"，还不能称它为"树"，把它种在土壤里，只有条件合适，才有可能长成树，但如果没有适合的条件，或者将种子从土壤里挖出来，或进行其他处理，它就不会长成树，或者根本没机会长成树。

接下来就是"树苗阶段"，也就是种子已经发芽，可以称之为树，当然还只是小树苗，根基还很浅，不会也没有能力向四周和远处播撒种子，这个时候如果想除掉它是很容易的，可以连根拔起，而且可以拔得很彻底，让它没机会再生长，这就是原位癌。原位癌很多人可能接触过，经常有人咨询：原位癌是不是癌症？它其实不是通常意义上的癌症，可因为名字里有一个癌字，很多人仍然吓得半死，全家人跟着一起处于极度恐惧中，其实没必要。所谓的原位癌，通俗地说，就是局限在原位的癌，与我们通常所说的癌症（浸润癌）不同，它还没有往深部间质浸润，不具有明显的侵袭性，预后非常好，通过恰当的治疗（主要是手术），完全可以除掉它，也就是说完全可以治愈。正因为如此，有的商业保险甚至都可能不把这个原位癌归为重大疾病赔付范畴，因为它确实算不上是重大疾病，它并不会威胁生命，完全可以治好，切掉就好了，也不会花费很多钱。

当树苗继续生长，根基变深，开始枝繁叶茂了，就是真正的"大树"了，生命力已经很强，这个时候想要除掉它就不太轻松了，但只要处理及时，仍然有可能将它连根拔起，让它没有机会再生长。但由于它的根系已经很深，在被拔起时，可能会残留根系，有朝一日可能重新长起来。就像是癌症的复发，为了减少将来复发的概率，很多癌症在做完手术后还要做化疗或放疗，目的就是继续清除那些手术可能没有切干净的肉眼看不见的残留癌细胞。这个阶段就是真正的癌症，也就是浸润癌，我们通常说某某癌（比如乳腺癌、肺癌）指的就是浸润癌，一般会省略浸润两字，浸润癌是相对原位癌而言的。从字面上可以理解，浸润表示癌细胞已经从发生部位向更深的地方浸润，有侵袭性，有破坏性，在临床分期中通常用 T 表示，至于 T 下标的阿拉伯数字，如 T_1、T_2、T_3 等，是进一步表明浸润的程度。

当长成的大树继续生长，可能会将它的根系和种子向四周延伸、播散，在周围长成新的小树，就像是癌症的区域淋巴结转移。癌症的区域淋巴结转移指的是癌症原发病灶附近的区域淋巴结转移，如果是远处的非区域淋巴结转移，则归为远处转移。区域淋巴结转移（管辖癌症原发地所在处的淋巴引流的那些淋巴结），在临床分期中通常用 N 表示，在医生给出的诊断中，N 会下标阿拉伯数字，下标 0 表示无淋巴结转移，下标为 1 及以上的数字（N_1、N_2、N_3 等），表示淋巴转移的部位或数目。

如果条件合适，大树可能借助某些力量，比如风力，将它的种子播散到较远处，甚至完全是另一个地方，然后生根发芽，长成另一棵甚至更多的大树，就像是癌症发生了远处转移。癌症的转移当然不是借助风力，而是借助血液循环、淋巴循环、种植播散等。癌症远处转移，也就是我们通常所说的癌症晚期，已经转移到远处，比如肝转移、肺转移、骨转移，也包括远处的非区域淋巴结转移。在临床分期中通常用 M 表示，下标为 0 表示无转移（M_0），下标是 1 表示有转移（M_1），少数癌种还有下标 2（M_2），用来区分表示不同的远处脏器转移。

附：TNM 分期系统是目前国际上最为通用的肿瘤分期系统，首先由法国人 Pierre Denoix 于 1943 ～ 1952 年提出，后来美国癌症联合委员会（American Joint Committee on Cancer，AJCC）和国际抗癌联盟（Union for International Cancer Control，UICC）逐步开始建立国际性的分期标准，并于 1968 年正式出版了第 1 版《恶性肿瘤 TNM 分类法》手册。目前，TNM 已经成为临床医生和医学科学工作者对恶性肿瘤进行分期的标准方法。

每一种肿瘤的 TNM 分期系统各不相同，因此 TNM 分期中字母和数字的含义在不同肿瘤所代表的意思不同。TNM 分期中 T、N、M 确定后就可以得出相应的总的分期，即 Ⅰ 期、Ⅱ 期、Ⅲ 期、Ⅳ 期等，有时候也会与字母组合细分为 Ⅱa 或 Ⅲb 等。Ⅰ 期的肿瘤通常是相对早期的肿瘤，有较好的预后。分期越高，意味着肿瘤进展程度越高。

2. 肿瘤的组织细胞学分级

（1）依据　根据肿瘤细胞的分化程度、核分裂数及异型性来确定。

（2）分级　主要分为三级，细胞越原始，级别越高，分化的潜力越大，所形成的肿瘤成分越复杂，恶性程度越高；相反，级别越低，分化越好，成分越简单，恶性程度就越低。

一级：分化良好，核分裂少见，生长缓慢，异型性小，接近成熟组织形态，属于低度恶性，转移较晚。

二级：分化中等，瘤细胞分化程度较低，核分裂易见肿瘤的分级，保留了组织起源的特点，恶性程度介于二者之间，如腺癌的腺管形成。

三级：分化较差，程度更低，异型性大，核分裂较多，接近不成熟的组织形态，属于高度恶性，转移较早，对放化疗敏感，如低分化腺癌。

3. 肿瘤的分期

（1）分期的依据　如肿瘤组织的大小、扩散的情况、对周边组织的浸润层次及远处转移情况等。

（2）分期的方法　一般采用 TNM 法。① T 代表肿瘤大小，分为五级，分别是 T_0、T_1、T_2、T_3、T_4，其中 T_0 表示未发现原发肿瘤，T_1 肿瘤体积最小，T_4 最大，不能确定原发灶为 T_x。② N 代表区域淋巴结，N_0 表示淋巴结无转移，N_1 表示淋巴结有转移。③ M 代表远处淋巴结转移，M_0 未发现远处淋巴结转移，M_1 有远处淋巴结转移。

（五）肿瘤的命名规律

1. 肿瘤的命名原则　人体任何部位、任何器官、任何组织都可能发生肿瘤，因此肿瘤的命名十分复杂，一般根据其组织起源或者分化方向（上皮性、间叶性、神经性、淋巴造血组织等）及性质（良性、交界性、恶性）来对肿瘤进行命名。

2. 良性肿瘤的命名　良性肿瘤命名总的原则是在其组织来源名称之后加"瘤"一字。

（1）脂肪瘤　来自脂肪组织的良性肿瘤。

（2）腺瘤　来源于腺体和导管上皮的良性肿瘤。

（3）纤维瘤　来源于纤维结缔组织的良性肿瘤。

（4）乳头状瘤　外观呈乳头状，来源于皮肤鳞状上皮的良性肿瘤。

（5）乳头状囊腺瘤　呈乳头状生长并有囊腔形成的腺瘤。

（6）畸胎瘤　有一个以上胚层的多种组织的良性肿瘤。

3. 恶性肿瘤的命名　恶性肿瘤的命名有"癌""肉瘤""癌肉瘤"之分。命名的原则就是在其组织来源名称后加上相对应的"癌""肉瘤""癌肉瘤"字。

（1）癌　通常所说的癌症泛指所有恶性肿瘤，来源于上皮组织的恶性肿瘤统称为癌，命名时在其组织来源名称后加"癌"字。①鳞状细胞癌，来源于鳞状上皮的恶性肿瘤。②腺癌，来源于腺体和导管上皮的恶性肿瘤。③腺鳞癌，由腺癌和鳞癌两种成分构成的恶性肿瘤。

（2）肉瘤　由间叶组织发生的恶性肿瘤统称为肉瘤，其命名方式在组织来源名称后加"肉瘤"二字。①平滑肌肉瘤，来源于肠壁平滑肌、肠壁血管平滑肌或者肠壁黏膜肌的恶性间叶组织肿瘤。②脂肪肉瘤，来源于血管周围、体腔下及肌间间隙的未分化间叶细胞的肿瘤。③纤维肉瘤，由成纤维细胞和胶原纤维形成的肿瘤。④骨肉瘤，骨骼上的细胞发生恶变而形成的恶性肿瘤。⑤横纹肌肉瘤，起源于横纹肌细胞，发生自胚胎间叶组织的恶性肿瘤。

（3）癌肉瘤　一个肿瘤中既有癌的成分，又有肉瘤的成分，则称为癌肉瘤。

4. 特殊肿瘤的命名　除上述常见肿瘤的命名之外，还有一些肿瘤不按上述原则命名。例如，母细胞瘤是一种来源于幼稚组织的肿瘤，其中大多数为恶性，如视网膜母细胞瘤、髓母细胞瘤、肾母细胞瘤等，少数是良性，如骨母细胞瘤、软骨母细胞瘤、脂肪母细胞瘤；还有一些成分复杂，则在肿瘤的名称前加"恶性"二字，如恶性畸胎瘤、恶性脑膜瘤；有些沿袭人名，如尤文肉瘤、霍奇金淋巴瘤等。

（六）癌、类癌与癌前病变

类癌是起源于胃肠道和其他器官的内分泌细胞的低度恶性肿瘤，细胞多呈局限性、浸润性缓慢生长，尽管组织结构像癌，有恶变倾向，但较少发生转移，故称类癌。类癌是临床少见的疾病，其临床、组织化学和生化特征可因其发生部位和内分泌细胞分泌的活性因子不同而异，严重者可因分泌的5-羟色胺（5-HT）、激肽类、组胺等生物学活性物质，引起血管运动障碍、胃肠症状、心和肺病变等类癌综合征。类癌多从黏膜层的下部发生，可发生于食管到直肠的任何部位，发生频率依次为阑尾远端、阑尾其他部位、小肠、直肠、胃和十二指肠，食管罕见。约10%的类癌见于支气管、胸腺、甲状腺、卵巢、宫颈和睾丸。

癌症是一个在当今社会出现率极高的词汇，也是一个影响千千万万个家庭的幸福和谐的重要因素，大多数人都"谈癌色变"。其实癌症的发生发展过程包括癌前病变、原位癌及浸润癌三个阶段。许多癌症如果能在癌前病变期予以重视，加以治疗，还是可以将癌症的发生扼杀于摇篮之中的。因此，需要人们了解关于癌前病变的一些常识，为自己和家人的身体健康保驾护航。其实所谓癌前病变是指继续发展下去具有癌变可能的某些病变，如黏膜白斑、交界痣、慢性萎缩性胃炎、子宫颈糜烂、结直肠的多发性腺瘤性息肉、某些良性肿瘤等。

对于癌前病变，必须澄清一些模糊认识：①癌前病变并不是癌，因此不应将癌前病变与癌等同起来。②癌前病变大多数不会演变成癌，仅仅是其中部分可能演变成癌症。③不能把癌前病变扩大化，把一些不属于癌前的病变，如一般的皮肤痣、普通的消化性溃疡和慢性胃炎当作癌前病变。

常见的癌前病变如下。

1. 黏膜白斑　组织学上是指发生在黏膜表面的白色斑块，黏膜上皮表层过度角化是白斑的特征之一。作为一种疾病，它主要是指那些以角化过度和上皮增生为特点的黏膜白斑。长期以来，皮肤病理学家一直把黏膜白斑看成是癌前期病变，并认为最终将有20%～30%发展成癌症。但现在发现多数白斑对人体无害，仅少数可以发生恶变，其平均发生率稍高于4%。皮肤科的黏膜白斑包括口腔和外阴两个部位的病变，其中外阴白斑主要发生于女性，故又称女阴白斑病。

尽管黏膜白斑恶变的概率较小，但它终归是一种疾病，多少会给患者带来一些痛苦或不适感。黏膜白斑到底能不能治好？应该如何治疗呢？总的来说，是因人而异。首先应注意去除局部刺激因素，如改善口腔卫生、治疗病牙等，女性阴部宜经常清洗，保持清洁，同时积极治疗全身性疾病。此外，用中药适量煎汤外洗常能收到良好效果，洁尔阴洗液亦能起到相同的作用。

一般来说，病因简单、病情较轻的白斑病在去除病因后，或经简单的药物治疗，常可以消失。但也有病情较重者，药物治疗无效，特别是局部有溃疡、硬结或赘生物，病理上有癌变倾向者应手术切除。总之，白斑病患者的症状轻重不等，病程长短不一，短的数月，长的可持续数年甚至十几年。没有一种特效药或特效的方法适用于所有的患者。

2. 交界痣　为褐色或黑色斑疹，可稍隆起，2～8mm，圆形，边界清楚，颜色均一，表面光滑、无毛，可发生在任何部位。发生在掌跖和外生殖器的大多为交界痣。交界痣的特征是在表皮和真皮交界处有痣细胞活动，有恶变倾向，特别是长在手掌、足底等易受刺激部位的交界痣更应多加警惕。

临床发现，部分交界痣和混合痣在某些因素的刺激下可发生恶变，成为恶性黑色素瘤。尽管交界痣和混合痣已被证实有恶变倾向，但真正发展成为恶性肿瘤者微乎其微。目前认为，反复的摩擦、针挑等刺激，不完全的切除、光照、电烙、用药物腐蚀及自身的内分泌紊乱等因素，可能是激发交界痣或混合痣恶变为黑色素瘤的诱因。

当黑痣恶变时常有一些异常表现，应特别引起注意。①生长速度突然加快，短期内明显增大。②颜色较前明显加深，或颜色变得不均匀。③原来有毛发生长的，突然脱落。④痣的局部有瘙痒和疼痛感觉。⑤痣表面潮湿或结痂。⑥痣表面有糜烂、破溃、出血和发炎。⑦痣边缘本来是清晰的，突然向周围扩展，边缘不规则，与正常皮肤界限不清，或痣的四周有红晕。⑧痣中央出现硬结或痣的四周出现卫星样散在的微小色素斑点或结节。若发现以上征兆或怀疑有恶变倾向时，需及早到医院做有关检查。病理检查即可明确诊断。检查时一般应采用切取手术，即将病灶连同周围0.5～1cm的正常皮肤及皮下脂肪整块切除后做病理检查。如证实已有恶性变，则根据浸润深度，决定是否需行补充广泛切除。

3. 慢性萎缩性胃炎　组织学表现为固有腺体的萎缩、变性、减少或消失及相应的再生、增生与肠化生，可以伴有或不伴有炎症细胞的浸润。慢性萎缩性胃炎属于常见的胃部疾病，在慢性胃炎中占 10% ～ 30%。动脉硬化、胃血流量不足、烟酒茶的嗜好等都容易损害胃黏膜的屏障功能而引起慢性萎缩性胃炎。病理上，发生慢性萎缩性胃炎时，胃黏膜萎缩而被肠的上皮细胞取代，即肠化生；炎症继续演变，则细胞生长不典型，即间变；甚至细胞增生而致癌变。慢性萎缩性胃炎临床表现仅为上腹饱胀、嗳气、胃纳减退等消化不良症状，有时因胃内因子遭到破坏，维生素 B_{12} 吸收不良可致贫血。内镜检查及活检是确诊慢性萎缩性胃炎的唯一手段。

4. 子宫颈慢性炎症　组织学上，子宫颈纤柔的柱状上皮很容易受到感染，在长期慢性炎症的刺激下，子宫颈管增生而来的柱状上皮可发生非典型增生，如不及时治疗，其中一部分最终会发展为癌，不过这种转变过程比较缓慢。

5. 结直肠多发性腺瘤性息肉　组织学上大部分是管状腺瘤，少数为管状绒毛状腺瘤和绒毛状腺瘤，腺瘤的表面上皮和腺体上皮均可有不同程度的不典型增生。临床上常有：①脱出，直肠息肉蒂较长时多可脱出肛外。②便血，为鲜血，被盖于粪便表面而不与其混合。③其他，黏液血便和里急后重感。④全身症状。息肉数量较多、病程较久者，可出现贫血、消瘦等全身虚弱表现。

一般来说，容易发生癌变的息肉有如下特征：①组织学上属于腺瘤型息肉。②宽基广蒂息肉。③直径超过 2cm 的大型息肉或短期内生长迅速的息肉。由于其息肉性质的不同，复发情况及恶变率的高低均有差别。因此，要定期复查，以便及时了解术后的情况。

预防：①单个息肉可行切除加病理检查同时进行。②多发息肉或息肉较大有恶变征，可经肛门肛窥肠镜进行病理活检以排除恶变。③低位或长蒂脱出息肉，可用肛窥、直乙镜、套扎或经肛门直接切除。

一旦发现癌前病变，也不要惊慌失措，应采取正确的态度，如需要手术治疗，就应积极手术；如需要定期复查的，就应主动定期复查。切不可忧心忡忡，背上沉重的思想包袱。长期的精神紧张可降低机体免疫力，甚至会使机体内正常的细胞癌变。

因此，如果平时注重饮食，健康规律生活，发现不适后及早检查，定期参加体检，就能做到对癌症实现三早：早发现、早诊断、早治疗，真正地做到防癌于未然。

第三节　肿瘤的特性特征

一、肿瘤的中医特性

（一）体阴用阳，阴阳合邪

凡生命物体，必具"体"和"用"的特点。"体"一般指实体或者物质存在的形态，而"用"则指"体"的气化功用。恶性肿瘤是具有明确占位的病变，固定不移，有形可依，根据其"阴静"特征辨证为"阴"；而肿块具有生长发育的趋势，局部温度高，且具有无限增殖、生长迅速、代谢旺盛、容易远处转移的特点，根据其"阳动"的特征，辨证为"阳"。《素问·阴阳应象大论》提出"阳化气，阴成形"，张介宾注"阳动而散，故化气；阴静而凝，故成形"。因此，恶性肿瘤兼备阴阳两种属性特点，是一种阴阳合体的邪气，正所谓"孤阳不生，孤阴不长"，恶性肿瘤阴阳合体，进而成为具有生命属性的邪气。

（二）血脉相通，夺人气血

肿瘤是有生命的邪气，在人体内一旦形成，就成为人体的一部分，血脉相连、息息相关。通过现代技术手段已经证实恶性肿瘤本身分布着丰富的血管供应，血脉"内属于腑脏，外络于肢节"，这些血脉与五脏六腑相连，使瘤灶与人体各脏腑、组织紧密联系成为一个整体。肿瘤借助这些密集相连的血脉，不断地从正常机体吸取营养，以供自身生长。肿瘤血管发展迅猛，持续性、失控性生长导致其发育不成熟，血流速度较正常血管更快。如果破坏瘤体组织，机体的气血也会随之受到损失。恶性肿瘤与脏腑组织相连，依赖机体气血津液的运行，又不遵循正常的运行规律，形成了异常的气血流注通路。恶性肿瘤阳动亢盛、代谢活跃，借助周围丰富的血供，过度消耗气血，流窜传舍，迅速增长，最终将机体耗竭。又因其不受机体内部正常的生克制化，瘤体无限制生长，过分耗伤人体正气，掠存气血，对气、血、精、津液均能造成严重耗损。另外，恶性肿瘤作为有形实邪，积聚体内，压迫正常组织，影响经络气血运行，也会影响机体正常功能。故而肿瘤生长越是旺盛，其本体亏虚越明显。因为肿瘤对机体气血的过度掠夺，患者会迅速消瘦，出现恶病质表现，并终会因气血衰竭、阴阳离决而终。

（三）局部多实，全身多虚

肿瘤是以局部表现为显著特征的全身性疾病。其生长增殖会消耗机体大量阳气与阴血，导致气虚血少；病灶局部温度升高，阳热明显，而由于其生长过程消耗机体阳气，又导致全身阳虚症状明显。因此，肿瘤对机体全身与局部的影响具有不均衡性，表现为整体多虚多寒，局部多实多热。肿瘤为有形之邪，在机体内形成占位性病变，最明显的影响就是压迫甚至破坏局部脏腑、经络、血脉等，阻碍局部气机运行，导致气滞血瘀、脏腑失调，积聚日久，出现肿胀、满闷、疼痛、痰饮水湿内停等局部实证、热证的表现。肿瘤与机体血脉相连，易于传舍，可以播散至全身各处，其快速生长增殖消耗大量阳气与阴血，使机体不得温煦，故表现为全身虚寒。

（四）不安其位，易于传舍

对于肿瘤易于"传变"的认识，最早可追溯到《黄帝内经》。此书不仅认识到肿瘤可以发生传变（转移），而且对传变的过程、机制、途径及范围等一一进行了论述。《灵枢·百病始生》载："虚邪之中人也……留而不去，则传舍于络脉……传舍于经……传舍于输……传舍于伏冲之脉，留而不去，传舍于肠胃……""留而不去，传舍于肠胃之外，募原之间，留著于脉，稽留而不去，息而成积……"恶性肿瘤阳动之性旺盛，掠夺机体阳气，使全身多见阳虚恶寒的表现，机体阴阳失和，阳气虚弱无法固摄、限制肿瘤邪气，以致"阳虚而阴走"。加之肿瘤本身具有生命属性，便于移动，又依靠密集的血脉与机体相连，借助于与五脏六腑相连的经络血脉及其本身的阳动之气而发生"传舍"，流窜他处。每至一处，化气成形，阳生阴长，再次化生出局部占位的肿块。无论是《医宗必读》所言"积之成者，正气不足，而后邪气踞之"，还是《临证指南医案》所言"至虚之处，便是留邪之地"，均提示机体局部阴平阳秘，正气充实，"传"至于此的肿瘤邪气受到正气制约，是无法成"舍"的。只有机体局部阴阳失和，正气不足，正虚无以胜邪，不能制约"传"至此处的肿瘤邪气时，才使得肿瘤安"舍"下来，形成新的病灶。因此，肿瘤的传舍理论，其本质还是正虚邪胜。机体正气虚，肿瘤局部邪气盛而留；正虚无以制约，邪盛易动而传；至虚之处，盛邪内含。

　　"传舍"理论揭示出肿瘤的发生和转移是一个连续的过程，包括三个要素：①"留"，肿瘤在原发部位留而不去、不断生长，成为发生转移的首要条件，即转移源。②"传"，肿瘤脱离原发部位，借助气血经络流窜他处，即转移路径。③"舍"，离开原位的肿瘤停留在新的部位，形成新的病灶。需要注意的是，随气血经络流窜的肿瘤，并非随处均可停留而成"舍"。

二、肿瘤的病理及生物学特征

（一）肿瘤细胞生长动力学及调控机制

1. 肿瘤细胞生长动力学　不同肿瘤的生长速度差别很大。一般来讲，成熟程度高、分化良好的肿瘤生长较缓慢，而成熟程度低、分化较差的恶性肿瘤生长较快。影响肿瘤生长速度的因素很多，如肿瘤细胞的倍增时间、生长分数，以及生成与丢失比例等。

　　（1）肿瘤细胞的生成与丢失比例　正常组织的细胞生成与丢失保持动态平衡。在肿瘤实质中，既有肿瘤细胞因丧失细胞间的接触抑制而不断生成，又有肿瘤细胞因凋亡、坏死、营养供应不足及机体抗肿瘤反应而丢失，这两者之间的比例关系直接影响肿瘤组织的生长速度。

　　（2）肿瘤细胞的倍增时间　指肿瘤细胞数增加一倍所需要的时间。多数恶性肿瘤细胞的倍增时间并不比正常细胞短，而是与正常细胞相似或更长。因此，肿瘤细胞倍增时间的长短可能不是决定恶性肿瘤生长速度的主要原因。

　　（3）肿瘤细胞的生长分数　指肿瘤细胞群体中处于增殖状态的细胞比例。生长分数越大，肿瘤生长便越迅速；反之则生长缓慢。在细胞恶性转化的初期，绝大多数的细胞处于增殖期，所以生长分数较高。随着肿瘤的持续生长，不断有肿瘤细胞发生分化，大多数细胞处于静止期，停止分裂增殖。

2. 肿瘤细胞的调控机制　肿瘤细胞调控是一个非常复杂和精细的调节过程，与细胞的分化、生长和死亡都有紧密的关系。

（1）肿瘤细胞周期与肿瘤细胞生长　细胞周期（cell cycle）指从细胞一次分裂结束起，到下一次细胞分裂结束为止的过程。这是细胞生命活动的基本过程，包括间期和分裂期。间期包括 G_1 期（DNA 合成前期）、S 期（DNA 合成期）和 G_2 期（DNA 合成后期），分裂期（M 期）则包括前、中、后、末 4 个时期。由此可见，细胞周期包括 DNA 合成和细胞分裂这两个主要事件。

1）G_1 期（DNA 合成前期）　这一时期细胞内包含着一系列极为复杂的生物合成变化。正常的细胞是根据外界的刺激来决定是进行下一周期的 DNA 复制，还是处于静止期，抑或是向一定的组织分化。如肝细胞平时不增殖，保持暂时分化状态，当出现肝损伤，肝细胞大量死亡、需要补充时，它们又进入增殖周期的轨道。而如红细胞、表皮角质化细胞等，则永远停留在 G_1 时期，不再继续增殖。

2）S 期（DNA 合成期）　此时期持续 7 ～ 8 个小时，利用 G_1 期准备的物质条件完成 DNA 复制，并合成一定数量的组蛋白，供 DNA 形成染色体初级结构。在 S 期末，细胞核 DNA 数量增加了一倍，细胞已为分裂做好遗传物质的准备。若 S 期 DNA 复制发生错误，就会导致细胞畸形的发生。

3）G_2 期（DNA 合成后期）　该时期持续时间较短且恒定，一般为 1 ～ 1.5 个小时，主要为细胞分裂准备其他物质条件。此期主要是 RNA 和蛋白质（膜蛋白、组蛋白）的合成，DNA 合成是终止的。

4）M 期（分裂期）　该时期主要任务是将细胞核内染色体平均地分配给两个子细胞核，以确保分裂后的细胞保持遗传学上的一致性。

（2）肿瘤细胞的调控机制　在每一个生命个体中都存在着细胞周期调控机制。细胞周期的准确调控对细胞的生长、繁殖、发育和死亡有重要作用。

1）细胞周期调控的核心　细胞周期调控机制的核心是一组蛋白激酶。这些蛋白激酶的激活依赖另一类蛋白质，它们常呈细胞周期特异性或时相性表达、累积与分解。通过对相应的底物磷酸化，各自在细胞周期内特定的时间激活，驱使着细胞完成细胞周期。

2）细胞周期调控的检测点　细胞周期调控涉及多个环节，在肿瘤发生、发展中的机制非常复杂。细胞周期检测点是指控制细胞增殖周期中的限速位点，在它们的严格控制下，细胞周期事件得以有序进行。在 DNA 复制和有丝分裂前，细胞周期检测点负责确定 DNA 合成的完整性、监控 DNA 复制、DNA 损伤修复和阻断细胞进入有丝分裂期，精确调节细胞周期的进行，以防止增殖周期中发生错误。细胞应答 DNA 损伤，细胞周期检测点则被激活，调控细胞周期阻断，以修复损伤的 DNA，或者通过细胞凋亡、终止生长的方式诱导细胞死亡。细胞周期阻断经常发生在 G_1/S 或 G_2/M 交界处。细胞周期检测点调控分子也是抗肿瘤药物的新靶点。

（3）细胞周期与肿瘤治疗　处于增殖周期的细胞对抗肿瘤药物或放射治疗较为敏感，而处于休眠状态的细胞对抗肿瘤药物、放射治疗不敏感，常被认为是肿瘤复发的根源。不同肿瘤细胞对治疗的敏感性不同。

1）酶靶点　去磷酸化 Rb（retinoblastoma）蛋白可与 E2F（early 2 factor）结合，抑

制细胞进入 S 期，若 Rb 被周期蛋白依赖性激酶（cyclin-dependent kinases，CDK）磷酸化则使 E2F 解除抑制，使细胞进入 S 期。若能设计小分子药物来抑制 CDK 的激酶活性或以特异的磷酸酶使磷酸化 Rb 去磷酸化，均可抑制细胞增殖。CDK 分子中的酪氨酸酶磷酸化状态与活性的关系，同样可以考虑借助特异的激酶或磷酸酶，或小分子药物修饰以抑制 CDK 的活性，达到抗癌目的。

2）蛋白质构象靶点　细胞周期调控因子通过蛋白质 - 核酸、蛋白质 - 蛋白质的相互作用，影响细胞周期中 DNA 复制和姐妹染色单体均衡分配到子细胞这两个关键事件，从而影响细胞周期进程及细胞增殖。如突变的 p53 蛋白无法识别野生型 p53 蛋白特异性结合的 DNA 序列或蛋白质结构域，其正常功能不能发挥，则引起恶变。以突变蛋白质的构象作为抗癌药设计的靶点已开始受到重视，但是要恢复一个由于一级结构改变而丧失正常活性的蛋白质的功能是极其困难的，目前对突变的 p53 蛋白的研究仍在进行中。

3）基因靶点　在与细胞周期调节有关的抑癌基因中，p16 基因自 1993 年发现以来就备受重视。p13 基因长度仅为 p53 的 1/4，其重要程度与 p53、Rb 等基因不相上下，特别适合用于重组和导入基因等一系列操作。

（二）肿瘤血管生成

肿瘤血管形成（angiogenesis）是指从已存在的微血管上芽生出新的毛细血管的过程。20 世纪 70 年代，美国福克曼教授（Judah Folkman，1933—2008）首次提出肿瘤的生长和转移依赖于肿瘤组织内的新生血管，即肿瘤在生长到一定大小后，必须有新的毛细血管的生成。随后有许多工作间接和直接地证明了福克曼这一假说的正确性，如通过使用特异性或选择性的血管生成抑制因子，阻断肿瘤细胞来源的促血管生成分子，将负显性的血管生长因子受体基因导入肿瘤血管内皮细胞，或将血管生成抑制分子的基因导入肿瘤细胞等，上述实验操作均能获得抑制肿瘤生长的效果。

肿瘤的生长可分为无血管期和血管期，在无血管期肿瘤主要依靠周围组织的弥散来获取营养物质。当肿瘤直径达到 1～2mm 即进入血管期。此时肿瘤内出现新生毛细血管并获得进一步生长的能力，肿瘤细胞才能继续增殖并进一步发生转移。

1.肿瘤血管形成的过程　肿瘤的血管形成与生理条件下的血管生成有相似之处，但差异性更为显著，主要表现为血管生成的失控性和未成熟性。首先是内皮细胞激活、血管生成表型形成，之后是血管局部细胞外基质、基膜降解后，内皮细胞芽生、增殖和迁移直至管腔形成，最后是新生血管腔的形成及连通，即肿瘤微血管的分化和成型。

2.肿瘤血管生成中的血管生长刺激因子　肿瘤血管是由一系列的刺激因子与抑制因子之间的相互作用来调节的。两种有关的血管生长刺激因子如下。

（1）血小板源内皮细胞生长因子（platelet-derived endothelial cell growth factor，PDECGF）能促进内皮细胞增殖、趋化。其表达与多种肿瘤的血管化程度相关，与肿瘤的侵袭、转移也有关系。

（2）血管内皮生长因子（vascular endothelial growth factor，VEGF）是目前研究最

深入、最重要的血管生长因子。VEGF 可促进内皮细胞生长、增殖，是内皮细胞特异的有丝分裂原。同时，它可调节纤维蛋白溶酶原的激活因子和抑制因子，从而调节血管生成过程中基膜细胞基质的降解。VEGF 还可增加血管通透性，使内皮细胞接受刺激因子的反应加强。

（三）肿瘤的演进和异质性

1. 肿瘤的演进

（1）概念 肿瘤的演进是指肿瘤细胞在自身发展过程中，不断地得到新的生物学特性，在生长过程中变得越来越具有侵袭性的现象，主要向自主性和顽固生长的方向发展。

（2）特征 演进过程速度常不均衡，可缓慢或较快速，也可相对稳定与加速演进相交替。在多发性肿瘤的各个肿瘤结节或病变的不同区域，演进的发展往往不平衡，可分别以不同的速度演进。

（3）过程 肿瘤的演进从机体组织最初接触致瘤因子起，不仅贯穿整个瘤前阶段，在转变为肿瘤之后，肿瘤细胞的生物学特性仍继续向前发展。恶性肿瘤演进总的趋向是自主性发展，难以复原。

（4）总的规律 肿瘤细胞从分化比较好，发展为分化差；染色体组型从最小的偏离，发展到近二倍体、多倍体甚至非整倍体。进展还反映在代谢和酶谱的偏离正常，且肿瘤细胞生长存活能力越强，越容易发生浸润及转移，伴随的是对放、化疗及免疫疗法不断增强的抵抗能力。这些规律随着病程发展往往不仅表现于临床，在系列活检、转移灶、复发灶乃至最终尸检的组织形态比较中都有所呈现。

2. 肿瘤的异质化 同一肿瘤中可以存在很多不同的基因型或者亚型的细胞，这是恶性肿瘤的特征之一，也使得恶性肿瘤在生长过程中变得越来越有侵袭性，主要的生物学现象表现为生长速度过快、侵袭周围组织及发生转移等。这些现象的出现与肿瘤的异质化密不可分。不仅同一个体身上的肿瘤存在不同的特性和差异，同一种肿瘤在不同的个体身上也可表现出不一样的治疗效果及预后。

（四）肿瘤侵袭及转移

肿瘤侵袭及转移步骤极其复杂，主要包括黏附、降解、移动三个过程。

1. 黏附 肿瘤在侵袭机体的过程受到黏附作用、基质水解酶及细胞的迁移力影响。肿瘤细胞不断增殖并开始建立起自己的血管网，因为新长出的基底膜及血管内皮有缺陷，肿瘤细胞很容易穿透基底膜屏障进入机体的血液循环中，从而发生远处扩散及转移。这一过程与肿瘤的黏附作用关系密切。

2. 降解 在肿瘤的侵袭与转移中，肿瘤的降解是关键步骤。肿瘤细胞流动性增加、间质黏附作用降低、肿瘤细胞分泌降解基底膜的酶（如组织蛋白酶、纤溶酶原激活因子等）是肿瘤侵袭、转移发生的关键。

3. 移动 在人体的血液循环中，肿瘤细胞与血小板、中性粒细胞、白细胞等结合形成癌栓，癌栓缓慢地向远端血流的毛细血管网处流动，从而进入血管内皮并黏附于上，诱导内皮细胞的破碎瓦解。癌细胞穿出毛细血管后，进一步接触基底膜，通过特殊膜受体进而与基质蛋白相融合。转移的肿瘤病灶能够促进新生血管的快速生长，进而在特定的环境下再度发生转移。

三、肿瘤细胞的生物学特征

2011 年，瑞士癌症研究中心的 Douglas Hanahan 教授等阐明了肿瘤细胞新的十大生物学特征，包括能量代谢异常、持续增殖、躲避生长抑制、抵抗细胞死亡、无限的复制能力、诱导血管生成、侵袭与转移的能力、促进肿瘤的炎症、基因组的不稳定和避免免疫摧毁。

2000 年，Douglas Hanahan 教授和麻省理工学院的 Robert A.Weinberg 教授在 *Cell*（《细胞》期刊）上共同发表文章 *The Hallmarks of Cancer*。这篇综述类文章介绍了肿瘤细胞的六大基本特征：自给自足生长信号、抗生长信号的不敏感、抵抗细胞死亡、潜力无限的复制能力、持续的血管生成、组织浸润和转移。这篇论文被称为肿瘤学研究的经典论文，到目前为止，已经被引用上万次。

在 2011 年 3 月出版的 *Cell* 上，两位教授又发表了一篇升级版综述 *Hallmarks of Cancer：The Next Generation*。这篇论文长达 29 页，简述了 10 年间肿瘤学的热点和进展，在原有的六大特征基础上新增了四大特征，包括避免免疫摧毁、促进肿瘤的炎症、细胞能量异常和基因组不稳定和突变。

自此，形成了肿瘤细胞的十大基本特征。

1. 自给自足生长信号（self-sufficiency in growth signals）
2. 抗生长信号的不敏感（insensitivity to antigrowth signals）
3. 抵抗细胞死亡（resisting cell death）
4. 潜力无限的复制能力（limitless replicative potential）
5. 持续的血管生成（sustained angiogenesis）
6. 组织浸润和转移（tissue invasion and metastasis）
7. 避免免疫摧毁（avoiding immune destruction）
8. 促进肿瘤的炎症（tumor promotion inflammation）
9. 细胞能量异常（deregulating cellular energetics）
10. 基因组不稳定和突变（genome instability and mutation）

这 10 个区别于正常细胞的肿瘤细胞特征是治疗肿瘤的靶点，是生物靶向治疗的基础。

众所周知，癌细胞几乎能够肆虐横行在人体的每一个部位，从大脑到各个器官，从表皮到骨骼。我们在进化中得到的、在生物界引以为豪的人体，在癌细胞侵袭下显得那么脆弱，似乎变得不堪一击。癌细胞并非入侵的外族，它们与组成人体各个器官的正常细胞同源，然而癌细胞基因结构和功能的变化赋予了它们十种特殊"器物"，从而使得它们能够在人体内横行无忌。

（一）生长信号的自给自足

在人体这个迄今为止最为复杂的系统中，倘若一个细胞想要改变其现有状态（如从静止到生长分化状态的改变），必须接收一系列相关指令，这一过程才能进行，就像军队中的令行禁止一样。就这样，数以万亿计的细胞各司其职，在和谐统一的秩序中维系着人体的健康。到目前为止，科学家在正常细胞中还没有发现例外。

这些改变细胞状态的指令，生物学上称为信号分子，它们多是外源的，即由另一类细胞产生，这也是人体保持自我平衡的重要机制。信号分子通过与靶细胞上相应指令接收器（受体）结合，细胞状态得以改变。

在这方面，癌细胞是截然不同的，它们通过种种特殊手段把自己对外源生长信号的依赖降到最低限度。首先，癌细胞获得自己发号施令的能力，即自行其是地合成生长分化所需的生长信号，无须依赖外源性信号。比如，科学家们发现神经胶母细胞瘤和恶性肉瘤中的癌细胞就分别获得了合成血小板源生长因子（platelet derived growth factor，PDGF）和肿瘤特应性生长因子α（tumor specific growth factor α，TSGFα）的能力。其次，癌细胞还会大量表达其表面的信号接收器，这样就可以富集周围微环境中的生长信号，从而进入生长分化状态（正常情况下，未经富集浓度的生长信号不足以触发生长分化）。此外，癌细胞还会改造周围的一些正常细胞成为生长信号的生产工厂供其使用，并招募一些"帮凶"细胞，如成纤维细胞和内皮细胞等以助其生长分化。

（二）对抑制生长信号不敏感

平衡似乎是人体系统中最重要的关键词。人体内除了有生长信号外，还存在生长抑制信号。在细胞分裂的不同阶段，都有一些分子如同看家护院的"爱犬"一般，时刻检测这些细胞的"身体状况"和周边环境，根据情况来决定细胞未来的"命运"：是继续生长分化，或是仍然处于静止期，抑或丧失生长分化能力进入有丝分裂的后期。这样正常细胞才能保持动态平衡的状态，进行有序的生长分化。对于癌细胞来说，如果想要扩大自己的"地盘"，不断地生长分化，必须逃避这些"爱犬"分子的监控。其主要策略就是通过基因突变使得这些"爱犬"分子失去活性，从而实现对抑制生长信号不敏感的目的。

（三）逃避细胞凋亡

逃避细胞凋亡几乎是所有类型的癌细胞都具有的能力。负责细胞凋亡的信号分子大体上可以分为两类：一类即上文所述的"爱犬"分子，如p53蛋白就是其中最重要的角色之一；另一类则负责执行细胞凋亡。前者监控细胞内外环境，一旦发现不正常情况足以触发细胞凋亡，即指挥后者执行。目前科学研究证实，DNA损伤、信号分子的失衡及机体缺氧都有可能触发细胞凋亡。

细胞凋亡是人体防癌抑癌的主要屏障。在"爱犬"分子眼中，癌细胞就是一种状态不正常的细胞，而癌细胞逃避细胞凋亡的主要方法是通过基因突变使p53蛋白失活。统计显示，约超过50%的人类癌症细胞中发现失活的p53蛋白。

（四）具有无限的复制潜力

在细胞体外培养实验中，人们观察到大多数正常细胞仅有 60 次左右的分裂能力。科学家已经证实，细胞的分裂能力与染色体末端的一段数千个碱基的序列有关，这段序列被称为端粒。每经一个分裂周期，这段序列就会减少 $50 \sim 100$ 个碱基，随着分裂次数的渐多，端粒变得越来越短，后果就是其无法再保护染色体的末端，染色体也就无法顺利复制，进而导致细胞的衰老死亡。

研究结果表明，所有类型的癌细胞都有维持端粒的能力。这种能力主要是通过过量表达端粒酶实现的。端粒酶的主要功能是为端粒末端添加所需碱基，以保证端粒不会因复制而缩短。

（五）持续的新生血管形成

对细胞来说，血管就是最重要的"粮道"。这个"粮道"对于细胞正常生长并良好地行使其功能是如此重要，以至于一个细胞与其最近的毛细血管的距离不能超过 $100\mu m$。

通常情况下，在组织器官形成的这些生理过程中，血管生成是受到精细调控的，当上述生理过程结束后，血管生成即会停止。促进和抑制血管生成的信号分子通常处于"势均力敌"的平衡状态。

癌细胞获得持续的新生血管形成能力就是通过打破这种平衡状态开始的。科学家们在许多类型的肿瘤当中发现，一些促进血管形成的信号分子如血管内皮生长因子 VEGF 和成纤维细胞生长因子（fibroblast growth factor，FGF）的表达水平都远高于相对照的正常组织，而一些起抑制作用的信号分子如血小板反应素 –1（thrombospondin–1，TSP-1）或干扰素 –β 抗体（β–interferon，IFN–β）的表达则下降。

（六）侵袭和转移

人体中的正常细胞除了成熟的血细胞外，大多数需要黏附在特定的胞外基质上才能存活并正常行使功能，比如上皮细胞及内皮细胞，一旦脱离细胞的胞外基质则会发生细胞凋亡。这些将细胞黏附在胞外基质或使细胞互相黏附在一起的分子称为细胞黏附分子，它们如同"锚"把船固定在港口一样发挥着固定的作用。

E- 钙黏素（E-cadherin，E-cd）是目前研究最深入的细胞黏附分子之一。它在上皮细胞中广泛表达，但在大多数上皮细胞癌中常被发现丧失活性。E-cd 活性丧失的方式多种多样，如基因水平上突变导致的失活或蛋白水平上活性区域被降解导致的失活等。科学家们认为 E-cd 在上皮细胞癌中发挥着广泛的抑制癌细胞侵袭和转移的作用。其活性的丧失标志着癌细胞在获得第六种武器的道路上迈出了重要一步。

（七）免疫逃避

无论是固有免疫系统，还是适应性免疫系统，在肿瘤清除中都起着重要的作用。而实体肿瘤却都具有各自不同的逃逸人体免疫系统监视的功能，从而确保它们不被免疫细胞如 T 细胞、B 细胞、巨噬细胞（macrophages）和自然杀伤细胞（natural killer cells，NK cell）杀伤和清除。在结肠癌和卵巢癌患者中，那些体内含有大量细胞毒性 T 淋巴细胞（cytotoxic T lymphocyte，CTL）和 NK 细胞的患者状况要比缺少这些免疫细胞的患者好得多。而在那些具有高度免疫原性的癌细胞中，它们通常会通过分泌转化生长因子 –β（transforming growth factor-β，TGF-β）或其他免疫抑制因子来瘫痪人体的免疫系统。

（八）调控细胞代谢

即便在有氧气的条件下，癌细胞也会通过调控使其主要能量来源转变为无氧糖酵解，这被称为"有氧糖酵解"。目前，已经有研究证实在神经胶质瘤和其他种类的癌细胞中，异柠檬酸盐脱氢酶功能上的突变也许和细胞能量代谢方式的改变有关，它能提高细胞中氧化物的含量，从而影响基因组的稳定性，还可以稳定细胞中的缺氧诱导因子 –1（hypoxia inducible factor-1，HIF-1）转录因子，以提高癌细胞的血管生成和浸润能力。

（九）基因不稳定性和易突变

肿瘤复杂的发生过程可以归根于癌细胞基因的不断突变。在需要大量基因突变来诱导肿瘤发生时，癌细胞常常会提高其对可诱导基因突变物质的敏感性，从而加快它们基因突变的速度。在该过程中，由于某些稳定和保护 DNA 的基因发生突变，会显著提高癌症的发生概率。尽管在不同类型的肿瘤中基因突变的种类不同，但均可以发现大量稳定和修复基因组 DNA 的功能缺失。这提示我们肿瘤细胞的一大重要特征就是固有的基因组不稳定性。

（十）引发炎症反应

在过去数十年中，大量的研究证实了炎症反应（主要由固有免疫细胞引起）和癌症发病机理之间的关系：炎症反应可为肿瘤微环境提供各种生物激活分子，如生长因子（可维持癌细胞的增殖信号）、生存因子（可抑制细胞死亡）、促血管生成因子和细胞外基质修饰酶（有利于血管生长，癌细胞浸润和转移），以及其他诱导信号（可激活上皮间质转化等）。此外，炎性细胞还会分泌一些化学物质，如活性氧簇（reactive oxygen species，ROS），可以加快邻近癌细胞的基因突变，加速恶化进程。

第四节　肿瘤的预防与控制

生、长、壮、老、已是人体生命活动发生发展过程的必然规律，疾病是人的生命历程中不可避免的不良事件。现代社会与古代社会的疾病谱发生了巨大的变化。古代由于生产力的落后，外部世界对人体的影响作用巨大，外感疾病、传染病占据了中医古籍的大部分内容。随着社会的发展，特别是近现代物质生活水平的提高，肿瘤等慢性病成为多发病，严重影响家庭与社会。"健康中国"理念对疾病的预防康复提出了新要求，中医不仅要有效地治疗疾病，还要指导人们增强体质，预防肿瘤等重大疾病的发生，引导人们在疾病发生后积极地进行治疗和康复。

从中医学角度看，体质是指在先天遗传和后天获得基础上较综合的、相对稳定的特质，主要表现在形态结构、生理功能和心理状态方面，它决定发病过程中对某些致病因素的易患性和病理过程中疾病发展的倾向性。中医体质学反映了机体的一种潜在趋势和对疾病的易感性，体质与发病倾向密切相关。相关研究表明，肿瘤的发生与体质偏颇具有相关性，其中又以气虚、阳虚和瘀血体质为多，在此基础上，改善恶性肿瘤偏颇体质，增进平和质体质，可有效减少肿瘤的复发。

我国古代名医扁鹊，因医术高明，有"起死回生"之术而家喻户晓。一次，他治好魏文王的病，魏文王问他："谁是当今杏林第一人？"扁鹊回答："是我的兄长，名叫扁鸦。"魏文王又问："扁鸦的医术比你高明在何处？"扁鹊说："我能治愈皇上已患的病症，但我兄长扁鸦能让未患病的人不生病。当年父亲临终前，传给我们兄弟两本医学秘籍，一本叫《医道》，是讲治病的，传给了我；另一本叫《防道》，是讲防病的，传给了我兄长扁鸦。"故事的真假我们无从考证，但可见预防之重要性。早在《黄帝内经》就提出"治未病"的预防思想。《素问·四气调神大论》曰："圣人不治已病，治未病，不治已乱，治未乱，此之谓也。夫病已成而后药之，乱已成而后治之，譬犹渴而穿井，斗而铸兵，不亦晚乎？"《难经·七十七难》曰："经言上工治未病，中工治已病者，何谓也？然：所谓治未病者，见肝之病，则知肝当传之与脾，故先实其脾气，无令得受肝之邪，故曰治未病焉。中工治已病者，见肝之病，不晓相传，但一心治肝，故曰治已病也。"也指出了防患于未然的重要意义。

唐代医家孙思邈将疾病分为"未病""欲病""已病"三个层次，后世医家将其核心内涵延伸为未病先防、既病防变、瘥后防复，体现了"治未病"在防治疾病全过程的良性循环。

中医"治未病"思想与现代医学中肿瘤的三级预防理念是相契合的，即未病先防对应一级预防（病因学预防）、既病防变对应二级预防（发病学预防）、瘥后防复对应三级预防（康复预防）。

一、肿瘤的三级预防

随着科学研究水平的不断进步，对肿瘤的认识不断深入，越来越多的人认识到肿瘤预防的重要性。一般而言，从第一个肿瘤细胞产生至发展成为转移性疾病平均需要 20 年，这意味着做好肿瘤的预防工作对降低肿瘤发病率、减轻国家和个人的医疗经济压力具有重大意义。2012 年全球约有 1400 万新发肿瘤患者及超过 800 万肿瘤相关死亡病例，并且这个数字在逐年上升。2014 年世界卫生组织公布的《世界癌症报告》指出，肿瘤并不是完全无法避免的，可以通过恰当的预防措施在一定程度上降低肿瘤的发病率。大约 1/3 的肿瘤是可以预防的，1/3 的肿瘤是可以通过早期发现、早期诊断、早期治疗而治愈的，而最后 1/3 的肿瘤，随着治疗手段的不断进步，可减轻肿瘤负荷，降低患者痛苦，提高患者生活质量，并尽量延长患者生存期。通过肿瘤预防降低其发病率是患者痛苦程度最低、生命风险最低、医疗投入最低的抗癌方式，提高肿瘤预防水平的重要性不言而喻。世界卫生组织将肿瘤的预防分为三级：一级预防为针对肿瘤危险因素的病因学预防；二级预防为着重于早期发现、早期诊断、早期治疗的发病学预防；三级预防则致力于防止肿瘤的转移及复发，从而改善患者的生活质量及预后。

（一）一级预防

一级预防为病因学预防，通过对肿瘤的危险因素进行控制甚至消除，从而预防肿瘤的发生，做到"防患于未然"。即对包括化学、物理、生物等具体环境危险因素进行管控，如职业暴露和环境污染等。此外，一些不良的生活习惯如吸烟、饮酒、缺乏锻炼等，均属于肿瘤发病的危险因素，针对以上致癌因素进行预防均属于肿瘤的一级预防。一级预防主要分为针对肿瘤危险因素的预防、选择健康的生活方式及应用化学预防剂。针对肿瘤危险因素的预防主要包括化学、物理、生物致癌因素的控制，如环境污染、电离辐射、乙肝病毒等。选择健康的生活方式包括控制吸烟、节制饮酒、合理膳食及适量运动以保持健康体重等。应用化学预防剂指使用化学药物预防肿瘤的发生或使肿瘤细胞分化逆转，从而达到预防肿瘤的目的，如类固醇类激素及某些抗炎药物。生物制剂指的是疫苗，发展中国家因细菌、病毒及寄生虫感染而导致的癌症发病率及死亡率均显著高于发达国家。如乙肝（HBV）和丙肝（HCV）病毒可导致肝癌，约 70% 的宫颈癌由人乳头瘤病毒（HPV）感染导致，幽门螺杆菌（HP）感染的患者罹患胃癌的概率明显高于未感染患者。通过接种疫苗可有效降低细菌、病毒及寄生虫的感染率，从而防止由感染导致上述肿瘤发生。目前，我国已将乙肝病毒疫苗接种纳入儿童计划免疫，并有专项资金予以保障。HPV 疫苗也已经在美国、日本、中国等多个国家和地区上市，正在为越来越多的女性提供保障，有望进一步降低全世界宫颈癌的发病率。

（二）二级预防

二级预防为发病学预防，又叫临床前预防或"三早"预防，指针对高危人群进行癌前病变或早期肿瘤的筛查，随后在最佳的时机进行早期诊治，目的在于防止癌症发生及初发肿瘤进一步发展恶化，防止增加患者病痛和提升病死率。正如 WHO 的《世界癌症报告》所言，1/3 的肿瘤可以通过二级预防达到早发现、早诊断、早治疗，从而得以治愈。针对肿瘤高风险人群，二级预防更是至关重要的。常用的肿瘤二级预防方法有合理的筛查普查、发现和治疗癌症高危人群、认识癌症的早期症状，以及重视癌前病变和早期肿瘤的治疗。其中，常见的癌前病变包括黏膜白斑、交界痣、慢性萎缩性胃炎、肠上皮化生、肠道腺瘤性息肉、子宫颈慢性炎症、宫颈上皮内瘤变等，以上疾病虽尚不是癌症，但若不加以治疗，任其发展，则很容易在其基础上发展为癌症。因此，针对上述癌前病变进行有效的治疗可以有效预防癌症的发生。

（三）三级预防

三级预防又叫康复性预防，指对肿瘤患者通过临床治疗、定期复查，防止复发及转移，以及对晚期肿瘤进行对症处理缓解症状，改善生活质量，延长生存期。主要方法是采取多学科综合诊治，根据肿瘤病理类型、侵犯位置、身体及心理状态制定最适合的治疗方案，包括手术、放化疗、免疫治疗、靶向治疗、中医治疗、对症治疗、姑息治疗及临终关怀等。

二、未病先防与控制传变

（一）未病先防

我国古代医书中记载了这样的小故事：扁鹊见蔡桓公，立有间，扁鹊曰："君有疾在腠理，不治将恐深。"桓侯曰："寡人无疾。"扁鹊出。桓侯曰："医之好治不病以为功。"居十日，扁鹊复见，曰："君之病在肌肤，不治将益深。"桓侯不应。扁鹊出。桓侯又不悦。居十日，扁鹊复见，曰："君之病在肠胃，不治将益深。"桓侯又不应。扁鹊出。桓侯又不悦。居十日，扁鹊望桓侯而还走。桓侯故使人问之。扁鹊曰："疾在腠理，汤熨之所及也；在肌肤，针石之所及也；在肠胃，火齐之所及也；在骨髓，司命之所属，无奈何也！今在骨髓，臣是以无请也。"居五日，桓公体痛，使人索扁鹊，已逃秦矣。桓侯遂死。

"未病"指疾病"未生""未盛""萌芽"者，即疾病尚未显露症状的阶段和轻浅状态。如《灵枢·逆顺肥瘦》曰："上工刺其未生者也，其次刺其未盛者也。"《素问·八正神明论》曰："上工救其萌芽，必先见三部九候之气，尽调不败而救之，故曰上工。"《灵枢·官能》曰："上工之取气，乃求其萌芽。"张介宾《类经》曰："未生者治其几也，未盛者治其萌也。""几"就是指疾病尚未显露症状的阶段。未病先防的本质是提升正气，正所谓"正气存内，邪不可干"。

1. 形神共养，不妄作劳　"形"是人体生命存在的载体，有形体才有生命，有生命才会有人体的生理功能与精神活动，形与神的统一构成完整的人体生命。"神"是生命活动的主宰，人的精神情志变化可以影响形体，使脏腑气机通畅、升降正常，从而提高人体对外界环境及体内环境的适应能力与调节能力，预防疾病发生。形神共养、天人合一能够有益于身心健康，延年益寿。如《素问·上古天真论》曰："上古之人，其知道者，法于阴阳，和于术数，食饮有节，起居有常，不妄作劳，故能形与神俱，而尽终其天年，度百岁乃去。"反之，生活没有规律，饮食劳逸没有节制，就会影响身体健康。故又曰："今时之人不然也，以酒为浆，以妄为常，醉以入房，以欲竭其精，以耗散其真，不知持满，不时御神，务快其心，逆于生乐，起居无节，故半百而衰也。"情志失调易导致肝气郁结，而血瘀体质的患者在此基础上更易气滞血瘀，气、血、痰交结于内，发为积聚。提前干预患者体质，消除肿瘤生存"土壤"，则可以在根本上有效控制肿瘤的发生。

2. 养先天之本　"肾为先天之本"，主藏精，精是气、形、神的核心物质基础。肾含元阴与元阳，凡心、肝、脾、肺之气都需要肾阴的濡养与肾阳的温煦，因此肾的精气、阴阳的盛衰直接关系机体的强弱，是健康的关键。肾藏精而易泄，如恣情纵欲则肾精枯竭，真气耗散，未老先衰，影响健康，可以通过药物调养、导引吐纳等起到保护先天之本的作用。

3. 调后天之体　脾胃为后天之本，是人体气血生化之源。脾胃的强弱与人体的盛衰、生命的寿夭关系密切。脾胃健旺，水谷精微化源充足，则脏腑能够得到气血的充养，人体生命活动旺盛。同时脾主升清，胃主降浊，脾胃是气机升降的枢纽，升降正常则全身气机调达，维持人体的正常生理活动。脾喜润，胃喜燥，药物调养时应加以注意，使脾胃强健，营养充足。

4. 药物预防，人工免疫　《素问·刺法论》载"小金丹……服十粒，无疫干也"，说明《内经》时期的人们就知道用药物来预防疾病。现代预防天花、结核等传染病多采用疫苗的方法，大大减少了"疫病"流行。肿瘤方面，现代也已开发出预防宫颈癌、胃癌、肠癌等的疫苗。

（二）控制传变

《难经·七十七难》发挥《灵枢·病传》"病先发于肝，三日而之脾"和《素问·玉机真脏论》"五脏受气于其所生，传之于其所胜"的五脏之病传变关系的理论，明确提出"所谓治未病者，见肝之病，则知肝当传之与脾"，认为对于五脏之病，防治病邪传变的主体内容应该是补益所克伐之脏，即治未传之病，也称为"既病防变"。即疾病发生之后，应早期诊断、早期治疗，以防止疾病发展与传变。就肿瘤来讲，就是尽早确定肿瘤的性质，进行有针对性的治疗，治疗过程中和治疗后还要根据肿瘤转移的规律及患者的体质情况，尽早进行药物干预，改变患者体质状态及肿瘤微环境，防止肿瘤的转移复发。其中，癌前阶段是癌症发展的一个重要阶段，具有可逆性，是控制肿瘤传变的转折点，抓住这一关键阶段，阐明其机制，对于肿瘤防控可能具有划时代的意义。

把握癌前阶段的重要转折点与中医的截断扭转疗法内涵是相似的。截断扭转疗法的指导思想是快速控制病情，阻断疫病的发展传变以求提高疗效，缩短病程，其思想渊源久远。《素问·阴阳应象大论》指出："邪风之至，疾如风雨，故善治者治皮毛，其次治肌肤，其次治筋脉，其次治六腑，其次治五脏。治五脏者，半死半生也。"所谓"疾如风雨""善治者治皮毛"正是对急性病宜快速截断的启示。《素问·八正神明论》说："上工救其萌芽……下工救其已成，救其已败。"也是早期的截断扭转、快速治愈的治疗思路。《医学源流论·用药如用兵》说："是故传经之邪，而先夺其未至，则所以断敌之要道也。横暴之疾，而急保其未病，则所以守我之岩疆也。挟宿食而病者，先除其食，则敌之资粮已焚。合旧疾而发者，必防其并，则敌之内应既绝。"文中的"先夺""断敌""急保"等皆是截断溃邪、治于未萌的预防思想。

对于肿瘤，首要是通过病理组织确定其性质，根据多学科讨论方案给予针对性治疗，并结合患者的体质、年龄、脏腑功能状态、精神状态等给予个体化治疗，通过早诊早治延长患者生存期。如临床常见的肺部小结节，要根据小结节的位置、边缘性质、与胸膜关系、与局部气管血管关系，判断小结节的风险程度，并积极给予药物干预，力争切断小结节的发展趋势。对于大于 1cm 的肺结节应积极进行性质确定，进行综合干预。对于其他部位出现的结节，也应及时根据其大小、硬度、活动度、与周围组织的关系进行性质判断，综合干预。例如切除肠息肉可以降低大肠癌的发病率，治疗慢性萎缩性胃炎可以降低胃癌发病率等。

转移是造成肿瘤患者死亡的重要因素。作为一种全身性的慢性疾病，肿瘤治疗的策略选择（根治与控制）尤为重要。根据对患者综合状态的判断、肿瘤的生物学性质及临床分期制定相应的治疗方案，对于体质好的患者发现早期恶性肿瘤尽可能采用根治性方案，而对于高龄、体弱的患者要以控制肿瘤的进展和转移为要务，在保证患者生存质量的前提下延长生存期。

肿瘤患者术后的康复调理也应考虑体质因素。患者术后，再经过相应药物治疗，基本处于无瘤状态，此时机体正气已虚，体质必有偏颇，如果不积极给予干预，则肿瘤容易复发。因此，根据患者的体质状况，相同偏颇体质患者可以给予同一种治疗方法，有助于巩固前期治疗，促进术后康复，减少或防止复发。

第五节 肿瘤治疗理念的变迁

一、肿瘤是一种可根治的疾病

2005 年，美国科学促进会（American Association for the Advancement of Science，AAAS）在其主办的 *Science* 上发表了一篇名为 *So much more to know* 的文章。该文章为庆祝创刊 125 周年，提出了关于人类的 100 个科学问题，其中 46% 与生命有关，3 个与肿瘤有关，第 76 个问题是"癌症是可以控制而不是治愈的吗？"这引发了我们对肿瘤治疗总策略的思考——肿瘤能否根治？

"根治性外科手术"的概念与 Halsted 的名字密不可分，他倡导外科医生要切除乳房、胸部肌肉、腋窝淋巴结、胸壁，偶尔还包括肋骨、部分胸骨、锁骨及胸内淋巴结来治疗乳腺癌。他认为乳腺癌会从乳房扩散到腋下淋巴结，然后通过血液运送到肝、心脏和骨骼，而外科医生的工作就是要切除身体里每一个可能扩散到的部位来抵制癌症的扩散。这就意味着若用进攻性方法来治疗早期乳腺癌，切除的越多，治愈的可能性越大。然而，胸大肌的切除将导致肩膀向内凹陷呈耸肩状，手臂无法前伸或侧展。切除腋窝下淋巴结往往会破坏淋巴液的流通，手臂因液体累积而肿得像大象腿一般。人们把这种情况生动地称作"外科象皮肿"。这种因腋下淋巴结切除引起的"象皮肿"通常需要几个月甚至几年才能复原。然而，在 Halsted 看来，这些后果是可以接受的，他宣称肿瘤被治愈的神圣目标，可以通过他的手术刀来完成。

与此同时，远在伦敦的 Keynes 尝试了手术、放疗及几种治疗方案随机组合的多种方案，发现最成功的方案都是由一系列小手术和小剂量的放射治疗谨慎组合。在积累了许多病例之后，Keynes 发现在治疗过程中若不用激进的手段，癌症复发率虽然不比超级根治手术低，但至少是可比较的，且患者无须忍受伴随根治性外科手术的可怕折磨。此外，结合局部手术与放射治疗的经验，他分析并提出"对于某些乳腺癌病例来说，病灶外的延伸切除有时是不必要的"。这是第一次向根治性治疗的宣战。

后来，一项研究将美国和加拿大 34 个中心的 1765 个患者随机分成三组，分别采取根治性乳房切除术、简单乳房切除术、手术与放射疗法相结合的方法，结果显示三组的再生率、复发率、死亡率和远端迁移率在统计学上没有任何差别。接受根治性乳房切除术的患者付出了身体与健康的沉重代价，却没有获得更好的收益。

结合我国医疗现状，很多患者在确诊时已属于晚期，且有相当比例为高龄、体质差，甚至身患多种基础疾病的患者。以治愈为目的激进治疗手段虽能使肿瘤患者的生存期得到一定程度延长，但是单纯生存期延长并不代表患者的生活质量的提升，各种治疗手段所带来的副作用严重危害着患者的身心健康及生活质量，这并不符合中国人"福寿双全"的生命观。作为医生，一方面需要尊重患者"不惜代价延长生存期"的愿望，另一方面也要让患者有权利选择"有质量、有尊严、有意义"的生活。生命质量和生存期同样重要。因此，我们能否寻求一种新的治疗策略，比如着眼于控制肿瘤，而不是治愈肿瘤，在保证生活质量的前提下带瘤生存。

《素问·刺法论》曰："正气存内，邪不可干"。《素问·五常政大论》云："大毒治病，十去其六，常毒治病，十去其七，小毒治病，十去其八，无毒治病，十去其九。谷肉果菜，食养尽之，无使过之，伤其正也。不尽，行复如法。圣人垂，此严戒，是为万世福也。"《素问·六元正纪大论》曰："大积大聚，其可犯也，衰其大半而止，过者死。"可见中医治病并不主张完全、彻底地将病邪消灭，而是更加注重保护患者的"正气"。正气是人体脏腑气血功能正常的综合体现。正气充足则抗病力强，即便外邪侵犯也不发病；正气不足则抗病力弱，外邪易侵而发生疾病。随着现代理化技术的进步，尤其是利用 PET-CT 将功能成像与结构成像相结合，能够清晰地显示出在肿瘤组织与正常组织之间，还存在着一部分代谢相对旺盛的组织。这些组织在影像上的摄取值通常比肿瘤组织略低，但高于正常组织。结合中医外科学对"护场"的论述，这是否就是中医学"护场"的延伸？护场是指疮疡的正邪交争中，正气能够约束邪气，使之不至于深陷或扩散所形成的局部作肿范围。"护"指一种自身防卫体系，"场"指自身防卫系统在局部所形成的防御范围。"护场"的存在代表着机体与肿瘤正邪交争中，正气尚能够约束邪气。"正气"才是抵御"邪气"的核心力量，而非外来药物及其他治疗手段。肿瘤周围的护场治疗的任务是打破正邪交争中对正气不利的局面。在治疗过程中，在打击邪气的同时，尽量不对正气造成不必要的损伤，多能达到事半功倍的效果。

二、肿瘤是一种全身性的疾病

自 19 世纪末 Virchow 将恶性肿瘤定义为局部组织细胞异常生长以来，癌症已被研究一个多世纪。随着细胞生物学、分子生物学和基因组学等基础研究的发展及临床治疗方面的进步，某些恶性肿瘤，如早期宫颈癌、乳腺癌、胃癌、结肠癌等生存期得到显著延长。然而，即使治愈率很高的恶性肿瘤，如结肠癌、乳腺癌，在根治术后，部分患者在若干年后还会有远处转移。为什么会出现远处转移？为了提高肿瘤的治疗效果，我们不仅要依赖技术的进步，还要走出对癌症认识的"误区"。顾健人院士通过长达 5 年的研究提出一个全新的观念："肿瘤是一个系统性疾病，其特征是局部细胞的不正常生长，但这是以全身改变为背景的。"根据国际癌症研究机构（International Agency for Research on Cancer，IARC）工作组的研究，超重与至少 13 个解剖部位的癌症风险增加相关，包括子宫内膜癌、食管癌、肾癌、胰腺癌、肝细胞癌、贲门癌、脑膜瘤、多发性骨髓瘤、结直肠癌、绝经后乳腺癌、卵巢癌、胆囊癌和甲状腺癌。这是否提示肿瘤是一种与机体全身代谢密切相关的疾病？

早在半个世纪前，免疫与肿瘤的关系已被提出。肿瘤可以被认为是一种免疫相关性疾病。虽然机体的免疫系统能对肿瘤细胞产生免疫应答并消除肿瘤，但仍有一定比例的原发性肿瘤在宿主体内生长，并易于转移和复发。也就是说，某些肿瘤能逃避机体免疫系统的攻击，即所谓肿瘤免疫逃逸。能引起肿瘤细胞逃逸的分子机制主要归纳为以下几点：①具有免疫原性的肿瘤相关抗原的低表达。肿瘤相关抗原表达缺失或者下调可以使肿瘤细胞不易被宿主免疫系统识别。肿瘤细胞上的肿瘤相关抗原表达量减少的主要原因在于基因突变或者肿瘤相关抗原与非功能抗体结合。②主要组织相容性复合体（major histocompatibility complex–I，MHC–II）类抗原表达缺失或下调及抗原加工提呈障碍。MHC 是一组紧密连锁的基因群，其产物直接参与抗原提呈细胞（antigen presenting cell，APC）对内源性或外源性抗原的处理和加工，参与 T 细胞激活，在免疫应答的启动和免疫调节中发挥重要作用。MHC–I 类分子分布于所有有核细胞及血小板和网织红细胞的表面，主要参与内源性抗原的提呈。研究发现，各种肿瘤损伤可导致 MHC–I 类抗原的表达缺失或者下调。③共刺激分子表达异常。T 淋巴细胞活化不仅需要提供"第一信号"即 T 细胞受体识别抗原——MHC 分子复合物，还需要提供"第二信号"，即靶向性肿瘤表达的共刺激分子与 T 细胞合适的配体结合。肿瘤细胞通常缺乏共刺激分子的表达，因此不能启动有效的 T 细胞免疫应答。④免疫抑制分子的表达或释放。肿瘤细胞释放的细胞因子在调节肿瘤细胞与免疫系统间的相互作用中充当重要角色，它们能影响免疫应答类型（细胞或体液免疫）及有效免疫应答产生的阶段。⑤膜补体调节蛋白的过量表达。补体（complement，C）是存在于人和动物血清、组织液和细胞膜表面的一组不耐热、经活化后具有酶活性、可介导免疫和炎症反应的蛋白质。补体拥有的补体依赖的细胞毒作用（complement dependent cytotoxicity，CDC）既是抵抗病原微生物感染的重要防御机制，也是参与抗肿瘤免疫效应的重要物质。而补体调节蛋白为调节补体数量、质量的重要物质，根据其作用可分为正调节因子和负调节因子。在肿瘤细胞中，常常过量表达负调节因子，抑制补体的激活途径，从而实现免疫逃逸。⑥促凋亡分子的表达。细胞表面多存在白细胞分化抗原（cluster of differentiation，CD），广泛参与细胞的生长、成熟、分化、发育、迁移、激活。CD 分子有许多用途，通常用作细胞的重要受体或配体。其中 CD95（Fas）与 CD178（FasL）属于与凋亡相关的 CD 分子。通常情况下，Fas 分子存在于多种细胞表面，FasL 存在于活化的细胞表面，Fas 与 FasL 结合可导致 T 淋巴细胞的凋亡。有研究表明，肿瘤细胞表达或释放功能型 Fas 能够给活化的 FasL 阳性的 T 淋巴细胞提供死亡信号，介导特异性 T 细胞凋亡。

综上所述，肿瘤的免疫逃避机制导致全身免疫系统的紊乱，机体免疫系统受到极大抑制，这是否提示肿瘤是一种与全身免疫系统密切相关的疾病？

据全国肿瘤登记中心最新数据显示，恶性肿瘤发病率在 0 ～ 39 岁组较低，40 岁后人群发病率显著增加，75 ～ 80 岁年龄组达到最高水平，之后有所下降，男、女年龄发病率变化趋势相同。其中，60 ～ 64 岁组的人群发病数最高。这提示我们肿瘤跟人的衰老有非常密切的关系。衰老及肿瘤均为基因突变积累的结果，二者在发生机制上具有一定的共性，可谓是"一条大路上的两个岔道"。发育阶段体细胞的基因突变可能引起机体发育异常，而成体细胞的基因突变及积累往往导致肿瘤发生。研究表明，衰老相关的基因突变量平均每 8 年增加 1 倍，肿瘤发生的突变积累大约需要 15 年。虽然大部分的基因突变无明显表型，对机体功能影响不大，但有些突变严重影响细胞功能，导致疾病发生，比如 p53 基因的突变，可广泛诱导肿瘤发生。另一方面，衰老可引起炎性反应。研究表明，在肿瘤发生早期，炎性反应有利于清除衰老及变异细胞，有助于预防和抑制肿瘤。衰老细胞可以分泌多种细胞因子，如炎性因子、细胞因子、免疫调节因子等，改变细胞微环境，启动机体免疫系统，产生炎性反应。衰老的肿瘤细胞被间质细胞、未衰老的肿瘤细胞和浸润的免疫细胞围绕，炎性细胞因子通过与周围细胞相互作用、招募和激活免疫细胞，抑制肿瘤发生。但在肿瘤发展后期，衰老细胞分泌的炎性因子、生长因子等炎性微环境诱导肿瘤细胞 EMT，促进肿瘤细胞的增殖、侵袭和转移。此外，衰老往往伴随着免疫功能的生理性衰退。体液免疫及细胞（T 细胞、B 细胞、NK 细胞等）免疫均高度依赖年龄。随着年龄的增长，首先是免疫器官（如胸腺）的衰老和萎缩，胸腺素分泌下降，免疫细胞分化及成熟过程延长，T 细胞分裂和增殖能力下降，NK 细胞活性降低。人到 60 岁左右时，血清中已经很难检测到胸腺素的活性。其次，衰老导致免疫细胞对抗原刺激的反应下降，削弱了机体对体内外抗原反应的免疫应答能力和免疫监视能力。当免疫功能的生理性衰退到达一定程度，则衍变为病理性衰退，容易产生病原微生物感染、自身免疫性疾病及恶性肿瘤的发生。这是否提示肿瘤是一种与衰老密切相关的疾病？

中医的整体观念认为，任何疾病的发生多为五脏六腑功能的紊乱，气血津液的失调。因此，中医对肿瘤的病因病机认识多离不开"本虚标实"，即易患癌症的体质加上外感六淫、饮食失节、情志不调。日久形成五脏生理功能失衡，气血津液代谢失司，人体秉受的五味得不到正常运化，结聚于局部形成肿瘤。因此，中医治疗肿瘤必须本着局部与整体相结合的原则，对肿瘤局部采取强烈的打击，对全身采取扶正祛邪，改善机体内环境，以达到脏腑平衡条达，增强机体抗邪气的能力，使肿瘤患者获得较长的生存期和较高的生存质量。

三、肿瘤是一种可控制的慢性病

2005 年，美国临床肿瘤学会（American Society of Clinical Oncology，ASCO）首次

将癌症归于慢性疾病的范畴。2006 年，WHO 等国际卫生机构也陆续把原来视为"不治之症"的癌症定义为"可以治疗、控制，甚至治愈的慢性病"。中医学则认为肿瘤的发生发展是正邪不断斗争，正盛邪退、邪盛正衰的过程。

（一）肿瘤的隐匿特性

肿瘤的发病过程漫长，恶化病变前可能已经在人体内潜伏了数年。肿瘤是人类生命历程中危险因素积累的结果，由基因的变异和不良的生活方式共同促成。生活方式时时影响着人体的免疫功能、内脏功能、内分泌系统等，对不良因素的接触越多，积累到一定时间就越容易发生肿瘤。临床上一般将肿瘤分为临床前期（潜伏期）及临床期。临床前期是指肿瘤由发生阶段至形成症状、临床上可以察觉到肿瘤（肿瘤约 1cm 大小）的这一阶段，此阶段多数长达 8 ～ 20 年，有的甚至达 30 ～ 40 年，约占整个肿瘤发展过程的 75%。临床期是指患者出现自觉症状或临床检测可观察到肿瘤，这一阶段仅占整个病程约 25% 的时间。

（二）肿瘤治疗手段的进步

世界卫生组织指出，1/3 的癌症是可以预防的，1/3 的患者通过早期诊断并得到合适的治疗是可以治愈的，1/3 的癌症可以减轻痛苦，延长生命。医疗现状表明，随着传统手术、放疗、化疗的不断优化，微创治疗手段的发展，靶向治疗、内分泌治疗、免疫治疗甚至基因治疗的不断问世，再结合中医药对恶性肿瘤的防治，肿瘤患者生存期得到了延长，生活质量得到了提升。医疗水平的不断进步使癌症不再是不治之症，经过有效治疗，5 年生存率可得到大幅度提升。肿瘤逐渐成为一种可以控制的疾病。

（三）"带瘤生存"理念的普及

《黄帝内经》曰："大积大聚不可犯也，衰其大半而止，过则死，此治积聚之法也"。清代《医宗金鉴》提出肿瘤患者可以"带疾而终天"。1997 年，周岱翰教授将自己从事肿瘤临床 20 年的经验汇集成册，出版了《肿瘤治验集要》，书中首次提出"带瘤生存"的观念。"带瘤生存"是针对"无瘤生存"而提出的。"无瘤生存"是西医学治疗肿瘤的标准，采用手术、放疗、化疗等手段，彻底切除或清除体内所有瘤细胞。然而事实证明，理想的手术很难切除最后一个瘤细胞，放化疗虽然杀伤瘤细胞，但对患者的造血系统、免疫功能有严重破坏，消化道反应严重，部分患者虽然获得了缓解，但严重的毒副作用给患者带来的痛苦比疾病本身还要严重。而带瘤生存的临床治疗目标不再只关注瘤体的缩小，而更关注患者生活质量的提高。针对肿瘤不能从人体内完全根除的现实情况，力求尽量延长生命周期。带瘤生存使患者与肿瘤达到一种"平衡"状态，而带瘤生存也印证了肿瘤是一种慢性病，我们可以用慢性病的防治思维治疗肿瘤。

中篇 肿瘤的诊断

第四章 肿瘤的中医诊断 ▷▷▷▷

第一节 辨证总则

"整体观念"和"辨证论治"是中医学的两大基本特点，辨证论治是在整体观念指导下进行的，也是中医诊断治疗疾病的重要原则和方法。辨证论治的具体内容在《黄帝内经》中早有记载，《素问·至真要大论》曰"谨守病机，各司其属"，讲的就是我们要辨清病因、病位、病机，临证中施以不同疗法，该篇论述的病机立论与脏腑分证自成体系，如病机十九条分上下、五脏、风寒湿热火，使辨证论治逐渐趋于完备。张仲景所著《伤寒杂病论》提出在专病专证专方专药基础上的辨证论治，大大丰富了辨证论治的原理、原则与具体方法。后世《诸病源候论》《千金要方》《外台秘要》等著作，在辨证与专病专方方面又有了进一步发展。至明代张介宾《景岳全书·传忠录》辨八纲："凡诊病施治，必须先审阴阳，乃为医道之纲领""六变者，表里寒热虚实也，是即医中之关键，明此六者，万病皆指诸掌矣。"再至王清任辨气血、明脏腑，叶天士辨卫气营血，吴鞠通辨三焦，辨证论治内容不断丰富，理论不断发展。

杂病可分为两大类：一为气化病，即一般所说的功能性疾患，一为实质病，即一般所说的器质性疾患。气化病多采取通用的辨证论治；实质病多采取特殊的治法，在特殊治法中再照顾机体的内外情况。恶性肿瘤按中医理论应归属为杂病中的实质病，诊治时要辨病与辨证相结合，采用专病专方专药与辨证论治相结合的治法。

尽管临床上疾病的表现极其复杂，但不外阳证与阴证两大类。病位的深浅，不在表，就在里；疾病的性质，不是热，便是寒；正邪的盛衰，正衰则为虚，邪盛则为实；若进一步分析，就要联系脏腑。总之，八纲是辨证的总纲，知其要者，一言而终，不知其要，流散无穷。

一、辨阴阳

阴阳理论是中医学的核心，辨阴阳是八纲辨证的总纲。《素问·阴阳应象大论》曰："阴阳者，天地之道也，万物之纲纪，变化之父母，生杀之本始，神明之府也，治病必求于本""善诊者，察色按脉，先别阴阳。"说明阴阳是万事万物发生、发展、消亡的本源，而阴阳失衡则是疾病发生的基本病机，充分阐明阴阳理论在辨治疾病过程中的重要性。对于肿瘤的诊断，同样可以在阴阳学说指导下进行。

《素问·阴阳应象大论》曰："阴盛则阳病，阳盛则阴病。"阴阳消长，若失去平衡则引起各种病证。阴证指的是符合"阴"属性的证候，如里证、寒证、虚证；阳证指的是符合"阳"属性的证候，如表证、热证、实证。

《黄帝内经》"阴成形，阳化气"的观点，认为肿瘤作为有形之物，具备"阴"的属性。张景岳注："阳动而散，故化气，阴静而凝，故成形。"也说明肿瘤属阴的属性。还有一些文献记载了肿瘤属阳的属性，如《素问·阴阳别论》曰"三阳结，谓之隔"，认为噎膈是由三阳邪热汇聚而成；朱丹溪在《脉因证治》提出润养津血、降火散结治疗噎膈，表明肿瘤有火热之性。因此，临床治疗肿瘤首先要辨清阴阳。下面总结阴证与阳证的临床表现和鉴别要点（表4-1）。

表 4-1　阴证与阳证的临床表现和鉴别要点

四诊	阴证	阳证
望诊	面色苍白或暗淡，倦怠嗜卧，神疲无力，肿块皮肤苍白或紫暗，或皮色不变，肿块平塌下陷，根盘散漫，脓质稀薄，舌质淡而胖嫩，苔润滑	面色红，身热喜凉，狂躁不安，口唇燥裂，肿块皮肤红赤，高肿突起，根盘收束，脓质稠厚，舌红或绛，苔黄，甚则燥裂，生芒刺
闻诊	语声低微，静而少言，呼吸浅短，气味不重	声高气粗，烦而多言，喘促痰鸣，狂言谵语，气味重
问诊	慢性发作，病程较长，不痛或疼痛和缓，纳食减少，口中无味，口不渴，或喜热饮，大便溏薄，气腥臭，小便清长或短少	急性发作，病程较短，或疼痛剧烈，恶食，烦渴引饮，大便秘结或奇臭，小便短赤
切诊	疼痛喜按，肿块坚硬如磐石或柔软如绵，皮温凉或不高，形寒肢冷，脉沉微细涩迟弱无力	疼痛拒按，肿块软硬适中，皮肤焮热，脉浮洪数大滑实而有力

二、辨表里

表里是辨别疾病病位内外和病势深浅的两个纲领。表和里是一个相对的概念。躯壳与脏腑相比较，躯壳为表，脏腑为里；脏腑二者相比较，六腑为表，五脏为里。以此类推，以肿瘤发生部位不同，体表可见的乳岩、肾岩为表，深藏于腹部的积与癥为里；同为肺部恶性肿瘤，发生于肺门、与外界相通较直接的中央型肺癌为表，散在于肺叶间的周围型肺癌为里。狭义的表里，是指身体的皮毛、肌腠、经络为外，属表；脏腑、骨髓、血脉为内，属里。

我们通常意义所说的表里辨证，主要适用于外感病。肿瘤本身多属于内伤杂病，但发病过程合并外感时，也同样需要急则治标，先治疗外感病，兼顾或后治疗肿瘤本身。

表证指六淫邪气经皮毛、口鼻侵入时产生的证候。临床表现为发热恶寒，或恶风，头身痛，舌苔薄白，脉浮，可兼见鼻塞流涕、咽喉痒痛、咳嗽等症。

里证指疾病深入脏腑、骨髓、血脉的一类证候，多见于外感病的中后期或内伤病。究其病因，要么外邪不解，入里侵犯脏腑；要么外邪直中脏腑；要么情志内伤、饮食劳倦等损伤脏腑。病因复杂，病位广泛，临床表现也各有不同，在此不一一赘述。

两者鉴别，一般来说，外感病中，发热恶寒同时并见的属表证，只发热不恶寒或只恶寒不发热的属里证。表证舌苔变化少，里证舌苔变化多，脉浮主表证，脉沉主里证。

三、辨寒热

寒热是辨别疾病性质的两个纲领，寒证与热证反映机体阴阳的偏盛与偏衰。《素问·调经论》曰："阳虚则外寒，阴虚则内热；阳盛则外热，阴盛则内寒。"张景岳指出"寒热乃阴阳之化也。"

肿瘤归属内伤杂病，辨证重点为抓寒热虚实。纵观古今中医文献，肿瘤的发生与寒邪密切相关。《灵枢·百病始生》提出"积之始生，得寒乃生，厥乃成积矣"的观点，《灵枢·水胀》中"肠覃如何？岐伯曰：寒气客于肠外，与卫气相搏，气不得荣，因有所系，癖而内著，恶气乃起，息肉乃生"，均说明了肿瘤由阴寒凝结而成，具备"寒"的属性。同时，肿瘤患者也可见热证，如噎膈一病，其发病与邪热积聚相关，《素问·阴阳别论》曰："三阳结，谓之膈"，朱丹溪在《脉因证治》提出润养津血、降火散结以治疗噎膈。再如恶性血液病引起的出血，其病机往往也与血热迫血妄行有关。在肿瘤临床中，一定要辨清寒热。

寒证是感受寒邪，或阴盛阳虚所表现的证候。病因有三，或外感阴寒邪气，或内伤久病、阳气耗伤，或过食生冷、阴寒内盛。

热证是感受热邪，或阳盛阴虚，人体的功能活动亢进所表现的证候。多因外感火热之邪，或寒邪化热入里，或因七情过激、郁而化热，或饮食不节、积蓄为热，或房室劳伤、劫夺阴精、阴虚阳亢所致。

辨别寒热不能孤立地对某一症状进行判断，要对疾病全部表现综合观察。与辨阴阳相似，我们要特别关注寒热的喜恶、口渴与不渴、面色的赤白、四肢的凉温、二便的、脉象的迟数，等等。正如《医学心悟》所说："假如口渴而能消水，喜冷饮食，烦躁，溺短赤，便结，脉数，此热也。假如口不渴或假渴而不能消水，喜饮热汤，手足厥冷，溺清长，便溏，脉迟，此寒也。"当然，临床上寒热错杂屡见不鲜，寒热转化、寒热真假等现象也常存在，需要大家去粗取精、去伪存真，用全面、发展、客观的眼光去辨证论治。

四、辨虚实

虚实是辨别邪正盛衰的两个纲领。《素问·通评虚实论》曰："邪气盛则实，精气夺则虚。"虚证是对人体正气虚弱引起的各种临床表现的病理概括。实证则是对人体感受外邪，或体内病理产物蓄积而产生的各种临床表现的病理概括。

对于慢性杂病，辨虚实很重要。临床千万不能把虚证当成实证，或把实证当成虚证，犯"虚虚实实"的错误。恶性肿瘤属于慢性杂病，在临床上既可以看到体虚、倦怠、乏力等为主的偏虚证患者，又可看到肿瘤增大压迫所致疼痛、梗阻等为主的偏实证患者，亦可看到虚实并重者。

中医学认为"正气存内，邪不可干""邪之所凑，其气必虚"，肿瘤的发生往往是虚实夹杂。《诸病源候论》曰："虚劳之人，阴阳伤损，血气凝涩，不能宣通经络，故积聚于内也。瘕病者，皆由久寒积冷，饮食不消所致也。"文中涉及气不得荣、虚劳之人等词皆说明肿瘤的发生与患者体质虚弱有关，而寒气、血气凝涩等词则说明肿瘤的发生亦有邪实的参与。《医宗必读》提出"积之成者，正气不足，而后邪气踞之"，亦认为正气不足是内在发病基础，外邪侵袭是外在条件，两者相互作用，不可或缺。在肿瘤诊疗过程中，我们应辨别虚实的比重，兼顾祛邪与扶正。

五、辨脏腑

脏腑辨证是根据脏腑的生理功能、病理表现，对疾病证候进行分析归纳，辨别病机、病位、病性、邪正盛衰情况的辨证方法，是八纲辨证的延伸与发展。在肿瘤诊疗过程中，我们应辨别所属脏腑，确定病位，辨清病性，进而对证施治。

辨别病之所在，主要是辨别肿瘤患者病灶的部位，或在脏，或在腑，或在经络，或在主属器官。例如上部眼内的肿瘤，多以肝经论治，因为肝之精气上注于目；骨肿瘤一般要治肾，因为肾主骨。

辨别病性主要是辨清脏腑阴阳气血亏虚，以及痰饮瘀血湿毒等病理产物。简而辨之，五脏皆有阳虚、阴虚之别。

肺阳虚，则易感冒，因卫气虚，抵抗力弱；肺阴虚，多燥咳或咯血。

心阳虚，则善恐不乐，自汗，心悸，惕惕而动，少寐；心阴虚，则心烦，盗汗，口干，舌尖红，或见低热，健忘。

脾阳虚，四肢不温，腹时满，自下利，面浮肿，口淡无味，不喜饮水，少气懒言；脾阴虚，手足烦热，口干不欲饮，烦满，不思饮食。

肝阳虚，则筋无力，恶风，善惊惕，囊冷，阴湿，饥不欲食；肝阴虚，则眩晕，目瞀，易怒，耳鸣。

肾阳虚，则阳痿，自汗出，腰酸脚弱，畏寒，遗尿，小便不禁，遗泄；肾阴虚，则齿痛松浮，耳鸣，头晕，目眩，烦躁不寐。

临证过程中，更常见到的是脏腑兼证，如脾肾阳虚、肝肾阴虚、心肾不交、肝郁脾虚，等等，需要仔细辨别，兼顾施治。

六、辨全身与局部

辨证论治是在整体观念指导下进行的，既要注意身体的整体情况，又不能忽视局部的病证特点，这一点对于肿瘤辨治尤为重要。

在肿瘤的诊疗过程中应局部与整体相结合，既要辨别肿瘤本身的问题，又要辨识人体自身的抗病反应。特别是肿瘤原发灶有比较明显的外在表现时，如局部肿块、结节、成脓、溃疡、疼痛、发热、瘙痒、功能障碍等，辨别其寒热虚实，判断善恶顺逆，对疾病的辨证论治及发展转归至关重要。肿瘤是一种全身性疾病，在关注局部症状的同时，也不能孤立地以此为依据，只有从整体观念出发，局部与全身辨证相结合，外在表现与五脏六腑病变相结合，治病求本，抓住主要矛盾，才能为施治提供可靠的依据。

对于恶性病的治疗，一方面扶助正气，"养正则积自除"，另一方面祛除邪气，"邪去则正安"，寻找对证的专药、特效药，同疾病做不懈的斗争，把阻碍机体生理功能的东西祛除，才能恢复健康。对于专药专方中一些峻烈有毒之品，未彻底了解它的性质，不完全掌握它的用量而贸然应用，不但不能取得疗效，还会有医疗安全问题。一定要掌握药典剂量，研究应用前最好通过动物实验验证，再用于临床。此外，局部治疗还可以采用中药外治法等，既能直达病位，又可减少相关毒性。

总之，对待肿瘤这类疾患，要局部与全身相结合，专方专药与辨证论治相结合。

七、辨气血津液

气血津液辨证，就是运用脏腑学说中有关气血津液的理论，分析气、血、津液的病变，辨别其反映的不同证候。《素问·举痛论》曰："百病生于气也。"气病常见气虚、气陷、气滞、气逆四种。血病可概括为血虚、血瘀、血热、血寒四种。气血息息相关，气血同病，可见气滞血瘀、气虚血瘀、气血两虚、气不摄血、气随血脱等证候。津液病变一般分为津液不足和水液停聚两方面，水液停聚又可分为水肿、痰饮之证。

肿瘤的形成与气滞、血瘀、痰饮等病理因素相互作用密切相关。《黄帝内经》曰："气血不和，百病乃变化而生。"由此可见，气血失常是疾病发生的重要原因，亦是肿瘤发展演变的病机之一。《丹溪心法》指出："凡人身上中下，有块物者，多属痰症。"《古今医统大全》记述："凡食下有碍，觉屈曲而下，微作痛，此必有死血、有痰然也。"由此可见，津液代谢失常形成的痰凝、瘀血，亦是肿瘤形成的重要病理因素。

肿瘤早期或癌前状态，往往有气机壅滞，气不行血，气滞则血瘀，气滞则水液运化失常，化生痰饮，或宿有痰饮，与气滞血瘀搏结，痰瘀互阻，癌毒内生，肿瘤逐步发展，毒瘤结聚气血，造成气滞、血瘀、痰阻更甚，恶性循环。因此，在肿瘤诊疗过程中，辨别气血津液之盈亏，选择适宜的治法，阻断肿瘤发展的薄弱环节非常重要。

第二节　肿瘤的中医内科辨证——整体辨证

俗话说不能头痛医头，脚痛医脚，就是要求以整体观去分析、认识疾病，是辨证求本的关键。《素问·阴阳应象大论》曰"从阴引阳，从阳引阴，以右治左，以左治右"，《灵枢·终始》曰"病在上者下取之，病在下者高取之"，皆强调治疗疾病应以整体观念为指导思想，在肿瘤诊疗过程中，我们亦要遵循整体辨证的原则。

一、辨病因病机

肿瘤形成的病因主要有六淫外侵、七情内伤、饮食劳倦及禀赋不足，导致脏腑阴阳气血失调，正气亏虚，气滞、痰饮、瘀血、热毒等病邪搏结，留滞不去，聚而成积。其病机错综复杂，累及多脏，虚实互见，终致邪毒耗损，正气虚衰，病入膏肓。

临床治疗首先要审证求因，从根源上治疗疾病。如乳腺癌患者，如果因情志抑郁而起病，治疗需要兼顾调节情志，多从肝论治，身心同治。同时，还要注重疾病发展演变，既要治疗脏腑功能失调，又要化解痰、湿、瘀、热、毒等病理产物，标本同治。

二、辨正虚邪实

壮人无积，虚则有之。正虚是肿瘤发生的基础，临床多表现为局部为实，整体为虚。按病程发展而言，早期往往以邪实为主，正虚不显著；疾病发展，邪实与正虚随之消长变化；到疾病晚期，多以正虚为主，邪实仍然留而不去，正不胜邪，最终发展为不治之症。

偏邪实者，需辨气滞、血瘀、痰结、湿阻、热毒之主次；偏正虚者，应辨别气血阴阳亏虚之不同，可从病程、体质，结合兼次症、舌苔、脉象加以鉴别。

三、辨脏腑病位

肿瘤之所在首先是病灶的部位，或在内，或在外，或在上，或在下，或在胸，或在腹。如皮肤表浅部位多发的淋巴瘤，多按痰湿治疗；位于下部的宫颈癌，见黄白带时，多按湿热治疗。

临床更常见的情况，我们根据患者临床表现，结合脏腑功能特点和经络循行来定位。比如肺主气，司呼吸，主宣发肃降，肺脏肿瘤以咳嗽、胸痛、气急、咳痰为主；肝位于右胁，肝胆相表里，肝主疏泄，胆藏泄胆汁，肝脏肿瘤以胁痛、腹部肿块、腹胀、纳差，渐则出现黄疸、鼓胀为主；胃主受纳腐熟，胃肿瘤以上腹部不适、疼痛逐渐加重、恶心、呕吐、黑便为主；大肠主传导、排泄糟粕，大肠肿瘤以下腹部肿块、腹痛、大便脓血或大便变形为主。再如根据经络循行，"男子乳头属肝，乳房属肾；女子乳头属肝，乳房属胃"，乳腺肿瘤多与肝、胃、肾相关。

同时，临床多见脏腑同病或多脏同病。脏腑同病，如肝胆蕴热、脾胃虚寒；多脏同病，如肾为先天之本，脾为后天之本，脾肾两虚在肿瘤患者中常见；又如见肝之病，知肝传脾，临床常见肝郁脾虚、肝胃不和等；再如"乙癸同源"，肝肾同源于精血，精血不足或耗伤，则常表现为肝肾阴虚。

总而言之，肿瘤涉及的病变广泛，可累及不同病位与脏腑，临床上要仔细辨识。

四、辨体质时空

因人、因地、因时制宜是中医学的重要理论，也是其先进之处。人类和动物生生化化于宇宙之间，是与大自然浑然不可分离的整体，生息于大地之上、日星之下。人类随着昼夜四季变化而抑扬起落，或张或弛，所谓生物周期性、节律性不外于此，这些理论也正不断被科学证实。在肿瘤治疗中，也同样要注意体质、时空对疾病发展的影响。

首先是辨别"人"。接诊肿瘤患者时，要注意性别、年龄、职业、体态、肤色、目光有神无神、言语开朗或低沉，还应该注意患者的生活嗜好、习惯、性格，这些人往往属于不同的体质，治疗时应该兼顾这些特点。例如肥胖的肿瘤患者多痰多湿，忧思气结或暴怒的肿瘤患者容易伤肝，悲观的患者容易伤肺，等等。

在此基础上，还应问清患者的籍贯与居住地，记录发病与就诊的具体时间，考虑到不同地点、时间对疾病病机的影响。如南方温热，其人腠理疏松，北方寒冷，其人腠理紧密，用药选择和药量应有所不同。再如"用寒远寒，用热远热"，冬季慎用大量寒凉之品，夏季慎用大量辛热之品；长夏兼顾芳香化湿，秋季加用润燥之品。

第三节　肿瘤的中医外科辨证——局部辨证

中医学的发展大多汲取了民间医疗经验，中医外科亦是如此。宋代陈自明称："今乡井多是下甲人，专攻此科……能疗痈疽，持补割，理折伤，攻牙疗痔，多是庸俗不通文理之人。"我国古代民间社会中涌现出一批外科"土医生"，他们"各承家技"，渐渐升华为系统的医疗体系。中医外科有其独特的辨证方法，除全身辨证论治外，更重视局部辨证，这一辨证特点在肿瘤治疗中也有体现。

一、辨经络

中医外科辨证体系中，辨经络有很重要的地位，《外科启玄》认为"疮疡辨经络"是疮疡重要的诊法之一。临床上可以依据病变部位及经络循行规律，推断病变属何经络，循经用药。在治疗时可根据患病部位经络分布，选择合适的穴位，使药力直达病所，提高疗效。

肿瘤辨经络的第一个要点是辨病变所属经络，以便分经用药。具体来说，头顶正中属督脉，两侧属足太阳膀胱经；耳前、耳后分别属足少阳胆经和手少阳三焦经；面部及乳房属足阳明胃经，乳外属足少阳胆经，乳头属足厥阴肝经；手心、足心分别属手厥阴心包经和足少阴肾经；背部中央属督脉，两侧属足太阳膀胱经；腿部外侧属足三阳经，内侧属足三阴经；手臂外侧属手三阳经，内侧属手三阴经；腹部中央属任脉，两侧分别属足少阴肾经、足阳明胃经、足太阴脾经。根据经络辨证可酌加引经药，令药力直达病所。如手太阴经用桔梗、辛夷；手阳明经用升麻、石膏、葛根；足阳明经用白芷、升麻、石膏；足太阴经用升麻、苍术；手少阴经用细辛、黄连；手太阳经用黄柏、藁本；足太阳经用羌活；足少阴经用独活、知母、细辛；手少阴经用黄连、细辛；手少阳经用柴胡、连翘、地骨皮；足少阳经用柴胡、青皮；足厥阴经用柴胡、青皮、川芎、吴茱萸。经络就像一张四通八达的交通网，有主干、支路，还有立交桥，是人体气血运行的通路。

肿瘤辨经络的第二个要点是辨病变所属经络气血多寡。手、足阳明经为多气多血之经；手、足太阳经、厥阴经为多血少气之经；手、足少阳经、少阴经、太阴经为多气少血之经。若肿瘤发于多气多血之经，则患处气血充足，往往实证居多，易溃易敛，治疗时注意行气、活血；若肿瘤发于多血少气之经，则血多易生凝滞，气少外发较缓，治疗时应注意破血、补托；若肿瘤发于多气少血之经，气多则易致气结，血少则不易收敛，治疗时应注意行气、滋养。

二、辨护场

王肯堂在《证治准绳》中最早提出护场的概念："凡生疔疮……疔之四围赤肿，名曰护场，可治……疔之四围无赤肿，名曰不护场，不可治。"《医宗金鉴》则进一步明确："四围赤肿而不散漫者，名曰护场。""护"指的是一种自身防卫行为，"场"指的是这种防卫行为形成的有效防卫范围。因此，肿瘤的护场是机体自身应对疾病的防御反应，护场的形成是机体以正克邪的体现，是对病邪进行围困，在肿块的四周形成一个防御性的壁垒，调动机体的正气集结，限制毒邪的扩散侵袭。护场这一概念也得到了西医学的佐证。结合正电子发射断层－X线计算机断层组合系统（PET-CT）能够发现在肿瘤组织与正常组织之间，有一部分特殊的组织，其代谢略低于肿瘤组织，但高于正常组织，这一区域是肿瘤周围的炎性反应区，即正邪相争之处，符合中医学"护场"的概念。此外，也有研究显示，肺癌患者进行冷消融术后，消融坏死区外缘的高代谢组织范围越大，越有利于制约瘤灶的发展，患者的远期疗效也相对较好。

对护场的辨证，主要是辨护场的有无、大小、强弱等，以护场解释肿瘤及其周围组织邪正盛衰的关系，以新的切入点解释肿瘤扩散转移的病机，指导肿瘤局部治疗范围的界定。有护场或护场范围较大，说明机体正气较强，能够约束邪气，在治疗中应注意固护正气，尽量不要破坏护场；局部没有护场，或护场较小、较弱，则说明正气渐弱，应尽早针对病灶进行微创打击，全身治疗应以扶正固本为主。

三、辨症状表现

浅表肿瘤局部必有不同程度的自觉症状和他觉症状，如肿、痛及溃疡等皮肤损害。引起这些症状的原因不同，疾病程度各异，明辨这些症状表现有助于疾病的诊断和治疗。

（一）肿

肿是由各种致病因素导致的经络阻塞、气血凝滞而形成的体表症状，往往是各类良恶性肿瘤最明显的症状。临床上常根据肿势的缓急、形态、部位、色泽及伴随症状判断疾病的性质，以指导治疗。

1. 辨其外形 疾病早期，局部红肿高突、根围收束、不甚平坦者，多为实证、阳证；局部肿势平坦散漫、边界不清者，多为邪实太盛、毒势不聚，或气血不充。疾病晚期，头面、手足虚浮，为病久气血大耗，阳气不振所致。

2. 辨其病因 肿而色红，焮热疼痛，多为火热；肿势或软如棉、馒，或硬如结核，不红不热者，多为痰凝；肿势坚硬如石，或边缘有棱角，形如岩突，不红不热者，多为郁结；局部肿胀，暗褐或青紫，伴瘀点者，多为瘀血。

（二）痛

痛多是由各种因素导致气血凝滞不通而出现的临床症状，是多种恶性肿瘤最常见的自觉症状，而疼痛的增剧与减轻又常为病势进展与消退的体现，必要时常需痛肿合辨。

1. 辨其病因 局部皮色焮红，灼热疼痛，遇冷痛减者，多为热邪；局部不红不热，得温痛减者，多为寒邪；攻痛无常，时感抽掣，喜缓怒甚者，多为气结。初起隐痛、微热、微胀，皮色暗褐，继而皮色青紫胀痛，多为瘀血。

2. 辨痛与肿的关系 先肿后痛者，"形伤气也"，其病浅在肌肤；先痛后肿者，"气伤形也"，其病深在筋骨；肿块坚硬如石，推之不移，不痛或微痛，日久逐渐肿胀时方觉掣痛者，常为岩，恶性的可能性大。

（三）肿块结节

肿块结节是体表或体内显而易见的肿物，较大者称为肿块，而较小却可触及者称为结节，辨其形态、界限、质地和活动度的差别，有助于鉴别良恶性肿瘤。

良性肿块多有完整的包膜，而恶性肿块呈浸润性生长，因此形态规则、表面光滑、界限明显、质地柔软如馒、推之可移多为良性肿块；表面粗糙、高低不平、形状不一、边界不清、坚硬如石、推之不移者多为恶性。一般的肿块多不伴有疼痛，恶性肿瘤的初期也很少疼痛，多是在中后期出现周边组织被压迫或浸润时有不同程度的疼痛。

（四）脓

脓是因皮肉之间热胜肉腐蒸酿而成的病理产物，由气血所化生，是肿疡尚未消散的阶段所出现的主要症状，为正气载毒外出的标志。有脓者按之灼热痛甚，肿块已软、指起即复者为脓已成；无脓者按之微热，痛势不甚，肿块仍硬、指起不复者为脓未成。

1. 辨脓的性质 脓稠厚者，为正气尚足；脓淡薄者，为正气虚弱。如脓由厚转薄，为体质渐衰，预后较差。如脓稀似粉浆污水，或夹有败絮状物质，色晦腥臭者，为气血衰竭，属败象。

2. 辨脓的色泽 如黄白质稠，色泽鲜明，为气血充足；如黄浊质稠，色泽不洁，为气火有余，病情尚稳定；如黄白质稀，色泽洁净，则提示气血虚弱；如脓中夹有瘀血、色紫成块者，为血络损伤；如脓色如姜汁，则每多兼患黄疸，病势较重。

（五）溃疡

浅表的肿物常会因为疾病的进展破溃形成溃疡，针对溃疡的辨证和治疗，也是肿瘤局部辨证的要点之一。

阳证溃疡，色泽红活鲜润，疮面脓液稠厚黄白，腐肉易脱，新肉易生，疮口易收，知觉正常；阴证溃疡，疮面色泽晦暗，脓液清稀，或有血水，腐肉不脱，新肉不生，疮口经久难敛，疮面不知痛痒。癌性溃疡疮面多呈翻花，如岩穴，底部可见珍珠样结节，内有紫黑色坏死组织，伴腥臭血水。

四、辨善恶顺逆

辨善恶顺逆是指判断外科疾病的预后好坏。《外科精义》指出"痈疽证候，善恶逆从，不可不辨"，强调了辨善恶顺逆在外科诊治中的重要意义。

善证是指五脏之善证，即好的现象，为脏腑功能向善或正常的表现，如精神爽快、纳眠良好、二便通利等。

顺证是指在疾病正常的发展过程中，按顺序应出现的症状，如病变部位根脚不散、创面红活鲜润，愈后感觉如常等。

恶证是指脏腑败坏、气血衰竭及五脏之恶证，为正气虚衰、脏腑功能衰败的表现，如精神烦躁、周身浮肿、二便不通、汗出肢冷等。

逆证是指在疾病正常的发展过程中，不依顺序出现不良症状，如病变部位根脚散漫、新肉不生，疮面经久难敛、不知痛痒等。

善证、顺证是气血充足、正气强盛时机体的正常反应，预后较好。而恶证、逆证是气血不足、正气虚衰时机体难以驱邪外出的临床表现，往往危及生命，预后不良。

第五章 肿瘤的西医诊断 ▷▷▷▷
....

肿瘤诊断是一个多学科综合分析的过程，准确的诊断是制定治疗方案的前提，包括患者的临床表现、体格检查、病理诊断、影像学表现、肿瘤标志物的筛查及基因检测等。

其中，病理学诊断是鉴别肿瘤良恶性、判断恶性程度及其组织学分型的重要方法，是肿瘤诊断的"金标准"。影像学是肿瘤筛查、诊断、分期和疗效评估的主要手段。肿瘤标志物在一定程度上能够反映出肿瘤的发生与发展，可以监测肿瘤对于治疗的反应。

精准医疗是对疾病和特定患者进行个体化治疗，是随着基因组测序技术等发展起来的一种新型医学概念与医疗模式。通过基因检测识别驱动基因，然后使用靶向药物针对这个突变基因进行治疗，达到精准诊断，精准治疗。

医学日新月异的发展会对肿瘤的诊断产生巨大的推动作用，从而更有效地帮助规范临床治疗。

第一节 病理学

一、病理学诊断方法

肿瘤病理学诊断发源于 19 世纪后期的欧洲，是判断肿瘤的性质、来源的金标准。

（一）组织病理学检查

组织病理学检查是指通过活检或手术获取病变组织，制成病理切片，然后通过免疫组织化学染色等技术，在光学显微镜下对病变组织及细胞形态进行分析、识别，结合临床分析，做出的诊断。

常用的获取肿瘤标本的方法如下。

1. 针芯穿刺活检 用带针芯的粗针穿入病变部位，抽取所获得的组织，如乳腺肿瘤的针芯穿刺活检。

2. 钳取活检 用活检钳通过内镜或其他器械，钳取病变组织进行组织病理学诊断，如通过胃镜、肠镜钳取胃、结直肠等处的组织进行活检。

3. 切取活检 切取小块病变组织进行活检，常用于病变太大，手术无法完全切除或手术切除可引起功能障碍时。

4. 切除活检 将整个病变全部切除后供组织病理学诊断。

　　肿瘤的组织病理学诊断主要应用于常规组织检查和术中快速组织学检查。正确地处理和固定标本是确保后续诊断或研究的前提。通常标本离体后必须在 1 小时内放入 10 倍体积的 10% 中性缓冲甲醛固定液中，固定时间以 6 ～ 48 小时为宜，较大的标本还应正确地切开后再固定。还应注意了解患者病史、实验室检查，尤其是影像学检查结果，如病变解剖方向等，必要时记载于病理申请单上。

（二）细胞病理学检查

　　细胞病理学检查是指将病变细胞制成细胞涂片，通过显微镜观察其病变特征，常用于肿瘤的早期诊断，在疾病诊断上与组织病理学作用相似，但由于样本取材等因素的影响，准确性不如组织病理学，有一定的假阴性率。常用方法有如下两种。

　　1. 脱落细胞学检查　是利用肿瘤细胞易于脱落的特点，取体表、体腔或与体表相通管腔内的分泌排出物，或用特殊器具吸取、刮取表面细胞进行涂片检查。

　　（1）痰涂片和支气管刷片细胞学　主要用于肺癌的诊断和组织学分型。

　　（2）浆膜腔积液脱落细胞学　抽取胸、腹水或心包积液，吸取沉淀物制成涂片，用于肺癌、胃肠道恶性肿瘤、卵巢癌、胸腹膜及心包转移性肿瘤和恶性间皮瘤等的诊断和鉴别诊断。

　　（3）阴道脱落细胞学　吸取或刮取子宫颈或阴道穹隆的细胞制备涂片，常用于子宫颈鳞状细胞癌的诊断和普查。

　　（4）尿液脱落细胞学　常用于膀胱肿瘤的诊断。

　　（5）乳头溢液细胞学　可用于诊断和鉴别乳腺炎症性疾病、导管上皮增生、非典型增生和乳腺癌等乳腺疾病。

　　（6）其他　食管拉网涂片检查常用于食管鳞状细胞癌的诊断；胃灌洗液涂片可用于胃腺癌的诊断；脑脊液用于神经系统炎症和肿瘤的鉴别诊断。

　　2. 穿刺细胞学检查　某些器官或组织既无自然脱落细胞，内镜又无法触及，需用直径 < 1mm 的细针刺入实体瘤内吸取细胞进行检查。常用于浅表可触及的肿块，也可在超声引导或 CT 定位下穿刺深部组织的肿块。

　　（1）淋巴结　穿刺细胞学最常见的部位，可用于诊断淋巴结转移性癌，也可用于区分恶性淋巴瘤和反应性增生，结合免疫组化技术还可对某些类型的恶性淋巴瘤进行组织学分型。

　　（2）涎腺　常用于腮腺、颌下腺和舌下腺的穿刺细胞学检查，以确定肿块性质。

　　（3）甲状腺　主要用于乳头状癌、髓样癌和间变性癌的诊断。

　　（4）胸、腹腔脏器　多用于肝、肺、胰腺、肾脏和卵巢等实质脏器肿块的诊断。

　　在实际临床中，标本质量、制片质量及病理医师的业务能力等均可导致肿瘤病理学诊断的应用有一定的局限性，因此病理诊断还需要结合临床表现、手术肉眼所见、光镜形态等综合判断。

二、免疫组化技术

免疫组化技术（immunohistochemistry，IHC）始于 20 世纪 40 年代，是利用抗原 - 抗体特异性结合的原理，用已知抗体或抗原检测和定位组织中的待测物质，进行病理的辅助诊断。

免疫组化技术可将形态、功能和物质代谢密切结合一起，具有特异性强、敏感性高、定位准确等特点，可以通过细胞内相应抗原分析细胞类型，达到辅助肿瘤分类、分期，判定病变性质，发现微小转移灶，指导治疗和预后等目的。免疫组化技术是肿瘤病理诊断工作的重要辅助手段，在临床工作中应注意排除各种干扰，避免误诊。

第二节　影像学

肿瘤影像学（oncologic imaging）在肿瘤的早期发现、诊断和预后监测中起到重要作用。临床医生不仅要掌握肿瘤的影像学表现特点，还要熟悉不同影像学检查方法的优势，以便更为准确地服务于临床。

一、超声

超声诊断学的历史并不悠久，1942 年，德国 Karl Dussik 将超声仪器用于脑肿瘤。1958 年，上海市第六人民医院周永昌等与汕头超声仪器研究所姚锦钟共同研制了我国第一台超声诊断仪，首次将 A 型超声用于疾病诊断，也是我国超声医学发展的开端。

超声检查是通过探头将超声波定向发射到人体内，利用超声波的物理特性与人体器官、组织的声学特性相互作用，遇到不同组织，超声波的反射、折射、吸收不同，形成具有组织信号特点的回声，通过接收及处理后进行疾病诊断，在医学诊断中有着难以取代的作用。超声具有无放射损伤、无痛苦、无创伤等优点，能探测人体实质性脏器及软组织的病变，以及肿块的部位及大小，判断肿块的性质，了解肿物与脏器的关系，观察肿块的生长速度，判断疗效等。随着高频超声诊断技术的成熟，对浅表器官肿瘤，如甲状腺、乳腺、腮腺等部位的肿瘤，是首选影像检查方法之一。

二、数字化 X 线摄影

1895 年 11 月 8 日，德国物理学家伦琴在实验中发现了一种人眼看不见，但能穿透物体的射线——X 射线，1901 年被授予诺贝尔物理学奖。X 线的发现为开创医疗影像技术铺平了道路，目前已广泛应用于医学领域。

（一）胸片

胸片是指胸部正侧位片，是 X 射线穿过胸部，投影在胶片上的影像。相对于胸透影像清晰，对比度较好，能留有永久性记录。胸片是胸部病变最基本的影像学检查手段，为疑诊肺癌首选的筛查方法，病灶多表现为团块状、类圆形或球形，形状多不规则，有毛刺或分叶。

（二）钼靶

钼靶是传统放射技术与现代计算机技术相结合的一种数字化影像新技术，是将普通X线摄影的模拟图像转化为可被量化处理的数字化图像，是乳腺疾病的首选检查方法之一，是乳腺癌筛查的主要方法。钼靶X线片中恶性病变多呈分叶状或不规则形，边缘多呈小分叶毛刺或浸润，密度通常高于同等大小的良性肿块及恶性钙化等。

（三）钡剂造影

钡剂造影主要是在X线照射下，将钡剂经过患者的体内注入或灌注到某个部位，使X线能够在荧光屏或胶片上成像。钡剂造影用于空腔消化器官检查，是食管癌、胃癌、进展期结肠癌等消化道肿瘤常用的影像学检查方法之一，可提示病灶形态、范围、轮廓等，为病变的定位、定性诊断提供最直观的依据，但无法了解肿瘤有无外侵和转移。食管癌的X线造影示黏膜皱襞消失、中断、破坏，管腔狭窄，钡剂通过受阻见于典型浸润型癌。胃癌X线钡餐造影示：①充盈缺损。②胃腔狭窄，胃壁僵硬（革袋状胃），轮廓平坦、蠕动消失。③龛影，常有指压征、裂隙征、环堤征、半月征等，黏膜皱襞破坏、中断、消失，或黏膜皱襞结节状或杵状增粗。结肠癌X线钡餐造影示：①腔内充盈缺损，缺损边界清楚，轮廓不规则，伴黏膜破坏，管腔狭窄。②龛影，苹果核征。

三、计算机断层扫描

计算机断层扫描（computed tomography，CT）是用X射线束对人体某部一定厚度的层面进行扫描，由探测器接收透过该层面的X射线，转变为可见光后，由光电转换变为电信号，再经模拟数字转换器转为数字，输入计算机处理，获得每个体素的X线衰减系数或吸收系数，并用不同的灰度表示，得出图像。

CT发展的历史追溯到1963年，美国物理学家科马克发现人体不同的组织对X线的透过率有所不同，在研究中还得出了一些有关的计算公式，这些公式为后来CT的应用奠定了理论基础。1972年，英国电子工程师亨斯菲尔德（G.N.Hounsfield）在英国放射学年会上首次公布了第一台用于颅脑检查的CT设备。1974年，美国George Town医学中心工程师Ledley设计出全身CT，检查范围扩大到胸、腹、脊柱及四肢。之后CT技术更新迅速，其中最具有决定性意义的是20世纪90年代初螺旋CT扫描技术的出现。CT现主要有三种扫描方式：平扫、增强扫描、血管成像。

（一）CT平扫

CT平扫是指静脉内不给含碘造影剂的扫描，通常用于初次CT检查者，但是对小病灶与正常组织之间缺乏密度对比，灵敏度和准确率较增强CT低。

（二）增强 CT

增强 CT 是经静脉注入碘对比剂后再进行扫描，使正常组织和病变组织之间的 X 线吸收值差增大，影像学信号增强，病灶显示常更清晰，可显示出平扫未能显示的病灶，从而提高病灶的显示率和检出率。碘过敏者不宜行增强 CT 检查。

（三）血管成像

静脉团注碘对比剂后，当对比剂流经靶血管时进行 CT 扫描，并三维重建靶血管图像。

目前，CT 在全身各个部位病变的诊断和治疗中具有重要作用，临床应用非常广泛。比如，CT 是肺癌早期检出、诊断分期、疗效评价及随访的主要方法之一。影像学表现：病灶多表现为团块状、类圆形或球形，形状多不规则，有毛刺或分叶，还可出现胸膜凹陷征、血管集束征、空泡征、月晕征等。若肺癌累及胸膜腔，可出现胸腔积液。若转移到纵隔淋巴结，可出现纵隔淋巴结肿大和融合。再如，CT 是诊断胰腺癌最可靠、最佳的检查方法，影像学表现：胰管、胆总管及肝内胆管不同程度扩张，部分可呈"双管征"。当肿瘤较大时，胰腺呈不规则肿大，局部可出现低密度影，少数肿瘤内可有坏死、液化及囊变。

尽管 CT 扫描发现病变的敏感性极高，但在定性诊断上仍有很大的局限性，且存在一些不足：对碘对比剂过敏者不能做增强 CT，CT 辐射剂量高于传统 X 线，CT 伪影的形成会影响图像的形成和结果的诊断。

四、磁共振

（一）磁共振成像

磁共振成像（magnetic resonance imaging，MRI）是一种核物理现象，是基于生物体内的氢质子在静磁场内受到射频脉冲激发后会产生磁共振现象的一种成像技术，1946年由美国斯坦福大学的科学家 Bloch F 和哈佛大学的科学家 Purcell EM 同时独立研究发现。1973 年，美国纽约州立大学的 Lauterbur P 提出了利用磁场和射频相结合的方法获得显微镜磁共振图像技术的设想，并利用此技术获得了二维磁共振图像。1974 年，英国诺丁汉大学的物理系教授 Peeter Mansfield 又进一步验证和改进了这种方法，发现不均匀磁场的快速变化可以使上述方法更快地绘制出物体内部结构的图像，这些在磁共振成像领域取得的突破性进展，为磁共振成像应用于临床奠定了基础。1980 年，核磁扫描仪开始应用于临床，得以迅速发展。磁共振图像主要包括 T1 加权像（T1 weighted image，T1WI）、T2 加权像（T2 weighted image，T2WI）、质子密度加权像等形态学成像，射频脉冲为电磁波。

MRI 在临床应用非常广泛。如有助于卵巢癌术前分期及预后随诊，MRI 表现肿瘤以囊性为主时，边缘清楚，显示肿瘤为无回声、低密度，T1WI 呈低信号，T2WI 呈高信号；肿瘤呈囊实性时，形态多不规则，边缘不清；肿瘤呈实性时，形态不规则，边缘模糊，与周围肠管或器官粘连或侵蚀。卵巢肿瘤内回声、密度因肿瘤坏死显示不均匀，增强后肿瘤有强化或有血管。宫颈癌 MRI 可以显示病灶范围、浸润程度等，是宫颈癌诊断与分期的首选影像学检查方法，MRI 表现为 T1WI 呈等信号、T2WI 呈不均匀中高信号。早期肝癌及小肝癌的 MRI 诊断准确性高于 CT 扫描，MRI 表现为 T1WI 低信号、T2WI 高信号，肿瘤发生坏死、变性时，信号混杂。

MRI 与 X 线、CT 检查相比具有无电离辐射、无创伤、图像对比度高、类型丰富的优势，可以在任意设定的成像断面上获得图像，从而更准确地发现病变、确定病变性质，对软组织对比度要明显高于 CT。但是其扫描时间长，对钙化灶和骨骼等结构显示不佳，图像易受到伪影的干扰等，限制了其临床应用范围。

（二）磁共振血管造影

磁共振血管造影（magnetic resonance angiography，MRA）是对血管和血流信号特征显示的一种无创伤血管成像技术。常用方法有时间飞跃法、相位对比法、3D 对比剂增强血管成像、动态增强磁共振血管造影。临床上常用于脑肿瘤、心包肿瘤、心包积液、纵隔内肿物、淋巴结及胸膜病变等，对肝癌及肝血管瘤可做出较为准确的定位、定性的诊断。

（三）磁共振胰胆管造影

磁共振胰胆管造影（magnetic resonance cholangiopancreatography，MRCP）是主要采用重 T2 加权方式呈现液性长 T2 值结构，促进流速缓慢的液体（如胰液、胆汁）或呈静止的液体表达高信号，并通过脂肪抑制方式，促进实质器官、脂肪或流速较快的血液表达低信号或无信号，对其进行明显对比，达到造影目的。MRCP 能利用软件重建技术，对胆管结构进行全方位、多角度和立体性的观察，准确定位胆道梗阻性疾病病变部位，并结合梗阻的形态学特点判断病变性质，有利于定性诊断、术前定位和肿瘤分期分型，对胆管癌的诊断具有重要价值。

恶性胆道梗阻 MRCP 主要呈现狭窄不对称性、边缘不规则性、突发性截断、管壁较厚、管腔缺损以及梗阻近端出现中到重度的扩张。其中，肝门胆管癌呈现不规则或狭窄梗阻，梗阻端突发性截断，肝门呈空虚状态，左右肝管呈分离状态，肝内胆管扩张明显呈软藤征。肝总管下部"三管征"，梗阻端为鼠尾状，主要发生于胆总管相接胰头端。

五、正电子发射计算机断层显像

正电子发射断层 –X 线计算机断层组合系统（positron emission tomography–computer tomography，PET–CT）是在正电子发射计算机断层显像（positron emission tomography，PET）的基础上发展而来的。PET 是 20 世纪 70 年代发展起来的一项医学影像技术，采用能发射正电子的核素作为显像剂，如葡萄糖、蛋白质、核酸、脂肪酸，标记上短寿命的放射性核素（如 18F、11C 等），注入人体后，通过对于该物质在代谢中的聚集，来反映代谢活动的情况，从而达到诊断的目的。目前临床上应用最广泛的是氟代脱氧葡萄糖，是一种葡萄糖的类似物，它进入细胞后在己糖激酶的作用下分解为 6- 磷酸氟代脱氧葡萄糖，而肿瘤细胞的葡萄糖 –6– 磷酸酶的活性降低或缺乏而无法进一步分解，难以回到细胞外，因此在肿瘤细胞内大量聚集。PET–CT 利用肿瘤细胞的葡萄糖代谢旺盛的特性进行显像，直观反映肿瘤代谢信息的特点，这些特点能通过图像反映出来，将功能代谢图像与解剖结构图像完美融合，从而对病变进行诊断和分析。

目前，PET–CT 在临床肿瘤学方面，可用于肿瘤良恶性定性诊断，原发灶的寻找，肿瘤的分期，确定肿瘤生物靶区，指导精准放疗，肿瘤治疗后的疗效监测，复发病灶的检出与分期，高危人群的肿瘤筛查等。

超声在早期筛查中发挥着重要作用，CT 及 MRI 对肿瘤定位、定性诊断具有很好的价值，灌注成像多用于肿瘤血流灌注及恶性度的评价，PET–CT 在了解全身整体情况方面有优势。我们应掌握常见恶性肿瘤的影像学特点，选择最佳的检查方法，从而准确、全面地对肿瘤疾病进行诊断。

第三节　肿瘤标志物

肿瘤标志物（tumor marker）是由肿瘤细胞本身合成、释放，或是机体对肿瘤细胞发生反应而产生或升高的一类物质，是肿瘤诊断的常用工具，应用已有近 160 年的历史。肿瘤标志物在肿瘤的筛查、诊断与鉴别诊断、预后评估、疗效与复发监测等方面具有重要价值。下面对肿瘤标志物的分类及临床应用进行介绍。

一、肿瘤标志物的分类

肿瘤标志物是肿瘤发生时机体异常表达的一些化合物，已发现并被命名的有 100 多种，常用的有 20 多种，习惯上按照肿瘤标志物本身的性质分为以下 4 类。

（一）酶类

酶类存在广泛，肿瘤的发生发展涉及全身多种酶类，主要包括神经元特异性烯醇化酶、前列腺抗原、碱性磷酸酶、乳酸脱氢酶等。

1. 神经元特异性烯醇化酶　神经元特异性烯醇化酶（neuron specific enolase，NSE）存在于神经组织和神经内分泌系统，是小细胞肺癌、神经母细胞瘤等的标志物。

2. 前列腺抗原　前列腺抗原（prostate specific antigen，PSA）是前列腺癌的最主要肿瘤标志物，但部分良性前列腺病也能升高。

3. 碱性磷酸酶　碱性磷酸酶（alkaline phosphatase，ALP）能水解各种磷酸酯键释放出无机磷，在磷酸基的转移中起重要作用，与肝及骨骼肿瘤有一定关系，为诊断肝癌的补充检测指标。

4. 乳酸脱氢酶　乳酸脱氢酶（lactate dehydrogenase，LDH）是糖代谢中的主要酶，特异性较差，敏感性较高，用于估计癌症患者有无转移和转移部位。

（二）激素类

作为肿瘤标志物的激素具有在正常组织中低表达，当肿瘤出现时表达量升高的特点。如降钙素、人绒毛膜促性腺激素、激素受体等。

1. 降钙素 降钙素（calcitonin）是由甲状腺 C 细胞分泌的一种由 32 个氨基酸组成的多肽，是监测甲状腺髓样癌的标志物。

2. 人绒毛膜促性腺激素 人绒毛膜促性腺激素（humam chorionic gonadotropin，HCG）是在妊娠期由胎盘滋养细胞分泌的糖蛋白，是女性绒毛膜癌、男性睾丸癌的诊断、随访和疗效检测的指标。

3. 激素受体 在乳腺癌患者中，黄体酮受体（progesterone receptor，PR）和雌二醇受体（estrogen receptor，ER）增加。

（三）蛋白及抗原类

1. 甲胎蛋白 甲胎蛋白（alpha fetoprotein，AFP）是肝癌和生殖细胞瘤的肿瘤标志物。良性肝脏疾病如肝炎、肝硬化患者血清中 AFP 也升高，但一般小于 200μg/L，如 AFP 超过 500μg/L，常提示肝癌。

2. 癌胚抗原 癌胚抗原（carcinoembryonic antigen，CEA）在直肠癌、胰腺癌、胃癌、肺癌、乳腺癌等多种肿瘤中均出现升高。

3. 角蛋白 角蛋白（cytokeratin，CK）是细胞体间的中间丝，在正常及恶性的上皮细胞中起支架作用，支撑细胞及细胞核。人细胞角蛋白 21-1 片段（human cytokeratin fragment antigen 21-1，CYFRA21-1）是角蛋白 CK19 的一种，对肺癌，特别是非小细胞肺癌有较高的诊断价值。

4. 鳞状细胞癌抗原 鳞状细胞癌抗原（squamous cell carcinoma antigen，SCCA）是一种糖蛋白，是从子宫颈鳞状细胞分离的抗原亚组分。血清中的 SCCA 浓度和鳞状细胞癌的分化程度有关，在子宫颈癌、肺癌（非小细胞肺癌）、皮肤癌、头颈部癌、消化道癌、卵巢癌和泌尿系肿瘤中都可见 SCCA 升高。

5. 糖类抗原 125 糖类抗原 125（carbohydrate antigen 125，CA125）的抗原决定簇和胚胎发育期卵巢上皮的大分子量的糖蛋白相关，在卵巢癌中可见升高。

6. 糖类抗原 153 糖类抗原 153（carbohydrate antigen 153，CA153）包含两种抗体。一种抗体是用鼠抗人乳腺癌肝细胞转移株的膜的单克隆抗体 DF3 制备的，另一种抗体 115DB 是鼠抗人乳小脂球抗体。其在乳腺癌、胰腺癌、肺癌、卵巢癌等中均可见升高。

7. 糖类抗原 199 糖类抗原 199（carbohydrate antigen 199，CA199）在各种腺癌中都可见升高，如胰腺癌、肝胆管癌、胃癌、肝癌、直肠癌等。CA199 水平还和胰腺癌的分期有关。

8. 糖类抗原 242 糖类抗原 242（carbohydrate antigen 242，CA242）抗体来自直肠癌细胞系，是胰腺癌和直肠癌的相关标志物。

9. 糖类抗原 724 糖类抗原 724（carbohydrate antigen 724，CA724）的敏感性不高，

但它和 CEA 在诊断肿瘤时有互补作用，两者结合可提高诊断胃癌的敏感性和特异性。

（四）癌基因

1. ras 基因 ras 家族基因编码酪氨酸激酶。临床上 ras 基因突变多见于神经母细胞瘤、膀胱癌、急性白血病、消化道肿瘤、乳腺癌，在上述疾病中，ras 基因突变后的表达产物——P21 蛋白增加，并且和肿瘤的浸润度、转移相关。

2. p53 抑癌基因 p53 基因是一种抑癌基因，通过控制细胞进入 S 期控制细胞分化，监视细胞基因组的完整性，阻止具有癌变倾向的基因发生突变。

二、肿瘤标志物的临床应用

肿瘤标志物可以用于健康人群或肿瘤高危人群的筛查，多种肿瘤标志物的联合检测还可早于影像学检查发现肿瘤的发生或复发转移。下面就常见的恶性肿瘤的标志物及其临床应用进行介绍。

（一）肺癌

1. NSE 高浓度血清 NSE 是小细胞肺癌的重要特征，应用于小细胞肺癌的诊断和病情监测。

2. CYFRA21-1 在各类非小细胞肺癌中表达升高，尤其对鳞癌敏感。

3. CEA 在非小细胞肺癌中升高，尤其是腺癌。

4. SCCA 有助于所有鳞状上皮细胞癌的诊断与监测。

5. 胃泌素释放肽前体（pro-gastrin releasing peptide，Pro-GRP） 是小细胞肺癌的特异性肿瘤标志物，与 NSE 联合检测可提高辅助诊断的准确性。

（二）乳腺癌

1. CEA 联合 CA153 应用可增加对乳腺癌检测的灵敏度。

2. ER 和 PR 阳性的乳腺癌患者的肿瘤细胞一般分化较好，恶性程度低，对内分泌治疗有效，预后良好。

3. 人类表皮生长因子受体 2（human epidermal growth factor receptor-2，HER-2） 其高表达对曲妥珠单抗靶向治疗反应良好，但恶性程度较高，预后较差。

4. BRCA1 和 BRCA2 与 BRCA 相关的乳腺癌，常具有发病早，ER、PR 阳性率低，组织分级高等特点。

（三）胃癌

迄今为止，尚未发现某一种肿瘤标志物能独立应用于胃癌的辅助诊断或者预后中，应将不同肿瘤标志物进行组合，并结合其他辅助检查，以提高胃癌的早期诊断及预后判断。

1. CA724　是胃癌的首选标志物，常与 CEA 进行联合检测。

2. CEA　胃癌肝转移时，其水平明显升高。

3. CA199　可作为根治性手术后复发的早期监测指标。

4. AFP　胃癌患者化疗后 AFP 持续升高，表明其对化疗不敏感。

5. CA125　胃癌腹腔转移时，常伴 CA125 升高。

（四）肝癌

AFP 为肝癌首选肿瘤标志物。若 AFP 异常升高 ≥ 500μg/L 持续 1 个月，或 ≥ 200μg/L 持续 2 个月以上，谷丙转氨酶（alanine transaminase，ALT）基本正常，并能排除妊娠、活动性肝病与生殖腺胚胎性肿瘤等，应高度警惕肝癌。

（五）结直肠癌

目前缺乏结直肠癌特异性的肿瘤标志物，CEA 的敏感性相对较高。

1. CEA　动态观察可以评估疗效及预后。

2. CA199　在腺癌中可升高，可监测复发转移情况。

3. CA242，可联合 CEA 及 CA199 提高阳性检出率。

4. CA724　可与其他肿瘤标志物联合辅助结直肠癌的诊断，并评估疗效。

（六）前列腺癌

PSA 是前列腺癌诊断的主要肿瘤标志物。临床上常测定游离 PSA（f-PSA）和总 PSA（t-PSA）值，国内通常把 t-PSA > 4μg/L 作为筛查前列腺癌的临界值，当 t-PSA > 10μg/L 时，前列腺癌可能性极大。当 t-PSA 处于 4 ~ 10μg/L 时，再看 f-PSA/t-PSA 比值，比值大于临界值时，前列腺癌可能性小；小于临界值时，前列腺癌可能性较大。

（七）胰腺癌

1. CA199　在诊断胰腺癌中敏感性和特异性最高，但对胰腺癌的早期诊断价值有限。

2. 其他　CEA 可用于监测肿瘤病情演变、疗效观察及预后评估，与 CA125、CA199 及 CA242 联合检测可提高胰腺癌检出的敏感性。

（八）卵巢癌

1. CA125　卵巢上皮癌的首选标志物，血浆 CA125 > 65U/mL 时，常提示卵巢上皮肿瘤存在。

2. HCG　可协助诊断卵巢绒毛膜癌或伴有绒毛膜癌成分的生殖细胞肿瘤。

3. 叶酸受体　90% 以上的卵巢癌的叶酸受体阳性。

4. ER、PR　高表达与女性生殖系统肿瘤的发生密切相关。

（九）子宫颈癌及子宫内膜癌

1. CA125 子宫内膜癌首选肿瘤标志物。

2. CEA 可判断宫颈腺癌的浸润情况。

3. SCCA 与宫颈鳞癌的发生发展密切相关。

肿瘤标志物的发现与应用为恶性肿瘤的筛查、诊断、治疗及预后评估等提供了重要依据。但迄今为止，肿瘤标志物仅作为临床辅助诊断中的一项，未发现100%灵敏度和特异性的肿瘤标志物，因此要结合病史、症状、体征及更多辅助检查结果进行综合诊断。一些辅助检查结果对肿瘤早期筛查也具有重要作用，如长期便隐血阳性患者应考虑结直肠恶性肿瘤的可能；痰中带血应警惕肺恶性肿瘤；无痛性血尿应警惕泌尿系肿瘤；增长迅速的恶性肿瘤血沉常增快；恶性肿瘤骨转移时碱性磷酸酶常升高。故临床中应仔细分析辅助检查结果，不放过任何线索，从而提高肿瘤早期检出率。

第四节 基因检测

基因是染色体上的一段特定序列，是携带生物遗传信息的基本单元。基因检测是通过特定设备对被检测者细胞中的DNA分子信息做检测，通过与基因库的对比，分析它所含有的基因类型和缺陷，及其表达是否正常的方法。目前用于疾病风险的预测，疾病诊断，指导疾病的治疗。

基因检测对精准治疗肿瘤十分关键。21世纪以来，随着基因研究的迅猛发展，越来越多的肿瘤发生和预后被发现与基因异常相关，基因突变的不同导致肿瘤患者的治疗疗效差异。临床可以根据癌症基因检测，寻找驱动性突变基因，预测肿瘤发生的可能性，指导肿瘤患者用药。如乳腺癌21基因检测可对ER阳性、淋巴结阴性的乳腺肿瘤复发可能性进行预测；HER-2阳性的乳腺癌患者可用赫赛汀治疗；非小细胞肺癌EGFR基因突变可以选择吉非替尼等靶向治疗；PD-L1表达高，肿瘤基因突变负荷TMB高的患者采用PD-1免疫治疗会有更好的疗效等。

下篇 肿瘤的治疗

第六章 肿瘤的中医治疗 ▷▷▷

第一节 肿瘤的中医内科治疗

肿瘤中医内科治疗是中西医结合肿瘤学的重要组成部分，在肿瘤的中西医结合治疗中发挥着不可替代的作用。随着中医学的不断发展，中医内科治疗恶性肿瘤也取得了新的进步，在缓解症状、控制病势、提高生活质量、改善患者体质等方面均表现出独特的优势，能够弥补常规诊疗模式的不足之处，对肿瘤的临床诊疗有重要的意义。

一、基本思路

中医学中，肿瘤属于"癥瘕积聚"等病证范畴，《黄帝内经》指出："故积者，五脏所生；聚者，六腑所成也。积者，阴气也，其始发有常处，其痛不离其部，上下有所终始，左右有所穷处。聚者，阳气也，其始发无根本，上下无所留止，其痛无常处，谓之聚。"中医将癥瘕积聚归于一种本虚标实的病证。中医理论认为，肿瘤的形成、生长过程是机体的正气与邪气斗争消长的过程。所谓正气，是指构成人体与维持人体生理活动的精微物质，以及由此产生的脏腑组织的生理功能。所谓邪气，包括各种致病因子：从外而来的称为外邪；从机体内部产生的称为内邪。简单归纳，邪气大致分为外感六淫、气滞、血瘀、热毒、痰湿、癌毒等。肿瘤的形成是由正气不足，而后邪气侵犯所致。正气内虚是肿瘤形成发展的根本条件。《灵枢·百病始生》云："壮人无积，虚人则有之。"《医宗必读》谓："积之成者，正气不足，而后邪气踞之。"因此，扶正祛邪为中医内科治疗肿瘤的基本思路，即扶正时兼以祛邪，攻邪时不忘扶正，治病过程中须始终顾护正气。在此思路上，运用四诊八纲为主要手段，综合分析临床各种证候表现，研究肿瘤的病因、病机、发生、发展规律，认识和辨别肿瘤的部位、寒热、虚实及传变转归等，采用辨证与辨病相结合，整体辨治与专病专药相结合的思维模式进行治疗。一般情况下，对于肿瘤早期患者，由于大多处于邪实正未虚的状态，可以祛邪为主，辅以适当扶正治疗；对于中、晚期肿瘤患者，肿瘤可能出现多发远处转移，累及多个脏腑，此时患者正气多虚弱不堪，即使邪气实盛，此时治疗仍当以扶助正气为主，以祛除邪气为辅。

二、常用方法

（一）扶正固本

1. 定义　扶正固本法指通过扶助正气，增强人体内在抗病能力，以祛除病邪，促进生理功能的恢复，达到治愈疾病的目的。本法适用于肿瘤患者正气虚弱、脏腑虚损等证候，属于补法范畴。

中医学认为"正气存内，邪不可干""邪之所凑，其气必虚"。肿瘤的形成、生长、发展过程是机体内正邪斗争、消长的过程，由于正气虚损导致客邪留滞，引起一系列病变。《医宗必读》曰："积之所成也，正气不足，而后邪气踞之。"肿瘤形成后又进一步损伤机体的气血津液，正气进一步受损，肿瘤随之进展，形成恶性循环。故扶正固本法是治疗恶性肿瘤的根本大法之一。所谓"扶正"即扶助正气，所谓"培本"即培植本元，其实质是调节人体阴阳平衡，保持气血、脏腑、经络功能平衡稳定，以增强机体抗病能力，达到强壮身体、祛除病邪的目的。肿瘤临床运用扶正固本法的主要内容：益气健脾、滋阴养血、养阴生津、温补脾肾。

（1）益气健脾　治疗肿瘤患者气虚证的基本方法。患者可表现为神疲乏力，少气懒言，纳差腹胀，食后加重，舌苔淡白，脉沉细无力等。常用方剂包括四君子汤、补中益气汤、六君子汤等。肿瘤晚期患者或化疗患者常可见到以上表现，严重时伴有恶心、呕吐等，可加用和胃降逆中药，如砂仁、半夏、陈皮、白豆蔻等。

（2）滋阴养血　治疗肿瘤患者血虚证的基本方法。患者可表现为面色淡白或萎黄，唇舌爪甲色淡，头晕眼花，心悸多梦，手足发麻，妇女月经量少、后期或闭经，舌苔淡，脉细等。常用方剂包括四物汤、八珍汤、十全大补汤、当归补血汤等。

（3）养阴生津　治疗肿瘤患者阴虚内热证的基本方法。患者可表现为形体消瘦，潮热盗汗，五心烦热，夜热早凉，口干咽燥，舌红少苔，脉细数。常用方剂包括生脉散、沙参麦冬汤、青蒿鳖甲汤、清骨散等。晚期肿瘤患者或放疗过程中常可见到以上表现，养阴生津法可帮助减轻以上症状，提高患者生活质量同时利于放疗顺利进行。

（4）温补脾肾　治疗肿瘤患者脾肾阳虚证的基本方法。患者可表现为形寒肢冷，面色㿠白，腹中冷痛，腰膝酸软，下利清谷，小便不利，或夜尿频多，肢体浮肿，舌淡胖或边有齿痕，苔白滑，脉细微无力。常用方剂包括附子理中丸、肾气丸、右归饮等。

2. 临床应用

（1）提高免疫功能，改善生活质量，延长生存期　肿瘤患者正气虚弱，免疫力低下，应用扶正固本法可提高免疫力。如研究发现黄芪中的主要成分黄芪多糖能明显增加巨噬细胞的数量，激活 B 淋巴细胞，增强 NK 细胞和 LAK 细胞活性，并增加补体 C3

的含量从而激活免疫发挥抗肿瘤作用。人参皂苷可增强 Th1、Th2 细胞的免疫应答，增强抗肿瘤免疫水平。扶正固本法应用于多种癌种均可显著改善生活质量，延长生存期，使患者长期带瘤生存。

（2）减轻化疗、放疗毒副反应　扶正固本法改善肿瘤患者化疗、放疗副反应是中西医结合治疗肿瘤的特色之一。有学者观察到，扶正固本法对于乳腺癌化疗患者可显著减少严重不良反应的发生，应用扶正固本法后Ⅲ度以上骨髓抑制发生率为 10.53%，重度胃肠反应发生率为 15.79%，显著低于单纯化疗组的 23.68% 和 39.47%。因此，扶正固本法可显著减轻化疗后的骨髓抑制及胃肠道反应，提高患者对化疗的耐受力。

（3）预防肿瘤复发或转移　扶正固本法可通过提高机体非特异性免疫和细胞免疫功能，增强自身抵抗力和康复能力，预防肿瘤的复发，并可通过调节肿瘤转移相关基因的表达抑制恶性肿瘤的转移。

扶正固本法适用于晚期肿瘤患者，具有延长生存期、提高生活质量、减少痛苦等优势，甚至可使患者长时间带瘤生存；并在防治肿瘤并发症、配合放化疗等方面具有重要的应用价值，可显著增强放化疗耐受性，减轻放化疗毒副反应，提高临床效果。

3. 常用药物

（1）补气常用药　党参、太子参、红参、野山参、西洋参、黄芪、白术、茯苓、山药等。

（2）养血常用药　全当归、川芎、生地黄、熟地黄、白芍、阿胶、鸡血藤、三七粉、黄精、大枣、何首乌等。

（3）养阴常用药　女贞子、枸杞子、生地黄、天冬、麦冬、龟甲、鳖甲、旱莲草、南沙参、北沙参等。

（4）温阳常用药　附子、肉桂、淫羊藿、仙茅、巴戟天、补骨脂等。

（二）疏肝理气

1. 定义　疏肝理气法指采用疏散气机的药物来治疗肝气郁滞的方法，适用于肿瘤气机郁结、积滞内停的证候。

肝失疏泄、气机失调是引起肿瘤的重要原因之一，历代医家对此多有描述。《黄帝内经》曰："若内伤于忧怒，则气上逆……凝血蕴里而不散，津液涩渗，著而不去，而积皆成矣。"《丹溪心法》指出："忧怒抑郁，朝夕积累，脾气消阻，肝气积滞，遂成隐核""厥阴之气不行，故窍不得通而不得出，以生乳癌。"肝喜条达，恶抑郁，主疏泄，肝气的条达是气机调畅的根本。《读医随笔》曰："凡脏腑十二经之气化，皆必借肝胆之气以鼓舞之，始能调畅而不病。"故肿瘤患者调理气机首先以疏肝理气为主。《外证医案汇编》谓："如治乳从一气字著笔，无论虚实新久，温凉攻补，各方之中挟理气疏络之品，使其乳络疏通，气为血之帅，气行则血行，阴生阳长，气旺流通，血亦随之而生，自然壅者易通，郁者易达，结者易散，坚者易软。"故疏肝理气法常贯穿于肿瘤治疗的始终。

临证中肝气郁滞者常见情志不畅，胸胁苦满，两胁胀痛，脘腹胀满，肠鸣腹痛等，妇女可见乳房胀痛、痛经、月经不调等表现。常用方剂包括逍遥散、柴胡疏肝散、小柴胡汤等。

2. 临床应用

（1）贯穿于肿瘤治疗全程的基本方法　恶性肿瘤病机的特点之一是阻滞不通，气机运行失常后，促生痰、湿、瘀、热等病理因素，而这些因素又会进一步加重气机的阻滞，如此恶性循环形成恶性肿瘤。临床上气机失调反映在脏腑也常以肝气郁结为基础，继而影响脾、肺、心、肾、胃等脏腑的气机运动，导致各脏腑气机功能失调，产生瘀血、痰浊等病理产物，加之疾病本身的痛苦导致情志不舒，甚至焦虑、抑郁情绪也影响着脏腑功能，且这一过程常常伴随着疾病的始终。因此，治疗恶性肿瘤须重视调理气机，而调理气机首先以疏肝理气为主。

（2）提高疗效　疏肝理气法与化疗联合运用可明显增强治疗效果。湖北省中医院及武汉大学中南医院曾对 100 例 I 期、II 期三阴性乳腺癌患者进行研究，随机分为治疗组（AC-T 化疗方案联合柴胡疏肝散加减）和对照组（AC-T 化疗方案），结果如下：治疗组症状缓解总有效率为 72%，明显高于对照组的 50%；治疗组 5 年总生存率为 88%，对照组为 70%，差异具有统计学意义，且治疗组无病生存率为 66%，高于对照组 42%，其复发转移率为 22%，低于对照组的 28%。可见疏肝理气法可提高患者总生存率、无病生存率，降低复发转移率，延长生存期。

3. 常用药物　柴胡、郁金、川楝子、延胡索、炒香附、木香、陈皮、佛手、青皮、乌药、小茴香、丁香、檀香、玫瑰花、枳壳、厚朴、旋覆花、麦芽、八月札等。

（三）清热解毒

1. 定义　清热解毒法指以具有寒凉解毒作用的药物为主组方，治疗各种热毒病证的治法。本法适用于肿瘤患者存在热毒、温热、火毒、血热等证候，属于清法范畴。

中医学认为，热毒内蕴是恶性肿瘤的主要病因病机之一，《医宗金鉴》记载"唇茧"（相当于现在的唇癌）是因为"脾胃积火"积聚而成；"失荣"（类似于颈部淋巴结转移瘤或淋巴瘤）是由于"忧思恚怒、气郁血逆，与火凝结而成"。《古今医统》提出："气血日亏，相火渐炽，几何不致噎膈（相当于食管癌、贲门癌）。"《仁斋直指方》指出："癌者上高下深，岩穴之状，棵棵累重，热毒深藏。"外感六淫邪气，日久化热，或内伤七情，郁久化火，火热内蕴于体内，日久必发癌瘤，肿瘤与热毒往往同时存在，故清热解毒法是恶性肿瘤治疗中常用方法之一。

临证中热邪内蕴常见发热、疼痛、肿块肿大、口渴、便秘、尿赤、舌红苔黄、脉数等热象。需注意辨别热毒所在部位，如三焦、卫气营血、五脏六腑等。常用方剂包括银翘散、泻心汤、白虎汤、清营汤、黄连解毒汤、普济消毒饮、仙方活命饮等。

2. 临床应用

（1）当有火热毒邪存在时，可广泛应用于多种肿瘤　清热解毒药可清除或控制肿瘤周围的炎症及感染，减轻临床症状。清热解毒药物具有较强的抗肿瘤活性，如白花蛇舌草、紫草、冬凌草、龙葵、青黛等。研究发现白花蛇舌草可抑制大肠癌、胃癌、肝癌、肺癌、乳腺癌等多种肿瘤的生长，其有效抗癌活性成分包括蒽醌类、黄酮类及萜类等。从清热解毒药中分离出的有效成分制成的抗癌制剂已在临床广泛应用，如长春碱、长春新碱、斑蝥素、喜树碱等，该类药物广泛应用于多种肿瘤，疗效显著。

（2）治疗肿瘤感染及癌性发热　由于肿瘤易于坏死、液化、破溃产生炎症，或局部机械压迫，导致脏器管腔受压或梗阻，容易导致感染发生；肿瘤细胞增生的过程中易产生内源性致热原，刺激体温调节中枢引起发热；或因肿瘤生长迅速导致缺血、缺氧引起组织坏死，释放肿瘤坏死因子而引起发热。因此，消除炎症是治疗肿瘤的重要手段，可辨证采用清热解毒法。

临床治疗中，根据疾病的不同性质，清热解毒常与其他治法相结合，如热毒炽盛、耗损津液时，清热解毒药可与养阴生津药及滋阴凉血药合用；如热毒迫血妄行，则应与凉血止血药同用；如患者体质差，正虚明显，可与扶正固本法合用。另外，根据热毒的部位不同，可选择恰当的清热药物，如黄芩清上焦热，黄连清胃肠热，黄柏清下焦热，栀子清三焦热，龙胆草清肝热，大黄泄肠胃之腑热等。

3. 常用药物　金银花、连翘、白花蛇舌草、半枝莲、半边莲、七叶一枝花、龙葵、鱼腥草、蒲公英、黄连、黄芩、黄柏、栀子、山豆根、板蓝根、大青叶、白英、鸦胆子、龙胆草、青黛、石膏等。

（四）活血化瘀

1. 定义　活血化瘀法指运用具有消散作用或能攻逐体内瘀血的药物治疗瘀血病证的方法，适用于肿瘤瘀血留滞、血行不畅的血瘀证候，属于消法范畴。

该治法是建立在肿瘤的临床表现及西医学的肿瘤血液高凝学说基础上的。中医学认为，瘀血是内阻肿瘤的病因病机之一，肿块的形成与瘀血有关，故肿瘤多属于中医癥瘕、积聚、结块等范畴。早在《黄帝内经》中就论述了"积聚""石瘕"等与血瘀证的联系。如《素问·举痛论》曰："寒气客于小肠膜原之间，络血之中，血泣不得注于大经，血气稽留不得行，故宿昔而成积矣。"《灵枢·水胀》曰："石瘕生于胞中，寒气客于子门，子门闭塞，气不得通，恶血当泻不泻，衃以留止，日以益大，壮如杯子，月事不以时下。"指出肿块、石瘕的形成与寒邪内侵，致瘀血内蓄有关。清代王清任进一步指出："气无形不能结块，结块者，必有形之血也，血受寒则凝结成块。"唐容川也说："瘀血在经络脏腑之间，则结成癥瘕。"肯定了癥瘕与瘀血的关系，并明确提出瘀血有寒热之分。西医学认为，癌细胞释放出的某种物质易引起血液高凝，高凝又为癌栓的形成、转移创造了条件，故活血化瘀为恶性肿瘤治疗的重要法则。

临证中，肿瘤患者血瘀证常见的症状体征有肿块固定、痛有定处、日轻夜重、皮肤黧黑、肌肤甲错、唇舌青紫、舌有瘀斑点及舌下静脉曲张、脉沉涩等。需注意辨别瘀血所在部位、脏腑。常用方剂包括通窍活血汤、血府逐瘀汤、少腹逐瘀汤、桃核承气汤、桂枝茯苓丸、复元活血汤等。

2. 临床应用

（1）凡有血瘀表现者均可应用，适用于多种癌肿　研究发现，肿瘤伴血栓形成者发生不良预后风险升高 4.1 倍，说明血瘀与肿瘤发生发展及转移有明显关联。血瘀贯穿于肿瘤发生发展的各个病理阶段，故活血化瘀法在肿瘤中被广泛应用。活血化瘀药可调节血流，改善血液高凝状态，调节组织缺氧微环境，下调血管内皮相关生长因子及其受体表达，抑制肿瘤新生血管生成。

（2）治疗癌性疼痛　肿瘤阻滞气血或局部压迫可引起气血凝滞，导致不通则痛，故大多数中晚期肿瘤患者常伴有局部癌痛。活血化瘀药物具有活血通络、疏通气血的作用，常可用来治疗癌性疼痛。

（3）治疗癌前病变　大量研究表明活血化瘀药物可防治食管癌前病变、口腔癌前病变、鼻咽癌前病变、胃癌前病变、肝癌前病变和宫颈癌前病变等。其主要机制是通过调节细胞周期调控基因，细胞生长、增殖、分化调控基因及相关蛋白基因，细胞凋亡基因，转录因子等表达来发挥作用。

因血瘀证的形成原因不同，证候表现不同，故治法上也有理气活血、补气行血、养血活血、温经活血、泄热破血等不同，活血化瘀法常与其他中医治法同时使用，运用时应细加分辨。

同时应注意，活血化瘀药虽具有抗肿瘤作用，但一些学者认为其也有促进肿瘤血行播散的风险。如无明显血瘀征象，则不应使用，尤其在有可能发生肺咯血、胃出血、便血、肝硬化出血等情况下，更应小心应用活血药物。

3. 常用药物　丹参、赤芍、红花、桃仁、五灵脂、泽兰、三棱、莪术、水蛭、血竭、乳香、没药、穿山甲、全蝎、蜈蚣、土鳖虫、鸡血藤等。

（五）软坚散结

1. 定义　软坚散结法指用软坚药物治疗痰浊瘀血等有形结聚病证的方法，使肿核、结块软化或消散，适用于癌肿坚硬、病邪结聚的证候，属于消法范畴。

肿瘤多属于中医"癥瘕""积聚"范畴，究其原因，或为痰浊凝聚，或为血瘀内停，或为气机郁滞，均为邪气聚结于局部，久之聚结成块，形成肿瘤。少数积块推之可移，但大多数肿块固定，边界不清，增大迅速。往往因气滞、血瘀、痰浊、热毒等病因不同而出现不同的伴随症状。肿瘤瘤体质软者为"结"，坚硬如石者为"坚"。根据"坚者消之""结者散之"的治疗原则，采用软坚散结法。临床上常见的甲状腺癌、乳腺癌、食管癌、肝癌、淋巴瘤、软组织肿瘤及肿瘤淋巴结转移等，均可采用软坚散结法治疗。或化痰散结，或化瘀散结，或理气散结，或解毒散结等。

临证中，痰浊瘀血等结聚可致无名肿毒、痰核瘰疬、乳腺包块、癥瘕积聚等证，常用方剂包括鳖甲煎丸、加味消瘰汤、橘核丸等。

2. 临床应用

（1）针对癌肿适当选用，具有直接抗肿瘤作用　研究发现，软坚散结中药抗肿瘤的重要物质基础是硫酸多糖及硫酸糖肽，如昆布的主要成分为天然 a-L 岩藻糖 -4- 硫酸酯的多聚物，具有直接抑制肿瘤生长与免疫调节作用；海藻中的硫酸多糖－褐藻多糖也具有直接抑瘤作用；守宫的主要成分硫酸糖肽可诱导肝癌细胞分化，抑制肝癌细胞增殖，并可调节抗肿瘤免疫；夏枯草的主要成分硫酸多糖也具有抗氧化及免疫调节的作用。

（2）与其他方法联合，增强疗效　软坚散结法临床上应用较多，但多数还是属于配合之举，针对积聚形成的不同病因，如气滞、血瘀、痰浊、热毒等，分别采用理气软坚散结、活血软坚散结、化痰软坚散结、解毒软坚散结等治法，来达到使肿块软化的目的。其作用机理可能是通过抑制肿瘤间质中肿瘤相关成纤维细胞的功能而抑制肿瘤细胞外基质的重建，进而导致肿瘤组织的软化消散。

3. 常用药物　昆布、海藻、夏枯草、牡蛎、穿山甲、鳖甲、龟甲、僵蚕、莪术、土鳖虫、猫爪草、浙贝母、黄药子、守宫等。

（六）化痰除湿

1. 定义　化痰除湿法指应用化痰、祛湿的药物治疗痰浊、湿邪凝聚的方法，适用于肿瘤患者有痰浊、湿邪阻滞的相关证候。

肿瘤之成因，除了气滞、血瘀外，痰湿凝聚也是主要病因病机。朱丹溪首先提出肿瘤的发生与"痰"有关，称"痰之为物，随气升降，无处不到""凡人身上中下有块者多是痰"。《医学入门》曰："盖瘿瘤本共一种，皆痰气结成。"肿瘤形成之后，痰湿仍是肿瘤的重要病理产物，临床上很多肿瘤常出现痰湿症状，如食管癌常因食管狭窄而致痰涎壅盛，肺癌的咳嗽痰多，癌性胸腹水等。因此，化痰除湿法也是肿瘤的重要治法之一。其中，"痰"除了表现为咳之可出的有形之痰外，更多是由于水液代谢及脏腑功能紊乱产生的无形之痰，如脾失健运或肝气郁滞引起的痰浊凝聚而产生的痰核、瘰疬等，治疗时需采用健脾化痰、理气化痰等方法。"湿"邪有外湿、内湿之分，外湿是感受外界湿邪，如气候潮湿、久居湿地或涉水淋雨等，且常与风邪、寒邪并见；内湿是由于脾肾阳虚，不能运化水湿，或水湿停聚于内，形成有形之水湿。可根据湿邪所在部位的不同，分别采用芳香化湿、温化水湿、健脾利湿等方法。

临证中，痰湿内蕴可表现为头胀头沉，胸脘痞闷，咳嗽咳痰，口淡而黏，食欲不振，口渴而不欲饮水，四肢沉重，大便稀或黏，白带多，苔腻脉濡等。常用方剂包括二陈汤、二妙散、藿香正气散、三子养亲汤、五苓散等。

2. 临床应用

（1）改善症状，提高生活质量　痰湿阻滞临床上可出现很多症状，如咳嗽痰多、痰涎壅盛、胸闷气急、头晕而沉、口淡而黏、腹部胀满等，采用化痰除湿法可有效改善上述症状，提高患者生活质量，增强患者治疗肿瘤的信心。

（2）直接抗肿瘤作用　现代药理研究表明，多种化痰除湿药物具有直接抗肿瘤作用，如猪苓的有效成分猪苓多糖具有抑制膀胱癌细胞株 T24 细胞作用，通过改变细胞形体，减少贴壁细胞，抑制细胞增殖，还可降低 Bcl-2 表达，诱导膀胱癌 T24 细胞的凋亡，同时可以改变膀胱癌大鼠外周血 $CD3^+CD8^+$、$CD28^+T$ 淋巴细胞水平，提高免疫应答水平。

需注意的是，由于痰湿证常与热毒、血瘀或脾虚等证夹杂，故临床上需注意与清热解毒药、活血化瘀药、健脾理气药等配合使用。

3. 常用药物　化痰药：半夏、胆南星、川贝母、浙贝母、瓜蒌等。利水渗湿药：白术、茯苓、猪苓、薏苡仁、木通、泽泻、瞿麦等。清热燥湿药：苦参、黄连、黄芩、黄柏等。逐水除湿药：大戟、芫花、甘遂、商陆等。祛风除湿药：羌活、独活、秦艽、威灵仙、桑枝、海风藤等。

（七）以毒攻毒

1. 定义　以毒攻毒法指运用药性峻猛、毒性剧烈的药物治疗肿瘤邪毒瘀结的方法，适用于肿瘤患者癌邪亢盛、毒根深结的证候。

恶性肿瘤在中医学上称为"癌病"，古代医家发现癌病的发生、发展多因邪毒瘀积，癌毒内结而成。《诸病源候论》曰："诸恶疮皆由风、湿、毒所生也。"《疡科心得集》指出："由其人肝肾素亏，或又郁虑忧思，相火内灼，水不涵木，肝经血燥……阴精消涸，火邪郁结。"明确论述了内生火邪，热毒结肿的病理过程。因此，毒邪内蕴是引起肿瘤的主要原因之一，以毒攻毒法是治疗肿瘤疾病的根本，古代医家如陈实功、王洪绪等曾用小金丹、蟾蜍丸等以毒攻毒方药治疗恶性肿瘤。但需注意的是，肿瘤患者大多正气虚损，不耐攻伐，临床应用以毒攻毒时还需谨慎。

临证中，以毒攻毒法常应用于肿瘤初期，此时癌毒亢盛，进展快，肿块大，易转移，癌毒常与其他致癌因素如痰、热、湿、瘀等胶结，需与其他治法联合应用。

2. 临床应用

（1）治疗各种癌症　以毒攻毒法治疗肿瘤应用广泛，适用于多种癌肿。随着现代药理研究的深入，此类药物毒副反应发生率大大降低，更易为人们所接受。另外，许多以毒攻毒中药的有效成分被制成各种制剂，临床应用更加广泛，疗效更确切，安全性更高。如现代药理研究证实，复方斑蝥胶囊可以显著抑制肿瘤细胞 DNA 的合成和复制，抗肿瘤效果显著，还可以提高免疫力和应激能力，与抗癌药环磷酰胺联合应用能提高抑瘤率，还可改善环磷酰胺引起的白细胞下降的不良反应。

（2）治疗癌性疼痛　许多以毒攻毒中药具有显著的消肿止痛功效，因此用于治疗癌性疼痛具有较好的疗效。其机理可能与提高痛阈、麻醉止痛、抑制脊髓前角释放前列腺素有关。

（3）治疗癌性胸腹水　胸腹水的生成与癌细胞浸润、肿物压迫淋巴液回流及低蛋白血症等多方面因素有关。以毒攻毒方药可有效抑制癌细胞生长繁殖，而且部分药物有利尿作用，对胸腹水起到较好的治疗作用。

（4）治疗癌性溃疡　治疗癌性溃疡效果较好的外用药物如化腐丹、去腐生肌散、化腐生肌粉均含有轻粉，轻粉既有较强的抗癌作用，又有很好的化腐生肌作用。

需注意的是，以毒攻毒法是指采用某些药物的毒性作用来治疗毒邪为主的疾患，与治疗中某些药物引起其他毒副反应不同。

3. 常用药物　动物类：蟾蜍、斑蝥、壁虎、全蝎、蜈蚣、土鳖虫、水蛭等。矿物类：雄黄、轻粉、砒石等。植物类：藜芦、常山、狼毒、马钱子、巴豆、干漆、洋金花、生半夏、生南星、生附子、乌头、雪上一枝蒿、芫花、大戟等。此类药物须尤其注意剂量、煎服法等细节。

三、常用中药制剂

近年来，随着中医、中药研究的不断深入，有相当数量的抗癌中成药在临床广泛运用，极大丰富了中医治疗肿瘤的手段，也使中医药抗癌治疗更加简便、快捷。

（一）常用抗癌中药注射液

1. 艾迪注射液 主要成分：人参、黄芪、刺五加、斑蝥。艾迪注射液具有清热解毒、消瘀散结的功能，适用于原发性肝癌、肺癌、肠癌、鼻咽癌、泌尿系统肿瘤、恶性淋巴瘤、妇科恶性肿瘤等多种肿瘤的治疗和各类肿瘤术后的巩固治疗。

2. 榄香烯乳注射液 主要成分：是从姜科植物温郁金中提取的抗癌有效成分。能直接作用于细胞膜，使肿瘤细胞破裂，可以改变和增强肿瘤细胞的免疫原性，诱发和促进机体对肿瘤细胞的免疫反应。对癌性胸、腹水及某些恶性实体瘤有一定疗效。

3. 康莱特 主要成分：注射用薏苡仁油。祛邪扶正抗癌药。用于肺癌、肝癌及其他转移性肿瘤的中、晚期治疗。

4. 鸦胆子油乳注射液 主要成分：鸦胆子油。用于肺癌、肺癌脑转移及消化道肿瘤。

5. 华蟾素注射液 主要成分：干蟾皮提取物。具有解毒、消肿、止痛作用，用于中、晚期肿瘤。

（二）常用抗癌口服中成药

1. 攻邪类口服中成药

（1）平消胶囊 主要成分：郁金、马钱子粉、仙鹤草、五灵脂、白矾、硝石、干漆（制）、枳壳（麸炒）。本方是在《金匮要略》"硝石矾石散"的基础上衍化而来，具有活血化瘀、破结软坚的功效，具有一定的缓解症状、缩小瘤体、抑制肿瘤生长等作用。

（2）金龙胶囊 主要成分：白花蛇、守宫等动物药。功效：破瘀散结，解郁通络。适用于血瘀郁结为主证的原发性肝癌及其他肿瘤。

（3）小金丸 主要成分：人工麝香、木鳖子、制草乌、枫香脂、醋没药、醋乳香、五灵脂、酒当归、地龙、香墨。功效：散结消肿，化瘀止痛。适用于痰气凝滞所致的瘰疬、瘿瘤、乳岩、乳癖。

（4）西黄丸 主要成分：牛黄、人工麝香、乳香、没药。功效：清热解毒，消肿散结。适用于热毒壅结所致癌肿，主要用于各种癌症的治疗及辅助治疗。

（5）抗癌平丸 主要成分：珍珠菜、藤梨根、香茶菜、肿节风、蛇莓、半枝莲、兰香草、白花蛇舌草、石上柏、蟾酥。功效：清热解毒，散瘀止痛，用于热毒瘀血壅滞肠胃而致的胃癌、食管癌、贲门癌、直肠癌等消化道肿瘤。

（6）清肺散结丸 主要成分：绞股蓝、参三七、灵芝、川贝等。功效：清热解毒，活血止痛，消肿止痛，止咳化痰，用于肺癌等。

2. 补益类口服中成药

（1）贞芪扶正胶囊　主要成分：女贞子、黄芪。功效：补气养阴。提高免疫力，配合手术、放疗、化疗，促进机体正常功能的恢复。

（2）参一胶囊　主要成分：人参皂苷 Rg3。功效：培元固本，补益气血。适用于肺癌、胃癌、肠癌及乳腺癌等恶性肿瘤，与化疗合并用药以提高疗效，能明显改善食欲和精神状态，提高机体免疫功能。

3. 攻补兼施类口服中成药

（1）复方天仙胶囊　主要成分：天花粉、威灵仙、白花蛇舌草、人工牛黄、龙葵、胆南星、乳香（制）、没药、人参、黄芪、珍珠（制）、猪苓、蛇蜕、冰片、麝香等。功效：清热解毒，活血化瘀，散结止痛。对食管癌、胃癌有一定抑制作用。

（2）复方红豆杉胶囊　主要成分：紫杉醇、人参皂苷、甘草酸等。功效：祛邪散结。用于气虚痰瘀所致中、晚期肺癌和肿瘤化疗的辅助治疗。

（3）复方斑蝥胶囊　主要成分：斑蝥、刺五加、半枝莲、黄芪、女贞子、山茱萸、人参、三棱、莪术、熊胆粉、甘草。功效：破血消瘀，攻毒蚀疮。用于原发性肝癌、肺癌、直肠癌、恶性淋巴瘤、妇科恶性肿瘤等。

（4）肝复乐片　主要成分：党参、鳖甲、重楼、黄芪、大黄、柴胡、桃仁、土鳖虫等。功效：健脾理气，化瘀软坚，清热解毒。适用于以肝瘀脾虚为主证的原发性肝癌。

（5）紫龙金片　主要成分：黄芪、当归、白英、龙葵等。功效：益气养血，清热解毒，理气化瘀。为肺癌气血两虚兼瘀热证患者化疗的辅助用药。

（6）金复康口服液　主要成分：黄芪、北沙参、麦冬、女贞子（酒制）、山茱萸、绞股蓝、淫羊藿、葫芦巴（盐水炒）、石上柏、石见穿、重楼、天冬。功效：益气养阴，清热解毒。用于治疗原发性非小细胞肺癌气阴两虚证不适合手术、放疗、化疗的患者，或与化疗并用，有助于提高化疗效果，改善免疫功能，减轻化疗引起的白细胞下降等副作用。

（7）安替可胶囊　主要成分：当归、蟾皮。功效：软坚散结，解毒定痛，养血活血。适用于食管癌、胃癌、肝癌等，可单独使用，与化、放疗同用可增效。

（8）槐耳颗粒　主要成分：槐耳菌质。功效：扶正固本，活血消癥。适用于正气虚弱、瘀血阻滞的原发性肝癌不宜手术和化疗者的辅助治疗，可改善肝区疼痛、腹胀、乏力等症状。

（9）复方菝葜颗粒　主要成分：红土茯苓（菝葜）、鱼腥草、猫爪草、土鳖虫、款冬花、枸杞子、大枣（去核）、鲜鳢鱼。功效：清热解毒，软坚散结，滋阴益气。可用于改善肺癌、子宫颈癌伴有咳嗽、胸痛、带下异常等症状。

（10）食道平散　主要成分：人参、西洋参、紫硇砂、珍珠、人工牛黄、熊胆粉、全蝎、蜈蚣、三七、薄荷脑、朱砂。功效：益气化痰，祛瘀散结。主治食管癌、贲门癌、胃癌、贲门痉挛、食管狭窄梗阻、食管炎和各种咽喉炎等。

第二节 肿瘤的中医外科治疗

中医外科是中医学中不可或缺的重要部分，在肿瘤的临床治疗中也发挥着重要作用，其辨证诊法独具特色，治疗手段丰富多样，指向明确，直达病所，与中医内科的全身整体治疗相辅相成、互为补充，在临床中往往能够取得较为满意的疗效。

一、原则和方法

恶性肿瘤的中医外治法是在中医学理论指导下的中医外治法，以"直达病所""未成者消之，已成者先截后拔"为总的治疗原则，又分别以消、截、拔三法为治疗大法，能够达到外治消瘤、缓解癌痛、治疗胸腹水、放化疗减毒增效、治疗癌性溃疡、缓解术后不良反应、治疗癌性肠梗阻等多种效果。

（一）消法

清朝康熙年间，太湖西山岛中有一户王姓人家喜得一子，王家几代为医，双亲为了让这个孩子秉承家风，故取名维德。王维德聪颖好学，既博览经史，又通易卦之术。但是好景不长，王父辞世后，家业日渐衰败，王维德不得不颠沛离家，一边卖卦，一边行医，三年后返家继续悬壶济世，因有着传承四代的底蕴、博览经史的勤奋及行医阅历，很快远近闻名。王维德一生布衣，虽声名远播，但心中总惦念家乡西山岛林屋的一片净土，故自称林屋山人。清代名医徐灵胎曾说，自古以来，外科必须口传心授，不像内科，多读古书就可以对证用药。王维德"将祖遗秘术，及予临症将药到病愈之方，并精制药石之法"集于《外科证治全生集》，以阴阳为辨证纲领，格外重视"阴疽"的辨证，提出"以消为贵，以托为畏"，留下了犀黄丸、阳和汤、醒消丸、小金丹等传世名方。相传王维德用阳和汤与犀黄丸联合治疗乳岩，"或可救十中三四"。

所谓消法，顾名思义就是消除、消散的意思，指运用各种治疗手段，使疾患得以消散的治疗方法。《外科启玄》首次明确消法的内涵为"灭其形症也……使绝其源而清其内，不令外发"，并进一步指出应"疏其源，绝其毒"。王维德在《外科证治全生集》中特别提出"以消为贵"的思想，《疡科纲要》则指出："治疡之要，未成者必求其消，治之于早，虽有大证，而可以消散于无形。"总的来说，消法是运用清热、行气、活血、祛湿、化痰、散瘀等传统外治方法，或是中医理论指导下的现代物理消融等手段，以达到使瘤体缩小甚至消散于无形的治疗目的。

（二）截法

清代名医徐灵胎，临床经验丰富，且精于文作，为后世留下许多与众不同的治疗方法，屡试不爽。《医学源流论》有《围药论》一章，提出"外科之法，最重外治，而外治之中，又重围药"。徐灵胎说，人这一生，不可能没有七情六欲的伏火、风寒暑湿的留邪、食饮痰涎的积毒，人没病的时候，这些邪气四散隐藏，气血一旦运行不畅，则毒邪汇聚成痈肿,这时只有围药能使四散的邪气不聚集,而聚集在一起的邪气不外散。徐灵胎不拘泥于"汤方",善用内、外多种方法治疗急危重症。《洄溪医案》记载:郡中朱姓患项疽,大彻痛心,时时出血。延医施治,漫肿滋甚,神思昏迷,束手待毙。徐氏急用围药裹住根盘,敷以止血散,饮以护心丸,而痛缓血止,神安得寝。疮口已定,乃大托其脓,兼以消痰开胃之品,两月而愈。

截法是指运用各种治疗手段,截断肿瘤血脉,限制毒邪扩散的治疗方法。《理瀹骈文》指出:"截之则邪自断,无妄行传变之虞。"恶性肿瘤生长迅速,夺人气血,且与人气血相通,往往一损俱损。而截法能够截断肿瘤与机体的血脉联系,令肿瘤不能继续生长,利于下一步的治疗。传统外治法中的箍围法、结扎法均属此类。

1. 箍围法 又称围法,是取药物箍集围聚、收束毒邪的作用,令已经成型的肿物逐渐缩小并最终消散。临床上常将相应的药物制成药粉,使用时加入不同的液体调成糊状,敷贴于治疗部位,令覆盖肿物并箍围四周,起到约束、收敛的作用。箍围药需严格根据局部辨证使用,凡红肿热痛辨为阳证者,需选用寒凉药,如金黄散、玉露散等;凡色白不热辨为阴证者,需选用温热药,如回阳玉龙膏等。根据局部辨证的不同,调制箍围药时所用的液体也有不同的选择。醋有散瘀解毒之功,酒可助行药力,葱姜韭蒜捣汁者辛香散邪,菊花汁、银花露清凉解毒。

2. 结扎法 又称缠扎法,是利用线的收紧作用,通过结扎,使局部经络阻塞、气血不通,最终令病变部位脱落坏死,达到治疗目的的方法,尤其适用于头大蒂小的肿瘤。结扎法能够截断瘤体的血供,打破瘤体与机体"一损俱损,一荣俱荣"的局面,为下一步的治疗提供有利条件。

在截法理论的指导之下,现代血管介入技术也成为中医外治的有力武器,经动脉栓塞术能够阻断肿瘤的供血血管,令肿瘤组织缺血缺氧进而坏死。

(三) 拔法

"痈疽阴证半月间,不发不溃硬而坚,重如负石毒脓郁,致生烦躁拔为先,铍针放孔品字样,脓鲜为顺紫黑难。"这是《医宗金鉴》中的药筒拔法歌,用于痈疽阴证,毒邪不能外出,用药筒拔法令毒邪得门路而出。

用于治疗肿瘤的拔法是通过各种方法令肿瘤移深居浅,或令癌毒外出。《理瀹骈文》指出:"拔之则病自出,无深入内陷之患。"传统外治法中常用膏药、提脓去腐药、药筒拔法等。

中药外用制成膏药,因其富有黏性,易于固定于患处,能够长时间作用于局部,药力专一持久,达到消肿止痛或拔毒外出的作用。提脓去腐药能够令内蓄毒邪早日排出,腐肉迅速脱落,利于癌毒外出。

药筒拔法则是将某些特定药物与竹筒同煮,趁热吸附于患处,一则借其热力,二则借其药力,三则借其吸力,以宣通气血,拔毒外出。

现代外科手术及微创、物理消融技术等均可达到使肿瘤脱离机体或摧毁瘤体的效果,也可归于中医外治的"拔"法范畴。

二、常用技术

早在战国时期《五十二病方》中就有中医外治方药的记载，其后历朝历代都有发展，其机制就是吴师机的"外治之理即内治之理，所异者法耳"。清朝徐灵胎云："若其病既有定处，在皮肤筋骨之间，可按而得者，用膏药贴之，闭塞其气，是药物从毛孔而入腠理，通经达络，或提而出之，或攻而散之，较服药尤有力。"明确指出了药物外用的作用机理。

（一）中药贴敷

《肘后备急方》记载了一首常用膏方。"鸡子一枚，丹砂二两，末之，安白鸡腹下伏之，出取涂面"，指出"鸡子令面皮急而光滑，丹砂发红色"，敷面能使"面白如玉，光润照人"。

早在原始社会，人们会用一些植物的枝叶涂抹在与猛兽搏斗后导致的伤口上，发现这种方法可以止血、减轻疼痛，甚至促进伤口愈合，后来人们不断改进这个方法。至唐代，孙思邈将这种敷药法与经络腧穴的作用结合在一起，创立了穴位贴敷法。相传唐太宗因征战腿部留有疾患，反复发作，疼痛难忍，令朝中大臣忧心如焚。孙思邈开出一剂药方，让太医们按方抓药后捣碎，覆在纱布上，每日敷在唐太宗的悬钟、大杼、阳陵泉等穴位，不出一月，唐太宗痊愈。

运用中药贴敷的方法治疗肿瘤类疾病历史悠久，早在《周礼·天官》中就有记载："疡医掌肿疡、溃疡、折疡之祝药、劀杀之剂。"其中，"祝"的意思就是用药外敷，"杀"是用药腐蚀。

中药贴敷是中医外治法中最为常用的一种，以中医基础理论为指导，根据中医的整体观、经络学说，应用腧穴独特的生理功能及双向调节作用，将中药敷贴于特定穴位，通过体表直接给药，使药物通过皮肤吸收渗透至体内，通过经络调节，以活血化瘀、通经活络、清热解毒、消肿止痛等，达到内病外治的目的，且能避免药物内服引起的某些不良反应。

1. 贴敷剂型

（1）散剂　传统的散剂是将药物研磨成不同粗细的粉末，临床应用时可直接涂布于创面，或用醋、蜂蜜、酒等作为辅料，根据临床需要随时调配，并可根据临床辨证加减。现代临床中，配方颗粒的使用大大简化了将药物研磨成粉的这一复杂过程，可直接将根据配伍制成的配方颗粒根据治疗需要，选择不同的辅料调成糊状，置于纱布或敷料上，贴敷于患处或相应的穴位上，保留一定的时间以达到治疗的目的。

（2）膏剂　现在临床上常用的贴敷膏剂分为硬膏和软膏。硬膏，古时称"薄贴"，现代熬制的硬膏多以植物油为辅料，加用黄丹、蜡调制，如黑膏药，又称"铅膏"，或者不经煎熬，直接捣烂成膏状，置于纸或布上，用时将药加温软化。软膏，又称"油膏"，多以油脂为辅料，如动物油脂、植物油脂或凡士林等，与中药共同熬制或与中药粉剂、颗粒剂调和成膏状。临床用的各种软膏、中药油纱条多属此类。

（3）创新型贴剂 大家有没有想过，为什么要叫狗皮膏呢？人们认为狗的表皮没有汗腺，不易散热，实际上狗的表皮有汗腺，只是不易散热。因此，用狗皮做的膏药可以防止水分蒸发，增强了药物的渗透性。由于狗皮来源紧缺，狗皮膏制作工艺复杂，狗皮膏已经失传。随着现代工业的发展，中药制剂技术也随之提高，中药外用贴剂的剂型也有了一定的发展，如贴膏剂、涂膜剂、巴布膏剂等。这些新型的贴敷剂型载药量大，透气性好，可以使药效更迅速、持久，能够有效提高生物利用度，减轻了因临时调配药物带来的不便，对皮肤刺激性小，过敏的发生率低。

2. 贴敷部位及时间 中药贴敷是药物通过脏腑、经络的调节作用，作用于腧穴，随着经络布散于全身，内达脏腑，外至四肢九窍，沟通表里，贯穿上下，调节脏腑、经络、气血的运行，进而发挥治疗调理的作用。药物直接贴敷于体表穴位或病变部位之上，药性可通过皮毛入腠理，由表及里，渗透直达皮下组织，一方面在局部聚集较高的药物浓度，另一方面通过经络、气血的贯通运行，使药物直达脏腑失调之处，从而起到调理全身的治疗作用。

临床上常根据疾病的性质、证型的不同、病程的长短、涉及的脏腑进行辨证施治，确定在一个或多个经络腧穴和特定部位贴敷。如肺内肿瘤引起咳喘、咳痰明显者，贴敷于膻中、天突、肺俞等穴；放化疗引起的恶心、呕吐明显者，贴敷于中脘、涌泉等穴；因肿瘤术后胃瘫者，贴敷于中脘、神阙等穴；癌性疼痛者可选择相应疼痛的部位进行中药贴敷治疗，针对突出于体表的肿块，也可选用箍围法，将药物置于纱布内制成棉条，外敷于肿物基底根部，使根盘收束，不至毒邪外散。

由于外贴膏药多为临方调配，长时间使用容易造成皮肤过敏，因此需根据气候变化、患者皮肤情况调整外用药贴敷时间。贴敷时间一般为每日 4～6 小时，小儿皮肤娇嫩，老人皮肤干燥，油脂分泌减少，易因药物刺激出现皮肤瘙痒、红疹等不良反应，因此老人、儿童贴敷时间宜缩短至 2 小时。冬季天气干燥，夏季炎热，汗出过多，因此这两个季节的贴敷时间也不宜过长。

3. 贴敷用药特色

（1）温通药的运用 辨证论治是中医治疗的基本原则。肿瘤外治是以局部辨证为基础，病机多见局部气血凝滞，经络阻塞不通，多以温通之法治之，用药忌用苦寒，恐寒凝经脉，不利于气血疏通。即使是针对局部有"红肿热痛"的肿瘤阳证，治疗也并非用一派清热解毒药，而是用金银花、连翘等辛凉解表药以辛散透热为主。

（2）芳香中药的运用 芳香中药局部应用可以行气通络，促进药物透皮吸收。芳香药善入脾胃经，辛香走窜而解表散邪，芳香化湿而健脾开胃，芳香理气而活血止痛，芳香辟秽而醒脾悦胃。现代研究表明，芳香中药含挥发油，有刺激神经、扩张血管、刺激胃液分泌、镇静催眠等多种作用。芳香药物具有辛香走窜、善循经络而行的特点，可理气活血、破瘀散结，又可助其他药物吸收扩散，是肿瘤外治中不可缺少的组成部分。

（3）虫类药的运用 外治用药善用虫类药，虫类药以咸味、辛味为主，辛温走窜，咸以入血，疏经通络、解毒攻毒、软坚散结之力强，可以透脓外出，可用于癥瘕、瘰疬、恶疮等重症、顽疾。

4. 贴敷赋形剂　中药贴敷是通过皮肤吸收药物而起作用的，而吸收的多少直接影响疗效。赋形剂又称基质，即加入药物中的"佐料"，使其成形。选择合理的赋形剂可以引导药物发挥药效，并能加强药物的经皮吸收，也就是我们常说的"药引"。目前常用的赋形剂如下。

（1）蜂蜜　《本草纲目》记载："蜂蜜，其入药之功有五：清热也，补中也，解毒也，润燥也，止痛也。"临床中治疗癌性疼痛时常选择蜜调，取其缓急止痛之效。另有现代研究表明，蜂蜜中含有大量糖类、酶类、维生素、矿物质、氨基酸等物质，可促进疮面愈合，以蜂蜜作为赋形剂可以增强中药外用的解毒、清热功效，减少药物对皮肤的刺激，适用于肿块局部红肿热痛者、静脉炎等。

（2）黄酒　酒性大热，味甘、辛，能活血通络、祛风散寒，用酒调和贴敷药，则可起到行气、通络、消肿、止痛等作用，促使药物更好地渗透吸收以发挥作用。在肿瘤的外治中借助酒的辛热之性，可通血脉、消冷积、拔毒外出，以酒调和诸药可利用酒的辛香之气引药入里，发挥更大的治疗作用。

（3）醋　醋味酸苦，性温，具有引药入肝、理气、止血、行水、消肿、解毒、散瘀止痛、矫味矫臭等作用。《本草拾遗》曰："破血运，除癥决坚积，消食，杀恶毒，破结气，心中酸水痰饮。"《本草经疏》曰："醋惟米造者入药，得温热之气，其味酸，气温无毒。酸入肝，肝主血，血逆热壅则生痈肿，酸能敛壅热，温能行逆血，故主消痈肿。"临床上针对突出体表的肿物或肿物破溃后形成溃疡，可以醋调诸药，围贴于肿物或溃疡的周围，以其酸涩收敛之性，加强药物收束毒邪的作用，以截断病邪传变态势。

（4）生姜汁　生姜汁为生姜捣汁入药，功同生姜。生姜性味辛温，升腾发散而走表，能发散、解表、温中、散寒、开痰、止呕。需要注意的是，姜汁辛散之力更强，开痰止呕之功更胜。

5. 贴敷临床应用

（1）癌性疼痛　癌痛是中晚期癌症患者最常见、最痛苦的症状之一，往往成为影响患者生存质量的重要因素。贴敷疗法因其操作简便、疗效显著、副作用少，在癌痛的治疗中日益受到重视。癌痛的产生，一方面与肿瘤造成的组织破坏有关，另一方面也与肿瘤造成的压迫症状有关。中医把癌痛的主要病因概括为气滞、血瘀、痰浊、热毒、虚损等多种，以久病入络、不通则痛、不荣则痛为主要病机。治疗以"消法"为理论指导，在解毒消瘤的基础上加温经通络、理气活血、温阳补虚等药物，配以芳香走窜之品助药力透皮吸收。通过临床观察，以温阳解毒通络、行气活血、温阳补虚等功效组方，选择在阿是穴、期门、关元等穴位外敷，可以有效缓解疼痛，减少阿片类止疼药物的用量。常用药物有丁香、全蝎、蜈蚣、细辛、延胡索、乳香、没药、干蟾皮、桂枝、补骨脂、杜仲等。

（2）胃肠功能紊乱　恶心、呕吐、纳差、腹胀、腹痛、腹泻、便秘等是肿瘤患者常见的由于胃肠功能紊乱引起的消化道症状，常伴发于消化道肿瘤及一些肿瘤患者化疗后。胃肠功能紊乱多是由于脾胃运化功能失调，清阳不升，浊阴不降，阻滞中焦引起，辨证多属虚实夹杂。治疗宜行气健脾，通里攻下，调理气机。因患者胃肠功能受损，口服用药可能加重胃肠道负担，而中药贴敷治疗是药物外用的一种治疗方法，能刺激局部腧穴以调节脏腑功能，有效改善症状。常用药物有厚朴、吴茱萸、枳实、丁香、大黄、小茴香、冰片、木香、槟榔等。另有一部分患者喜凉饮，胃脘部嘈杂，反酸烧心，临床辨证多为阴虚胃热或湿热内蕴，常用大黄、黄芪、栀子、甘草、连翘、竹叶等药物外敷。

（3）恶性积液　肿瘤中晚期患者常见胸腹水症状，且多反复发作，常规疗法控制不佳。中医学认为恶性胸腹腔积液多以正气亏虚为本，气化功能失常，阴浊内生不化，以水饮痰瘀停聚为标。恶性积液有寒热之分，"诸转反戾，水液浑浊，皆属于热""诸病水液，澄澈清冷，皆属于寒"。水液泛指人体所有的排泄物，如涕、痰、脓、积液、二便等。若见积液澄澈清冷即透明稀薄，即为寒证，临证多遵从仲景明训"病痰饮者，当以温药和之"，治疗以温阳利水、泄水逐饮、健脾益肾、活血祛瘀类中药为主。常用药物有猪苓、茯苓、甘遂、制附片、干姜、肉桂、黄芪、大腹皮、莪术等。若见积液黏稠混浊，或为血性，即为热证，治疗遵从"热者寒之"理论，治疗宜清热解毒、利湿消肿，常用药物有黄芩、苦参、干蟾皮、茵陈、栀子等。

（4）浅表部位肿瘤　皮肤癌、体表肿块或浅表的淋巴结转移，易发生肿胀、疼痛，甚至红肿、破溃，早期多为痰瘀互结，日久化热，热腐溃破。治疗上可中药外敷以化痰散结、拔毒外出为主，注重"拔法"的体现；若肿物破溃出血，腐蚀周围组织并向深部浸润，则应注重"截法"的运用，截断血脉供应，限制毒邪恣意扩散。治疗上应加强引热外出、托里透脓的力量，以使肿块、溃疡局限、缩小或愈合。常用药物有皂角刺、蜈蚣、莪术、威灵仙、生大黄、生半夏、天南星、连翘、金银花、蒲公英等。

（二）中药膏摩

膏摩首见于《金匮要略》，是张仲景推崇的四大"治未病"方法之一。膏摩在古代名门世家、贵族富绅中广为流传，是只有"晓病因、通医理、知药性、善制膏、精按摩"的"上医"才能掌握的技法。前几十年膏摩的精髓几近失传，近几年随着对传统中医技术的挖掘和整理，对膏摩的研究又得以复兴。

中药膏摩疗法作为中医传统外治技术中的一种，是指用特制药膏涂在人体适当的穴位，然后点揉、按摩上述穴位，通过药物渗透使拘紧之筋脉柔润，闭阻之筋脉畅通。《灵枢·经筋》曰："卒口僻……治之以马膏……膏其急者……为之三拊而已。"指出膏摩治疗需用到药物和一定的手法，这也是膏摩与一般中药外敷的不同之处。中药膏摩疗法将药物外用与手法按摩有机结合在一起，达到治疗肿瘤及其并发症的目的。《刘涓子鬼遗方》中记载膏摩的治疗手法包括摩法、擦法、拓法等，并有"摩四边""摩左右""向火摩"等变化。

1. 用药特点及手法　膏摩的用药特点与中药外敷类似，以中医辨证论治为基础，根据患者的不同证候开具处方，加用凡士林等制成中药膏剂，作为膏摩操作的介质。中药膏剂一方面可以帮助推拿手法的施行，另一方面可以利用本身的药物作用增强疗效。除凡士林外，也可选择水剂、油剂作为膏摩调制过程中的赋形剂。

2. 膏摩的临床应用　中药膏摩作为一种将药物外用与手法治疗有机融合的外治方法，具有安全无痛、疗效显著、操作简便等优点，在防治肿瘤及并发症中的作用越来越受到人们的重视。

（1）脾胃功能紊乱　中药膏摩是利用手法按摩的方式将中药作用于体表的治疗方法，根据治疗目的可选用不同手法，如胃瘫、不完全性肠梗阻等多是由于脾胃运化功能失调，中焦气机阻滞，阴浊之邪不化，治疗以"通"为用，可采用腹部顺时针摩法；腹泻、纳差等多是由于脾胃气血亏虚，阳气不足，运化无力等，治疗以"补"为目的，则选择逆时针摩法，并点按天枢穴、中脘穴、关元穴等。常用药物有丁香、木香、穿山甲、全蝎、厚朴、枳实、吴茱萸、小茴香。

（2）肺系症状　咳嗽、咳痰、气喘、憋气等为肿瘤患者常见的肺系症状，中医学认为其病机多是由于肺、脾、肾等脏器气阴耗伤，功能受损，并伴随痰浊、瘀血等阴浊之邪存在，多为本虚标实之证。膏摩疗法具有药物治疗和手法治疗的双重作用。手法治疗属于物理疗法，在背部肺脏反射区配合按、摩、振等手法，刺激背部腧穴，有效帮助患者排痰，可以调整呼吸道的阻力和呼吸膜的通透性，从而改善肺功能。常用药物为半夏、陈皮、白芥子、苏子、葶苈子等。

（3）全身症状　肿瘤是一种全身虚损性疾病，常可因疾病进展或某些治疗手段引起如贫血、乏力等全身症状。中医常责之脾肾两虚、气血耗伤，兼有痰凝、血瘀等病邪积聚，进一步影响脏腑正常功能，导致症状加重。中药膏摩手法以补法为主，选穴脾俞、肾俞，常用药物为当归、黄芪、熟地黄、巴戟天、菟丝子、丹参、半夏等。

（三）中药熏洗

1. 神奇无比的熏蒸法　《旧唐书·方技传》记载，许胤宗早年在南朝陈国为官，有一年柳太后得了中风，嘴巴也歪了，不能吃东西，更别说吃药了，这可难坏了给她治疗的御医。许胤宗给柳太后看过之后，就命人做了十多剂治疗中风的黄芪防风汤，其他御医看了说，明明知道太后不能喝药，还做这么多汤药有什么用？许胤宗笑答说，虽然太后现在不能用嘴喝，但是我可以用其他办法让太后服药。他叫人把滚烫的汤药放在太后的床下，汤气蒸腾起来，药气在熏蒸时便慢慢进入了太后的肌肤，并从肌肤进入身体，药效逐渐发挥，达到了调理气血的作用，在被汤药熏蒸了数小时后，病情终于有了好转。

中药熏洗疗法是将药物煎煮后，先用蒸汽熏疗，再用药液在全身或患处进行清洗的治疗方法。《黄帝内经》所言"其有邪者，渍形以为汗"，指的就是熏洗疗法。它借助于蒸汽与药液的熏洗，从而达到疏通腠理、散风除湿、透达筋骨、活血理气的作用。由于中药熏洗操作方便、安全、有效，在临床肿瘤治疗中也得到了广泛应用。

2. 中药泡洗　如腋窝或腹股沟淋巴结肿大压迫，导致上肢或下肢水肿，以温通利水中药泡洗；化疗药引起的周围神经损伤，手足麻木者可以活血通脉中药泡洗；靶向药物副作用引起的皮肤脱屑、痒疹等，可以祛风解毒中药外洗。

3. 中药坐浴　将煎煮好的中药药汁与水按照比例配好后，放入坐浴盆中，先熏洗，后坐入盆中，将臀部甚至大腿浸入热水中，从而对会阴和肛门区起热疗作用。直肠、肛周及外阴部肿瘤导致的瘙痒、红肿、疼痛，可以采用清热解毒药物坐浴。

（四）中药灌肠

灌肠疗法历史久远，早在汉代张仲景的《伤寒论》里就有提及，"阳明病，自汗出，若发汗，小便自利者，此为津液内竭，虽硬，不可攻之。须自欲大便，宜蜜煎导而通之，若土瓜根及猪胆汁，皆可为导。"据说有一日，张仲景正在伏案写书，他的弟子进来向他求教，一位老年患者大便干结不下，很是为难。张仲景不解：这种病不是治过吗？有什么为难？弟子说：患者年老体虚，用药后会瘫痪，甚至会有生命危险。张仲景看过老人的情况，决定先回去想想办法。回房后看到弟子给他泡的蜂蜜水，随后赶紧带着弟子重回患者处，让弟子取出蜂蜜放在铜盆里温火慢熬，受热的蜂蜜开始浓缩变干，张仲景将其搓成细条，塞进老人的肛门，半个时辰后，老人体内干结的大便终于顺利排出。弟子不解，蜂蜜还能这样用？这是什么缘故？张仲景解释：蜂蜜软化后可以润滑肠道，大便自然就可以排出了，和泻药的功能一样，还对年老体弱者无害。弟子问：那我们应该把这种疗法叫什么呢？张仲景略一思索，将其命名为"灌肠法"，此后这种方法沿用至今。

中药灌肠是在中医辨证论治理论指导下，将中药煎煮制成药液，经肛门灌注或滴入肠道内，并保留药液一定时间以达到治疗疾病目的的一种方法。恶性肠梗阻、止痛药物或配合化疗应用止吐药物引起的便秘等，中医考虑多是由于脏腑功能障碍，肠道通降功能失常，并气滞、痰凝、血瘀等病理产物瘀积于肠道，使肠道壅塞不通。以理气通腑中药灌肠，可以有助于肠道蠕动，帮助大便排出，缓解胀痛不适等，并可有效避免因气机不畅，胃气上逆引起的口服用药后出现恶心、呕吐等不耐受情况。另外，针对放疗引起的放射性肠炎或肿瘤直接侵犯引起的肠道肿胀、出血，可以用清热解毒、凉血止血中药灌肠，以使药力直达病所。

（五）中药含漱

含漱法起源也较早，在《诸病源候论》中提出饭后漱口可以预防龋齿，《外台秘要》有"漱口用盐水"的记载，《理瀹骈文》也记载了9首漱口方，用于治疗牙痛、齿衄、烂喉痧等。将中药煎汤过滤后含在口中，利用舌头上下左右搅拌，并鼓动面颊，利用中药含漱液代替唾液可起到物理性冲刷作用，并可使药物直接作用于口腔黏膜，直接吸收发挥作用。临床上常用于治疗口腔、牙龈、咽喉部肿瘤，放化疗副反应口腔溃疡，或久病体虚，气津不能上承而致口干、舌燥等症。中医学认为放化疗引起的口干、溃疡、疼痛等症状多是由于湿热内蕴、热毒灼伤血络，治疗宜滋阴降火、清热解毒、利咽消肿。常用中药有甘草、玄参、硼砂、黄芩、山豆根、生黄芪、大黄等。

（六）中药局部注射

1. 瘤体注射 肿瘤的血管在肿瘤生长、转移中发挥着重要的作用，因此抑制肿瘤新生血管在治疗恶性肿瘤转移方面有重要的意义，这就体现了中医的"截法"。对于体表可触及的恶性肿瘤或可借助超声定位的体内恶性肿瘤，可以将中药注射液直接注射于瘤体内。华蟾素注射液是中华大蟾蜍皮的提取物，具有清热解毒、利水消肿的功效。现代研究证明华蟾素注射液具有不可逆的收缩血管的作用，可明显抑制血管生成，使肿瘤组织血供减少，造成瘤组织不同程度坏死。中药可通过多种途径作用于多靶点产生综合药理作用，且毒副作用相对较少。中药局部给药可借助现代血管介入技术，利用血管造影，找到肿瘤的供血血管，将具有抑制肿瘤生长的注射液直接注射至肿瘤供血血管内，这种治疗方式可使肿瘤局部血药浓度升高，药物作用时间延长。

2. 腔内注射　恶性积液是恶性肿瘤晚期常见的并发症，包括恶性腹腔积液、恶性胸腔积液、恶性心包积液，严重影响患者的生活质量和生存期。根据中医阴阳寒热辨证方法，将恶性积液辨分阴阳，以热者寒之、寒者热之为治疗原则，选择适宜的药物注射至胸腔、腹腔或心包内，以消灭肿瘤，抑制积液的产生。如针对血性积液，其多为湿热之邪与癌毒互结而成，治疗时可选择具有清热解毒功效的华蟾素注射液进行腔内注射。

（七）针灸

针灸是一门古老而神奇的疗法，起源可以追溯到石器时代。《山海经》曰："高氏之山，其上多玉，有石可以为砭箴，堪以破痈肿者也。"这不就是世人耳熟能详的针刺术吗？

针灸是中医非药物治疗的重要组成部分，在缓解癌性疼痛、改善化疗副反应、提高患者免疫力等方面都发挥着积极的作用。尤其在治疗术后胃肠功能障碍或晚期腹盆腔肿瘤造成的梗阻或腹胀痛上，针灸疗法都取得了很好的临床疗效。一般肿瘤病变部位不宜针刺，以免毒邪扩散。除此以外，针灸可以通过经络调节脏腑功能，改善机体内环境，抑制肿瘤生长。

1. 癌性疼痛　中医学认为痛证病因病机不外乎"不通则痛"和"不荣则痛"。针刺可起到疏经通络、调理气血的作用，现代研究也证实针刺具有提高机体痛阈、激活脑啡肽神经元抑制疼痛的作用，且无成瘾性。艾灸法可以梳理气机，提升中气，培元固本，散寒止痛。现代研究发现，艾灸具有调控机体免疫功能，调节神经－内分泌－免疫网络，调节微循环，清除自由基和过氧化脂质等多重作用。根据经络辨证，针对实证引起的疼痛，可选手足阳经穴，如合谷、曲池、足三里等；虚证多选手足阴经穴，如孔最、三阴交、内关等。

2. 放化疗后消化道反应　消化道反应是最为常见的放化疗不良反应，严重的恶心、呕吐会影响患者放化疗的耐受性，甚至引起营养吸收障碍。放化疗后，患者脾胃损伤，气机逆乱，胃气上逆。现代研究发现，针灸可通过抑制胃逆行蠕动性收缩及抑制胃扩张引发的暂时性食管下端括约肌松弛而达到止呕的效果。根据脏腑所属经络选穴，常选脾经、胃经、大肠经的穴位，而腹部中央属任脉，任脉上的穴位也可有效改善消化道症状。常用穴位有中脘、神阙、太冲、足三里、内关等。

3. 骨髓抑制　中医学认为，骨髓的化生、封藏与肾的关系最为密切，肿瘤化疗后的骨髓抑制是以肾虚为本，加之化疗耗伤骨髓精气，故更易致肾虚髓亏，生血乏源。督脉总督一身阳气，两侧膀胱经的背俞穴也有调节脏腑功能的作用，针灸命门、肾俞等穴可刺激骨髓造血，提高周围血中白细胞总数、血红蛋白含量。

4. 浅表肿瘤　位于体表的肿瘤和近体表的原发性局限癌症，可采用火针或毫针围刺的治疗方法。火针疗法是传统针灸不可或缺的组成部分，具有温经散结、活血化瘀的功效，可改善炎症浸润，调节免疫。火针治疗可切断瘤体营养系统，激发和调动局部和全身免疫功能来围剿肿瘤。

无论是在西医学体系中，还是在中医学体系中，外科治疗都在恶性肿瘤治疗中占有极其重要的地位。外治法在肿瘤治疗中的重要性是由肿瘤自身疾病特点所决定，由于肿瘤与机体"血脉相连，同损共荣"，在调摄全身气血阴阳平衡的同时，加强对局部病灶的打击就显得尤为重要。中医外治法多种多样，操作简便，对机体毒副作用小，能尽快改善临床症状，在临床治疗恶性肿瘤方面应充分运用。

三、中医外科治疗展望

随着对疾病认识的不断深入、治疗手段的不断改进，以及患者对治疗要求的不断提高，对于中、晚期恶性肿瘤，我们不再追求"除恶务尽"，治疗目标也从原先的最大程度打击肿瘤病灶，转变为延长"有质量、有尊严、有意义"的"有效生存期"。生存的质量和时间同样有意义，希望能够充分发挥现代医疗技术和中医特色外治法各自的优势，帮助患者实现带瘤生"活"。

第七章　肿瘤的西医治疗 ▷▷▷▷

第一节　肿瘤的外科治疗

　　肿瘤的外科治疗，即应用外科手术的方法来治疗肿瘤，是肿瘤治疗中较为传统的治疗方法。作为外科学的一个分支，经历了漫长的发展而日臻成熟，在治疗手段日益丰富的今天，仍然占据着肿瘤治疗的主要地位。对大部分肿瘤，特别是早期实体肿瘤而言，外科治疗仍然是唯一的根治手段。

一、概述及发展历程

　　历史上，肿瘤外科的发展并非一帆风顺，经历了很多探索。目前，建立在解剖学、病理生理学和免疫学基础上的现代肿瘤外科学，已经替代以解剖学为基础的传统肿瘤外科学。随着放疗、化疗、靶向治疗、内分泌治疗、免疫治疗等多种肿瘤治疗手段的发展，以及对患者生活质量的进一步关注，肿瘤的治疗已整合成为多学科综合治疗模式，外科治疗仍是其中的重要组成部分。接下来，我们一起回顾一下肿瘤外科一路走来披荆斩棘的发展历程及其理念的变迁。

（一）萌芽阶段

　　对于古人来说，发现肿瘤绝非易事，这点应当不难理解。我国古诗云"人生七十古来稀"，可见古代人寿命较短，而肿瘤又是一种衰老性疾病，多见于老年人。另外，虽然古书上有华佗"神目"超能力的记载，先不论其真实性，但是可以确定的是，绝非所有人都有能够透过体表看到内脏的特异功能，而且当时也没有先进的影像设备，可以轻松地透视内脏器官。因此，在古代，人们只会发现一些位于体表的肿瘤，如乳腺癌等。事实也是如此，古埃及纸莎草画就记载了几例乳腺癌病例，这也是目前可以追溯到的有关于肿瘤的最早记载。

　　同一时期的希腊、亚述、印度这些古文明中也有类似的记载，限于医学思维和技术水平的禁锢，当时的人们认为这种新生的肿块不会被治愈，因此在那个年代，人们对于肿瘤的态度是不予治疗。随着认识的不断深入，人们开始探索如何治疗肿瘤，古埃及纸莎草画中已有局部治疗肿瘤的记载，其中涉及最多的仍然是乳腺癌，当时认为对这种"乳腺隆起的肿块"，可用油膏外敷或者局部切除，这是最早的肿瘤外科手术记载。古埃及纸莎草文稿中的外科技术也算比较丰富，包括缝合、切开、钻孔、炙烙止血、骨折和错位的处理等，其中切开、缝合可谓外科的基本功，这些记载已具有外科手术的雏形。

在中世纪的欧洲，著名希腊医学家希波克拉底提出了一个在当时看来很前卫的"体液学说"，认为人之所以生病，就是由于血液、黏液、黄胆汁、黑胆汁这四种元素不平衡。因此，当时人们认为放出一些血液就可以达到新的平衡来治疗疾病，放血疗法应运而生并盛行一时。当时的信仰导致大部分人不愿意动刀伤害他人的身体，即便是用来治疗疾病。于是人们想到一个办法，请理发师来施行外科放血手术。如今看到理发店门口转动的三色转灯，当时其实是一个外科的标志，白色代表绷带，红色代表动脉，蓝色代表静脉。直到中世纪之前，外科手术都是由没有任何医学知识背景的理发师完成的，这在今天看来似乎不可思议。在当时，由于体液学说的影响，外科手术因为仅行局部治疗，被认为治标不治本而一直不被推崇。

直到盖伦的时代，人们对乳腺癌的外科手术治疗才开始推行起来，不过当时的手术方法看起来更像是一种酷刑。盖伦建议直接用火来烧灼肿瘤，他还认为应该让患者在手术中多出血，以放尽引起机体不平衡的导致肿瘤的黑胆汁。在当时，所有的肿瘤外科手术治疗方法都很简单粗暴，并且仅仅停留于体表肿瘤的烧灼或简单切除。虽然在盖伦之前也有一些相对温和的手术切除的描述，但当时没有麻醉，手术场景不忍直视。

有人错误地认为中医没有外科、中医不做手术，其实不然。在我国，东汉末年的华佗首创了内脏肿瘤的外科切除手术和中医的麻醉剂"麻沸散"。《三国志》记载，如果病证积聚于体内，扎针、吃药都不能奏效，应剖开割去的，就让患者饮服麻沸散，一会儿患者就如醉死一样，毫无知觉，医生再开刀后取出积聚物。基于华佗对中医外科的巨大贡献，后世尊称其为"外科鼻祖"，并以"华佗再世"来赞誉技艺超群的医生。《晋书》云："初帝目有瘤疾，使医割之。"这也是切除肿瘤的记载。

此后，外科学有了一定发展，涌现出多部医学经典著作。具有代表性的有东罗马帝国时期著名外科医生保罗（Paul of Aegina，625—690）的《论医学》（*Epitome of Medicine*）、波斯人阿维森纳（Avicenna，980—1037）的《医典》（*The Canon of Medicine*）及法国外科学派创始人肖利亚克（Chauliac，1300—1368）的《大外科学》（*Chirurgia Magna*）。保罗认为，对于乳腺癌的治疗应该是手术切除，而不是简单烧灼；而对于另外一种常见肿瘤子宫癌，外科手术可能无明显疗效。阿维森纳在其著作中明确指出，肿瘤病变是呈渐进性增长的，会破坏周围组织并植根其中，因此他建议早期切除，强调不仅需要彻底切除整个肿瘤，还需要切断流向肿瘤的静脉，否则将导致肿瘤复发，这种思想在当时已经很先进。

由于手术创伤痛苦大、术后感染并发症多、死亡率高，外科治疗在很长一段时间内没有得到充分的发展和应用。随着教会势力在欧洲的兴起，人们开始相信祈祷可以治病，因此对人体和疾病治疗的探索停滞不前，其中包括对肿瘤手术治疗的探索，医学发展随之进入黑暗时代，乳腺癌手术也在 1162 年被明令禁止。就在那个时候，体液学说开始慢慢被科学假说和实验所取代。

直到文艺复兴时期，维萨里《人体的构造》的出现才使医学再次走上历史舞台并开始缓慢发展。那时候，外科医生已经不再使用火烤的方式，但方法依旧简单粗暴。例如针戳，拿绳子捆住肿瘤硬拽，甚至有人为了快速切除肿瘤并减少出血，发明了简陋的手术工具。

（二）发展阶段

1. 单纯肿瘤切除阶段　18世纪，随着大体病理学及解剖学的发展，人们对疾病有了更深入的认识，病理学家和解剖学家认为肿瘤是一种会扩散到其他解剖部位的局部性疾病。英国著名解剖学家兼外科医生约翰·亨特（John Hunter，1728—1793）也认为肿瘤是一种局部疾病，自然可以通过局部手术切除的方式来治疗。近代对肿瘤的选择性手术始于1809年12月，美国肯塔基州的外科医生Ephraim Mcdowell在没有使用麻醉药物的情况下为Jane Crawford夫人切除了一个重约9.9kg的巨大卵巢肿瘤，术后患者活了30年，这是世界首例成功的脏器肿瘤切除术，为肿瘤手术治疗提供了有力证据，也激发了人们对探索肿瘤外科治疗的兴趣。

但在当时没有麻醉和抗菌技术的条件下，外科手术的确有些残忍，用粗暴、野蛮这些词形容都不为过。在温彻斯特（David J.Winchester）编写的《乳腺癌》（*Breast Cancer*）中，对当时乳腺癌手术场景的描述如下："一般手术需要2～10分钟，看医生的技术如何。患者的手往往被绑在背后，或者被一名助手按住，还专门有医生拿着盆子接血。用来止血的是烧红的烙铁。患者家属站在一边，无助地看着患者痛得死去活来。"更令人无助的是，即便患者愿意承受如此巨大的痛苦，手术的疗效却难以保证。19世纪早期的英国作家Fanny Burney在信中提到，自己在切除整个右乳的过程中哭个不停，但觉得值得，因为她手术后又活了29年。这个手术与术后活了30年的巨大卵巢肿瘤切除手术无疑是成功且值得的，因为患者是受益的。但不幸的是，同时代的多数患者都因为疼痛、术后感染或复发转移而丧命。即使如此，外科手术在肿瘤治疗中的作用也是不可磨灭的。麻省总医院的Hughes教授称，继John Hunter后，至今未变的结果是若不为乳腺癌患者实施手术，则患者终将死于该病。不论野蛮与否，对于可治愈性乳腺癌，外科手术仍然是最有效且绝对必要的治疗策略。

现在我们很多手术或操作都是无痛的，如常见的无痛分娩、无痛胃镜等，而在19世纪中期，也就是麻醉和消毒抗菌技术并没有推广的年代，医生为了减轻患者的疼痛和术后感染的风险，只有加快手术速度。这不仅要求医生胆大心细，还要求患者忍耐力超强且运气超好。关于忍耐力强，我国古代有刮骨疗毒的名将关羽，而说到运气，在人们对细菌还没有深入认识的年代，想要不发生术后感染，只能祈祷上帝保佑了。在外科手术发展历程中，有一个让人不可思议的惊悚案例，其死亡率高达300%，这是怎么回事呢？著名的苏格兰外科医生Robert Liston在短短的25秒内彪悍地完成了一个截肢手术，但由于速度太快，他误把助理的手指也砍了下来，患者和助手都因术后感染而死亡。那么300%从何而来？当时参观手术的一名观众因惊吓当场休克死亡，可以想象当时的场面是何等血腥残暴。

直到1846年，终于有人开始反思，站在时代的前沿提出建设性的意见——在外科手术中使用麻醉剂。同时，随着消毒、抗菌技术（1867年）的发展和输血技术（1818

年）的引入，肿瘤的手术治疗才被认为是实际可行的，从而逐渐被患者所接受，也使得肿瘤外科得到了真正的发展。手术治疗的范围也由乳房、四肢等体表部位逐渐扩展至内脏器官，许多高难度的手术也得以开展和实施（表 7-1）。

表 7-1　单纯肿瘤切除阶段代表性术式及术者

时间	报道者	手术类型
1809 年	Ephraim Mcdowell	巨大卵巢肿瘤切除
1873 年	Albert Theodore Billroth	喉切除术
1878 年	Richard Von Volkmann	直肠肿瘤切除术
1880 年	Albert Theodore Billroth	胃切除术
1880 年	Theodore Kocher	甲状腺切除术
1881 年	Albert Theodore Billroth	食管切除术

2. 广泛切除阶段　19 世纪后半叶，大量肿瘤的广泛切除手术得以发展，乳腺癌仍然是当时的焦点。1867 年，英国外科医生查尔斯·贝尔（Charles Bell，1774—1842）最早呼吁"彻底的癌症手术"。他认为之前外科医生的局部切除是在欺骗自己，也是在欺骗患者。他创立了乳腺癌扩大根治术，认为乳腺癌手术不仅要把整个乳房切除，还要把腋窝淋巴结切得一干二净，哪怕肿瘤还很小。

这股"彻底切除"的风潮很快吹到了德国，也影响了一位当时在德国留学的外科天才，他就是霍尔斯特德（William Stuart Halsted，1852—1922）。Halsted 在 1891 年首次提出了根治的概念，他认为癌是一种局部病损，遵循此原则和严谨的解剖学知识，他设计了"乳腺癌根治术"，其切除范围包括肿瘤在内的全部乳腺、附近皮肤和部分正常组织，以及区域淋巴结和胸肌，这就是沿用至今的 Halsted 术式。根治术的疗效如何呢？很快，在 1894 年，Halsted 在《外科学年鉴》发表了其团队首创的《乳腺癌根治术》文章，50 例施行乳腺癌根治术的患者，肿瘤复发率从同时代医生的 50% ～ 80% 降到了 6%，这无疑是一个振奋人心的进步。后世的学者又对 Halsted 报告的病例资料进行了分析，发现超过 60% 的患者在手术时就已经出现晚期乳腺癌的症状，所以 Halsted 手术后 6% 的复发率和 40% 左右的 3 年生存率，即使用现在的眼光看也相当不错。

在 19 世纪和 20 世纪之交，肿瘤治疗最重要的进展是辐射效应的发现，但由于当时放疗技术和设备的限制，放射治疗对深部肿瘤疗效欠佳，且不可避免存在放射性皮肤损伤。因此，肿瘤治疗暂时还是由外科主导。

Halsted 根治术的思想引领了整个 20 世纪上半叶的肿瘤外科治疗。根据 Halsted 根治原则，肿瘤手术治疗里程碑式的事件和人物悉数登场，我们现在看到的一些以人名命名的术式如 Whipple、Dixon、Miles 术式均出现在那个年代（表 7-2），这些广泛性切除术式很多沿用至今，成为肿瘤切除的标准术式。上述以单纯解剖学为基础、主张广泛切除的肿瘤外科，奠定了现代肿瘤外科学的基础。直到 20 世纪 40 年代，有医生提出在 Halsted 手术基础上保留胸肌的改良根治术，才让 Halsted 手术逐渐淡出一线。

表 7-2　广泛切除阶段代表性术式及术者

时间	报道者	手术类型
1890 年	William Stuart Halsted	乳腺癌根治术
1891 年	Lucke	肝恶性肿瘤切除术
1904 年	Young	前列腺癌根治术
1904 年	George Crile	颈淋巴结整块切除术
1906 年	Wertheim	子宫颈癌根治切除术
1908 年	W. Ernest Miles	经腹、会阴联合直肠癌切除术
1910～1930 年	Cushing	脑肿瘤手术
1913 年	Torek	胸段食管癌切除
1927 年	Divi	肺转移灶切除术
1933 年	Evarts Graham 和 J.J.Singer	全肺切除术
1935 年	Allen O.Whipple	胰十二指肠根治术
1938 年	William Adams 和 Dallas Phemister	远端食管与胃食管吻合术
1945 年	Huggins	肾上腺切除术
1946 年	Alexander Brunschwig	全盆腔脏器切除术
1952 年	Jean-Louis Lortat-Jacob	肝规则性切除术
1963 年	Starzl	肝移植术

二战后，肿瘤的治疗手段发生了重大变化，放射肿瘤学发展得更为成熟。与此同时，第一个化疗药物（烷化剂氮芥）对一向接受外科手术治疗的肿瘤产生了疗效，激素治疗也对一些肿瘤产生了明显的疗效。临床化疗专家很快就被称为肿瘤专家，这严重威胁到了肿瘤外科医生的地位，意味着外科治疗已不再是肿瘤的唯一有效治疗手段。

20 世纪 50 年代，大多数肿瘤外科治疗理念是手术越大，治愈的希望就越大，更激进的手术方法成为肿瘤治疗的希望。20 世纪 60 年代，兴起了一些超根治术，很多外科医生尝试扩大乳腺癌手术切除的范围，即包括乳房、腋窝、锁骨上下、乳内淋巴结、胸壁整块切除的扩大根治术，以期超越 Halsted 根治术。经过尝试发现，不管手术扩大到何等程度，也难以获得满意效果。这些激进的超根治术只强调根治，忽略了对人体正常组织器官和功能的保护，虽然在一定程度上降低了局部复发率，但并不能阻止肿瘤向远处侵袭，难以延长患者的生存期。

（三）成熟阶段

1. 保存组织功能阶段　虽然在乳腺癌治疗上，经典的 Halsted 术式临床疗效毋庸置疑，作为美国乳腺与肠道外科辅助治疗项目（National surgical adjuvant breast and bowel project，NSABP）主席的伯纳德·费舍尔（Bernard Fisher）通过一项基于啮齿动物肿瘤的实验，提出肿瘤是一种全身性疾病，通过血液和淋巴组织转移。据此他提出了对根治性术式的质疑，这从根本上转变了肿瘤的治疗理念，使其由局部治疗向全身治疗转变。人们也逐渐意识到切除范围扩大必然带来更多的并发症，乳腺的大规模切除无疑给患者带来严重的心理阴影，这促使不少外科医生开始尝试缩小手术范围，在乳腺外科领域有外科医生提出了乳腺癌的改良根治术。自此之后，手术治疗向着更为理性、客观且更能保存组织功能的方向发展。George Crile Jr. 医生在 1971 年最早报道了保乳术，他认为对于早期乳腺癌，只切除肿瘤病变及其周围部分组织就已经足够，可以保留乳房。他在著作中曾批评医生们对乳腺癌的过度手术治疗，也呼吁女性应更加重视生活质量而做出自己的治疗选择。1971 年，Fisher 团队也用系统性随机试验对根治术与保守切除术进行了比较，10 年后结果显示，两者在存活率、复发率及死亡率等方面没有明显差别。但墨守成规的同行们当时并不太认可这一观点，那时没有大规模临床试验研究结果，很难动摇人们心中的经典。直到 1990 年 Crile 医生临近去世时，几项关键临床试验的 10 年生存率数据才终于让美国国立卫生研究院（National Institutes of Health，NIH）认可保乳手术。至今，保乳术仍被许多乳腺外科医生极力推广。

进入 20 世纪的后半叶，肿瘤治疗呈现出手术、放疗、化疗三足鼎立的状态。直到 20 世纪 60 年代中期，一直致力于肿瘤外科领域的普外科医生才开始使用肿瘤外科（surgical oncology）这一术语。经过 100 多年的发展，从外科领域独立出来的肿瘤外科学也在大踏步地前进，常见的肿瘤外科技术和手术方式也日渐成熟。

随着人们对生活质量的不断追求，各种各样的乳房重建方法随之而来。切除范围的争论停止了没几年，乳腺外科医生的关注点又聚焦到前哨淋巴结上。研究显示，前哨淋巴结阴性的乳腺癌患者可豁免腋窝淋巴清扫，该方法既可获得良好的临床疗效，又保证了患者患肢功能状态，大大提高了生活质量，因此被迅速应用于临床。

2. 微创治疗阶段　现代技术的进步使肿瘤外科有了新的选择。1985 年，英国泌尿外科医生 Payne 和 Wickham 在内镜治疗泌尿道结石的报道中首创 "minimally invasive procedure" 一词，后被译为 "微创"。1987 年 3 月，法国里昂的妇产科医师 Philipe Mouret 成功完成世界上首例电视腹腔镜下胆囊切除术，成为外科发展史上的里程碑，亦被公认为现代微创外科的起源。麻醉方式、手术器械、内镜技术、微创技术等的发展，使肿瘤外科手术的发展越来越趋向于微创化和自动化，在保证肿瘤切除彻底的原则下，最大限度地减少对患者正常器官及免疫的损伤，提升患者的生活质量。以 20 世纪末腹腔镜手术为代表的微创手术治疗和以 21 世纪初达芬奇机器人手术为代表的计算机辅助外科治疗得到了长足的发展，使外科手术的精度超越了人手的极限，这对整个外科手术观念来说是一次革命性的飞跃。

纵观肿瘤外科发展历程，人们对肿瘤这一疾病的认识不断更新与进步，其发展经历了从破坏到保护、从粗暴到文明的过程，经历了从解剖型手术到功能保护型手术的转变。无论选择何种治疗方案，都应当把握既最大限度切除或抑制消灭肿瘤，又最大限度保护机体的器官功能和免疫功能，保证生存质量，不能顾此失彼。随着放疗、化疗、靶向治疗、内分泌治疗、生物免疫治疗等治疗方法的出现，单纯的外科治疗已经不能满足患者的需求，以患者为中心的多学科综合治疗才能使患者获益更多，达到延长生存期、改善生活质量的目的。

二、肿瘤手术的适应证

（一）诊断

肿瘤外科手术获取组织病理学标本是诊断实体肿瘤最关键的部分。在一个特定的解剖部位，可以产生多种具有完全不同生物学行为的肿瘤。因此，精确的诊断对于决定手术方式和辅助治疗方案非常重要。此外，免疫组织化学和肿瘤遗传的最新进展也使获得组织标本比以往任何时候更加重要。影像和内镜技术的进步弥补了外科医生在肿瘤诊断中的不足，使获取组织样本的途径更加多元化。一个完善的方案应该使患者得到最好的结果且承担最小的风险。

（二）分期

肿瘤分期包含疾病进程的重要信息，对肿瘤治疗方案的选择和判断预后具有重要意义。临床分期对于制定初步治疗方案非常重要，而切除的肿瘤在通过国际抗癌联盟和美国抗癌联合会评估后得出的精准分期在判断预后、制定多学科治疗方案的过程中也是必不可少的。错误的分期将导致错误的治疗和严重的不良结果。结合影像检查结果能够弥补外科分期的不足，如 PET-CT 检查能够使临床分期更加符合实际。

（三）决定性治疗

对于早期肿瘤，手术切除仍然是能够治愈肿瘤的唯一方法。但手术只能解决局部的病灶，无法治疗远处尚未发现的转移灶，而恰恰是这些微小转移灶将导致患者的死亡。预测这些微小的、隐匿的转移灶是困难的，目前可以通过新辅助化疗、术后辅助化疗等全身治疗手段，以及细胞免疫治疗、中医药治疗等辅助治疗手段，消除微小病灶的威胁，以多学科治疗模式来提高患者生存率。

（四）减瘤术

传统的肿瘤治疗原则是将手术限于局部，出现远端转移的患者只能接受姑息治疗或支持治疗。近年来，有学者指出腹膜腔的播散转移代表一种局部扩散的情况，减瘤术联合腔内化疗和（或）全身化疗能够解决这一问题。减瘤术已经是卵巢癌腹膜转移的标准治疗方案，患者生存率与减瘤程度成正比，显示了减瘤术的重要作用。生长缓慢的肿瘤和对化疗不敏感的肿瘤也是减瘤术的适应证。随着微创技术的进步，有学者倾向于通过微创治疗（如微波消融、射频消融、冷冻消融等）解决此类肿瘤，临床上取得了良好的疗效，但这些方法仍缺少足够的与传统减瘤术进行临床疗效、安全性比较的医学数据。

（五）姑息性手术

对于已经发生播散和生存期有限的癌症患者是否实施手术是有争议的。一个终末期的肿瘤患者能否承受大手术的恢复过程和手术并发症，需要医生加以斟酌。传统的姑息手术适用于有肿瘤相关并发症如梗阻、出血等的患者。当前，内镜技术、介入技术的发展提供了一些非手术的姑息治疗方法，减少了并发症的发生，可以最大化地提高患者的生活质量，如经皮肝穿刺胆道引流术（percutaneous transhepatic cholangial drainage，PTCD）、经内镜逆行性胰胆管造影术（endoscopic retrograde cholangio pancreatography，ERCP）、肠道支架、胆道支架、食管支架等。

三、肿瘤外科的原则

（一）取得明确诊断

为提高肿瘤的治疗效果，避免误诊误治，一般情况下要求明确病理组织学类型后方能开始治疗。

1. 明确病理诊断 肿瘤外科治疗与病理诊断密切相关，要正确认识病理学诊断在肿瘤外科中的作用。病理学诊断能提供肿瘤组织学类型及分级、原发部位及手术切缘是否安全等信息。

2. 临床诊断与分期 对肿瘤患者进行手术前，应尽可能通过病史、症状、体征及相应的辅助检查对病变做出诊断和分期，据此选择恰当的治疗方式。目前最常用的分期方法为国际抗癌联盟制定的 TNM 分期法。

（二）明确外科作用，合理制定综合治疗

外科在肿瘤综合治疗中的一般原则：针对较早期恶性肿瘤，局限于原发部位及局部淋巴结，采用根治术或广泛切除术以达根治目的。对于术后病理证实有淋巴结转移或是局部有癌残留的病例则需辅助治疗。局部晚期恶性肿瘤，难以切除局部病变，通常先行术前新辅助化疗或新辅助放疗或联合放化疗，待肿瘤缩小降期后再行手术切除，或施行降期手术。另外，外科联合分子靶向治疗也逐渐成为主流的肿瘤治疗手段之一。

（三）全面考虑，合理选择术式

肿瘤外科医生在制订手术方案时应考虑以下几点：患者的生理状况、肿瘤的生物学特性和病理特征、肿瘤的部位与分级、肿瘤治愈和缓解的可能性。手术术式的选择必须遵守下列原则。

1. 评估肿瘤病灶 依据肿瘤本身的病理及生物学特性、肿瘤部位、与周围重要器官及血管的关系选择术式。

2. 评估患者 依据患者年龄、全身情况、手术的耐受能力，心、肺、肝、肾等重要

器官的功能和伴随疾病选择术式。手术切除后，应在根治前提下，尽可能减少外形及局部器官功能的损伤。

3. 切除范围　"两个最大"原则：最大限度切除肿瘤，最大限度保留正常组织。两者之间有矛盾时，后者应服从前者。如果切除正常组织过多，影响术后脏器功能甚至危及患者生命时，可以缩小切除范围。临床实践证实，手术切除范围大和切除组织多并不一定能提高术后生存率。临床上应综合评估，切忌盲目将范围限于局部或扩大到解剖范围极限。

4. 评估手术本身的复杂程度及麻醉风险

（四）防止肿瘤的医源性播散

肿瘤外科必须遵循"无瘤操作"的原则，防止医源性播散。无瘤操作是肿瘤外科的精华，也是最重要的原则之一，不恰当的手术操作可能导致肿瘤的医源性播散，造成肿瘤局部复发或远处转移。

1. 术前检查应轻柔，尽量减少检查次数。如果是四肢肿瘤，应减少肢体活动和过度触摸，防止肿瘤播散。

2. 尽量缩短肿瘤活检与根治术的间隔，提倡术中快速冷冻病理检查，但要注意其局限性。

3. 尽量减少肿瘤局部麻醉，防止播散。

4. 手术探查顺序应由远及近，动作应轻柔，避免挤压肿瘤病灶。

5. 手术操作应从肿瘤周围的正常组织向中央区进行，切忌直接切入肿瘤内部，淋巴结的清扫也应遵循由远及近的原则。手术应多用锐性分离，少用钝性分离。

6. 手术处理血管时应先结扎静脉，再结扎动脉，减少血行播散的机会。

7. 切除范围要充分，可适当切除病变周围一定范围的正常组织，如软组织肉瘤应在正常组织中切除，而不应剜除。

8. "不暴露、不接触"的隔离原则。创面和切缘应用纱布垫保护，或生物胶喷洒覆盖，肠道肿瘤离断后的远、近两端肠管应用橡胶套包裹，减少术中肿瘤细胞脱落、种植。

9. 标本切除取出后，应更换手套、器械，创面或体腔内需用大量无菌盐水冲洗，也可用氮芥、顺铂或碘附水冲洗，以减少创面或体腔肿瘤细胞残存的可能。

10. 肿瘤手术后，创面或体腔内搁置引流管引流也能减少肿瘤细胞种植转移或复发的机会。

四、外科治疗术前准备和风险评估

（一）术前准备

1. 病史与查体

（1）评价肿瘤相关症状　包括疼痛部位、神经系统症状、梗阻或其他提示特定解剖部位肿瘤严重程度的主观症状。预示肿瘤远端转移的症状包括肿瘤局部以外的疼痛、神经症状、发热、盗汗、明显的体重下降。询问肿瘤病史和家族史。

（2）评价重要并发症对手术的影响　机体功能紊乱如呼吸系统疾病、心血管疾病、糖尿病、肾功能不全等会对手术计划产生重大影响，这些情况与手术风险相关，而且可以通过术前干预增强患者对手术的耐受性。此外，对出血性疾病和高凝状态应该给予足够重视。

（3）查体　头颈部检查可以发现轻微的黄疸和肿大淋巴结，心肺检查可以发现相关的已知或未知的并发症，腹部检查着重鉴别有无可触及肿块、肝脾大、陈旧性瘢痕、门静脉高压等情况。检查原发肿瘤时，如果查体能够触及，应该描述质地、大小、活动度、与周围组织关系，重点检查肿瘤解剖部位相关引流区域的淋巴结情况。

2. 实验室检查　术前应该常规检查血液、电解质、肾功能及营养状况等。此外，有针对肿瘤本身的检查如肿瘤标志物等，为术后评估和鉴别肿瘤复发提供依据。

3. 影像学检查　术前影像学检查是进行精确肿瘤分期和术前评估的重要手段。多种不同的影像资料能够显示肿瘤多方面的信息，综合这些信息可以明确绝大部分肿瘤的可切除性，避免对患者采取非治疗性的探查手术。

（二）风险评估

肿瘤外科的第一核心是恰当地处理肿瘤，第二核心是最大限度地减少手术并发症的发生。大部分患者的手术相关死亡由术后发生心肺事件引起，因此要对患者心肺功能进行客观评估，精确预测患者的术后需求，减小并发症的发生概率。营养状况也对手术效果起到关键作用，术前营养状况的评估和改善尤其重要。此外，血栓栓塞事件、手术部位感染被认为是可以预防的常见术后并发症，应基于循证医学证据加以预防。如冠心病患者抗血小板治疗药物对手术的影响、慢性阻塞性肺疾病患者手术风险评估、肺栓塞的器械预防等。

五、肿瘤外科手术的分类

（一）预防性手术

预防性手术是指将可能恶化的良性组织切除，预防恶性肿瘤发生。常见的有家族性腺瘤性息肉病、溃疡性结肠炎、先天性睾丸未降、多发性内分泌增生症、Barrett 食管、乳腺癌家族史高危因素人群等，常可做预防性切除。

（二）诊断性手术

对肿瘤良恶性、组织来源、细胞分级进行鉴别，获得病理分期，是开展治疗的前提，需通过手术来获取组织做检查。常用的方法有细针穿刺细胞学检查、体腔液体穿刺脱落细胞学检查、针吸活体组织检查、切取活检及切除活检、探查性手术等。

（三）根治性手术

根治性手术针对病变仅局限于原发部位和区域淋巴结的患者，其严格概念是指近远端无癌残留，清除淋巴结数目应超过阳性淋巴结数，邻近结构中无肿瘤残留，完全杀灭脱落的肿瘤细胞。从上述条件看，临床很难达到上述要求，目前多数手术属于"相对性"根治术。

（四）姑息性手术

姑息性手术用于肿瘤已广泛转移，手术切除原发灶和转移病灶并不能达到根治目的的患者。其手术原则是不增加并发症和死亡率，目的是防止和减轻症状、延长生命、提高生活质量。常见的有造瘘术、改道术、器官部分或全切除术、神经阻滞术、减瘤术、复发瘤术及转移瘤手术等。

（五）重建与康复手术

外科手术亦可用于肿瘤患者术后重建及康复治疗。通过重建或康复手术，可以改善外形和功能，提高患者生存质量，主要适用于术后后遗症及功能障碍者。常见的手术有乳腺癌根治术后应用腹直肌皮瓣重建乳房、人工乳房再造术（硅胶）、头面部肿瘤切除后皮瓣重建、全舌切除后舌再造等。

（六）切除内分泌器官

激素依赖性肿瘤通过切除内分泌器官，使其退缩、缓解或减少复发。临床上常用切除内分泌器官的方法，如通过切除卵巢治疗绝经前的晚期乳腺癌。

综上，肿瘤的外科治疗并不是一种孤立的治疗手段，也不能解决所有问题。临床上，要充分利用 MDT 平台，制定多学科综合治疗方案。恶性肿瘤是一种全身性疾病，治疗方案要做到局部与全身相统一，外科手术与综合治疗相统一，规范化与个体化相统一，肿瘤外科手术还需要兼顾修复与重建。随着外科器械、设备、技术及理念的不断进步，肿瘤外科也向着越来越理性化和微创化的方向发展，更加注重患者的生活质量，但外科手术的基本原则是永恒不变的，未来发展仍应依据患者的自身状况，制定个体化综合治疗方案，选择最佳手术方式。因此，现代肿瘤外科的目标除了提高临床疗效和治愈率外，更重要的是要改善患者的生活质量。

第二节　肿瘤的化学治疗

肿瘤的化学治疗是当前肿瘤全身治疗的主流方法和主要手段。在过去的一个世纪内，肿瘤化疗飞速发展，取得了丰硕的成果。目前，大部分恶性肿瘤均能在化学治疗下得到有效控制，少部分肿瘤甚至还有可能通过化疗达到临床治愈。在化学治疗的干预下，将恶性肿瘤作为慢性疾病，实现对其的长期控制已经成为可能。

一、概述及发展历程

肿瘤的化学治疗（chemotherapy）主要应用抗肿瘤化学药物治疗恶性肿瘤，是目前恶性肿瘤全身治疗的主要方法之一。化学治疗简称"化疗"。广义的化疗是指应用化学药物杀灭体内外病原体和微生物，抑制其生长繁殖；狭义的化疗是指应用细胞毒性抗肿瘤药物治疗恶性肿瘤。

恶性肿瘤是较为古老的威胁人类健康的主要疾病之一，其发生率及死亡率居高不下。人类的抗肿瘤历史已有数千年之久，在殷墟出土的甲骨文中有"瘤"字，在中国古代有用"砒""雄黄""轻粉"等治疗癌的记载。在西方，医学之父希波克拉底对肿瘤已经有比较深入的认识，他把肿瘤分成浅表性生长和隐匿性生长两大类，并认为是由体液中的黑胆汁积聚而成。后来，盖伦充分发展了体液学说，认为体液在体内到处流动，癌症也可以在身体各部分发生，治疗上应从纠正"体液失调"入手。盖伦之后，体液学说渐渐盛行，在 100 多年的时间里，肿瘤治疗以内科为主，人们应用了各种各样的有机物和无机物，以砷制剂、锑制剂、汞制剂和铅制剂最多，这些药物一般都可引起强烈的消化道反应甚至中毒。

从 1942 年氮芥用来治疗恶性淋巴瘤取得疗效后的半个多世纪，在癌症的治疗中发展和进步最快的当属化疗。在二战中发生过一起硫黄芥末泄漏事件，人们发现暴露于芥子气的健康男性的白细胞都明显耗损，两位耶鲁大学的药理学家知道了这个消息，心想既然芥子气能破坏健康白细胞的繁殖能力，那么会不会也能杀死癌变的白细胞呢？于是，两人开始研究这些化学物质的潜在治疗作用。他们用一种化合物氮芥对移植性淋巴肿瘤小鼠进行了实验，发现肿瘤明显缩小，于是他们的同事 Gustaf Lindskog，对一个患有非霍奇金淋巴瘤和严重气道阻塞的患者施用氮芥，他们在这个淋巴瘤患者和其他淋巴瘤患者身上观察到肿瘤明显缩小。此项研究结果为合成和测试一些相关的烷基化化合物提供了大量支持，包括口服衍生物，如氯代琥珀酰及最终的化疗药物：环磷酰胺。此事件开启了近代肿瘤治疗的先河。

二战前和二战期间的营养研究已经确定绿叶蔬菜中存在一种对骨髓功能很重要的因子——叶酸。后来的研究表明，叶酸缺乏产生的骨髓图像会使人联想起氮芥的作用。Farber、Heinle 和 Welch 检测了白血病中的叶酸，他们得出结论，叶酸实际上加速了白血病细胞的生长，尽管这一结论后来被证明是错误的，Farber 还是和他人合作开发了一系列叶酸类似物——叶酸拮抗剂，这些化合物包括氨蝶呤和氨甲蝶呤（甲氨蝶呤）。随后，Farber 于 1948 年在患有白血病的儿童中测试了这些抗叶酸化合物，并显示出明显有效。

进入 20 世纪 50 年代，人们通过动物模型来筛选大量的化疗药物，一些抗癌新药被陆续发现。1952 年，Chesterr Beatty 研究所合成了苯丙酸氮芥及马利兰。1955 年，环磷酰胺在德国合成，使化学治疗的应用更为广泛，成为肿瘤化学治疗的里程碑之一。1959 年，加拿大及美国学者分别发现植物长春花的提取物可降低白细胞，证实其存在抗肿瘤作用，随后长春花碱、长春新碱被先后合成。之后在抗生素磺胺类药物的启示下，合成了抗代谢药物氨蝶呤、甲氨蝶呤。1957 年，H.Berger 等合成了广泛使用的第一种抗嘧啶药物 5- 氟尿嘧啶。1959 年，Hit.chings 等研究的嘌呤拮抗剂 6- 巯基嘌呤和硫鸟嘌呤问世。在同一时期，李敏求首先采用甲氨蝶呤治疗绒毛膜上皮细胞癌并获得成功，使人们对肿瘤的化疗树立了信心。20 世纪 60 年代，大部分常见化疗药物先后问世，包括长氮芥、环己亚硝脲、放线菌素、博来霉素、丝裂霉素、柔红霉素、阿霉素、顺氯氨铂等，这为之后化疗方案的摸索打下了坚实的基础。Skipper 认为一定量化疗按恒定对数值杀伤肿瘤细胞，这一规律表明把瘤细胞由 1010 杀伤至 108 与由 102 杀伤至 100 所需的化疗剂量是一样的，这一理论成为肿瘤化疗中的药物杀伤动力学的核心。Bruce 把抗癌药物的作用与细胞周期联系起来，这一研究发现了不同的抗癌药物作用于细胞增殖周期不同的阶段，为药物的分类及联合用药奠定了基础。

20 世纪 60 年代早期，J.V.Simone 等率先联合使用长春新碱、6- 巯基嘌呤、强的松，成功地治疗急性淋巴细胞白血病。1961 年，李敏求也报告了联合应用甲氨蝶呤、苯丙酸氮芥和放线菌素 D 治疗睾丸肿瘤获得成功。20 世纪 60 年代末，研究人员开始使用联合化疗治疗晚期乳腺癌，取得了一些令人鼓舞的结果。

随后，20 世纪 70 年代便开始了较为成熟的联合化疗方案。F.K.Mostofi 于 1973 年联合应用顺氯氨铂、长春新碱、博来霉素治疗晚期睾丸肿瘤，疗效甚佳。V.T.Devita 于 1975 年联合应用博来霉素、阿霉素、长春新碱治疗弥漫性组织细胞性淋巴瘤，疗效满意。20 世纪 70 年代末，B.S.Levi 等采用甲氨蝶呤、长春新碱、博来霉素联合方案治疗晚期肾癌，获得一定疗效。1972 年以来，我国展开了三尖杉酯碱的研究，苏州医学院报道的 HOAP（三尖杉酯碱、长春新碱、阿糖胞苷、强的松）方案对急性非淋巴细胞白血病的疗效较好，与国外的 DA（柔红霉素、阿糖胞苷）方案疗效相仿。Lawrence Einhorn 和他的研究小组在纪念医院李敏求博士初步工作的基础上，开始了一系列的研究，通过联合使用顺铂、长春新碱和博来霉素，让转移性睾丸癌的治愈率从大约 10% 提高到 60%。

随着化疗药物在临床上应用逐渐增多，1979 年，J.H.Goldie 和 A.J.Godman 首先提出耐药性学说。1982 年，T.Tsuruo 等首先报道了钙通道阻滞剂维拉帕米和钙调素抑制剂三氟拉嗪能增强长春新碱的细胞毒性，从而逆转耐药。1986 年，NCI 发现了多药耐药基因（编码蛋白 P170）。1991 年，J.Hansson 等发现了谷胱甘肽 S 转移酶抑制剂依他尼酸，可逆转人黑色素瘤细胞对苯丙酸氮芥的耐药。随后多种可逆转耐药的药物被发现，这些逆转药物使肿瘤的化疗耐药性减轻，增强了化疗的效果。另外，研究发现生物反应调节剂（粒细胞 - 巨噬细胞集落刺激因子、白细胞介素、干扰素）可用来增强化疗效果。

近一百年来，随着生物化学、免疫学、分子生物学及现代物理学等生命科学的发展，人们对肿瘤的认识越来越深入，国际上对于各种肿瘤制定了诊疗规范，这些规范和指南可以使广大临床工作者有更新、更好的诊疗选择，同时提高患者的治疗效果。

二、化学治疗的适应证与禁忌证

（一）化学治疗的适应证

1. 对于化疗敏感的肿瘤。
2. 手术前后或者放疗前后辅助化疗能提高治愈率的肿瘤。
3. 已无手术和放疗指征或术后、放疗后复发需行姑息性化疗的晚期肿瘤。
4. 需采用特殊给药途径局部化疗的肿瘤。
（1）癌性胸腔、腹腔或心包积液需腔内给药治疗者。
（2）脑膜转移需鞘内给药预防或治疗者。
（3）某些组织器官原发灶或转移灶需动脉给药治疗者。
5. 肿瘤导致上腔静脉压迫、呼吸道压迫、颅内压增高急需抢救性化疗减轻症状者。

（二）化学治疗的禁忌证

1. 患者营养状态差，有恶病质，一般状况衰竭，估计生存期小于 2 个月者。
2. 有心肝肾功能严重障碍者、肾上腺皮质功能不全者。
3. 合并有感染、发热和其他并发症者。
4. 卡氏（Karnofsky，KPS）评分在 60 分以下者。
5. 婴幼儿尤其是 3 个月以内或 3 岁以下，而肿瘤对化疗不敏感者。
6. 老年患者，年龄在 70 岁以上且肿瘤属化疗效果不确定者。
7. 贫血、营养不良者。

三、化学治疗的常见不良反应

药物不良反应（adverse drug reaction，ADR）指合格药品在正常用法用量下出现的与用药目的无关的有害反应。随着生活水平提高，人们对于化疗药物发挥防治疾病作用的同时出现的 ADR 也逐渐重视。ADR 可能引起可逆或不可逆病变，影响患者生活质量，导致住院时间延长或再次住院，经济负担增加，严重 ADR 甚至危及生命。抗肿瘤作用机制不同的药物在化疗中联合使用，导致 ADR 发生率、严重程度、累及正常细胞毒性均高于其他类药物。预测和控制可能发生的 ADR，可在保证治疗效果的同时提高患者依从性，降低治疗成本。依据发生时间，可将抗肿瘤药的 ADR 分为急性、近期及远期 3 类，其中较为常见的为急性和近期 ADR。

（一）消化系统损伤

化疗药引起的消化系统损伤发生率较高，临床主要表现为化疗所致恶心呕吐（chemotherapy induced nausea and vomiting，CINV）、化疗相关性腹泻（chemotherapy induced diarrhea，CID）等。CINV 是抗肿瘤药最常见的不良反应之一，虽很少危及患者生命，却常令患者痛苦不已，可引起食欲减退、脱水、电解质紊乱及营养不良等，增加了患者对治疗的恐惧感，甚至影响化疗的继续进行，严重影响患者的生活质量。按照发生时间，可将 CINV 分为急性、延迟性、预期性、爆发性及难治性；按照呕吐发生率，可将 CINV 分为高度（> 90%）、中度（30% ～ 90%）、低度（10% ～ 30%）和轻微（< 10%）。常见的具有高度 CINV 风险的药物有顺铂、表柔比星（> 90mg/m²）等，具有中度 CINV 风险的药物有卡铂、奥沙利铂及伊立替康等，具有低度 CINV 风险的药物有多西他赛、依托泊苷及卡培他滨等，具有轻微 CINV 风险的药物有培美曲塞等。抗肿瘤药的另一常见消化道反应为 CID，CID 的主要风险是导致水及电解质紊乱，严重时可危及患者生命，常见的引起 CID 的药物有伊立替康、氟尿嘧啶等。

（二）骨髓抑制

骨髓抑制是大多数化疗药具有的 ADR，最初常表现为白细胞特别是粒细胞计数降低，其次为血小板计数降低，严重时血红蛋白也降低。骨髓抑制作用较强的为抑制 DNA 类药物，其次为抑制 RNA 类药物，抑制作用较小的为抑制蛋白质合成类药物。骨髓抑制作用较强的药物有蒽醌类药物、氮芥、甲氨蝶呤、丝裂霉素及替尼泊苷等。

（三）过敏反应

部分化疗药具有过敏反应，临床主要表现为红斑、荨麻疹、血管神经性水肿、呼吸困难、低血压及过敏性休克等。引起过敏反应的常见药物有平阳霉素、博来霉素、紫杉醇及蒽环类药物等。

（四）神经系统反应

神经病变（chemotherapy induced peripheral neuropathy，CIPN）是化疗药较为常见的 ADR，可损伤中枢神经、自主神经和听神经等神经系统的各个部位，引起下肢无力、意识混乱、惊厥、耳聋、耳鸣甚至听力丧失等。根据损伤部位的不同，可将 CIPN 分为中枢神经系统毒性、周围神经系统毒性和感受器毒性，主要为周围神经系统毒性。引起神经系统反应的常见药物有长春新碱、顺铂、奥沙利铂、卡铂、甲氨蝶呤、紫杉醇及氟尿嘧啶等。

（五）心脏毒性

部分化疗药具有一定的心脏毒性，可引起心电图改变、心律失常及非特异性 ST-T 异常等临床表现。比较突出的为蒽环类药物，其发生率与累积剂量有关。心脏毒性较大的药物还有紫杉醇、卡培他滨、吉西他滨等。如果使用上述药物，一定要进行心电监护，并定期检测心脏功能。

（六）呼吸系统反应

化疗药可引起肺毒性，主要表现为间质性肺炎、肺纤维化。引起肺毒性的药物主要有环磷酰胺、白消安、亚硝脲、博来霉素、卡莫司汀、丝裂霉素、甲氨蝶呤等。

（七）泌尿系统反应

化疗药还可引起肾损伤，导致肾小管上皮细胞急性坏死、变性、间质水肿及肾小管扩张，甚至出现肾衰竭，患者可出现腰疼、血尿、水肿及小便异常等。化疗药还可引起化学性膀胱炎，发生尿频、尿急、尿痛、血尿、膀胱纤维化等症状。损伤泌尿系统的药物有顺铂、环磷酰胺等。

（八）局部组织刺激反应

静脉用抗肿瘤药渗漏至皮下组织中，可造成局部皮肤组织损伤，最终引起溃疡，甚至坏死。化疗药根据刺激强度可分为强刺激性药物、刺激性明显的药物及刺激不明显的药物 3 类，强刺激性药物输注时应注意行中心静脉置管。强刺激性药物有蒽环类药物、长春新碱等，刺激性明显的药物有依托泊苷、紫杉醇等。

（九）其他

化疗药物引起的 ADR 还有低钠血症、低钾血症、高钙血症、脱发、肿瘤溶解综合征、视神经病变、致盲及性功能异常等，部分抗肿瘤药本身可致癌，引起白血病等。

四、化学治疗的分类与应用

（一）根治性化疗

对于化疗高度敏感的肿瘤，包括血液系统、淋巴系统和生殖细胞系统肿瘤（急性白血病、淋巴瘤、绒毛膜细胞癌、睾丸癌等），部分可以通过药物获得根治，内科治疗在这些肿瘤的综合治疗中占据主要位置。根治性化疗要求必须正规、足量、足疗程。

（二）姑息性化疗

对于药物治疗无法根治的部分晚期上皮或结缔组织来源的肿瘤，如晚期的乳腺癌、肺癌、大肠癌、胰腺癌、肾癌、恶性黑色素瘤和胃肠间质肿瘤等，除了化疗以外，缺少有效的治疗手段，姑息性化疗可以延缓肿瘤的发展速度，改善患者生活质量。

（三）辅助化疗

辅助化疗是指手术、放疗等局部治疗后的化疗，为了防止或者治疗可能存在的微小转移灶，是局部治疗的一个补充方法。其优势在于，手术可以有效降低体内肿瘤负荷，从而可能降低耐药细胞的发生率，提高化疗的敏感性，并达到提高治愈率的目的。

（四）新辅助化疗

新辅助化疗是指手术或放疗等局部治疗之前的化疗，其作用主要包括：①降低临床分期，提高手术切除率，减少手术对身体器官的损伤。②减少手术过程中肿瘤细胞播散的机会。③体内药物敏感试验，为进一步的药物治疗提供重要指导。

（五）同步放化疗

同步放化疗是指同时进行化疗和放疗，一方面可以通过化疗药物的增敏作用，提高放疗对肿瘤的局部控制效果，另一方面可以发挥化疗的全身治疗作用，减少远处转移的发生率。

化学疗法是利用化学药物阻止癌细胞的增殖、浸润、转移，直至最终杀灭癌细胞的一种治疗方式，是一种全身性治疗手段，在癌症治疗中具有重要地位。在临床应用化疗药物时，一方面要达到治疗效果，另一方面要注意预防或治疗化疗带来的不良反应，避免对患者造成二次伤害。

随着生物化学、免疫学、分子生物学等学科的发展，人们对肿瘤的认识越来越深入，对各种肿瘤有了诊疗方案，在今后，将会研发更适合各类肿瘤的化疗药物。

第三节 肿瘤的放射治疗

肿瘤放射治疗学又称放射肿瘤学（radiation oncology），是利用放射线对恶性肿瘤进行治疗的物理治疗手段，是恶性肿瘤多学科综合治疗不可或缺的一部分，对改善临床症状、延长生存期、提高生存质量等均有重要作用。近年来，随着技术的进步，放射肿瘤学已进入精确放疗的新阶段，对肿瘤病灶的治疗更为精确，正常组织可以得到更好的保护。未来，肿瘤放射治疗将在实体瘤的治疗中占据更加重要的地位。

一、概述及发展历程

放射治疗至今已经有一百多年的历史，1895 年，德国物理学家伦琴发现了 X 线，1896 年，居里夫人、贝克勒尔发现了镭，这两种射线源的发现为人类诊治肿瘤奠定了基础。当初由于居里夫人只是理论上推测新元素"镭"的存在但是无法证明，巴黎大学的董事会拒绝为她提供实验所需的场所、设备、人员，她只能在校内一个废弃的破旧大棚里进行艰苦的实验。她将大袋的沥青矿渣倒在一口大铁锅里不断地溶解分离。经过一千多个日日夜夜的辛苦工作，小山一样的矿渣最后只剩下小器皿中的一点液体，但它始终没变成居里夫人预测中的一小块晶体——新元素"镭"，四年的努力付诸东流！有一天晚上，居里夫人疲倦地回到家，躺在床上还在想那团污浊的液体，想找出失败的原因。突然，她眼睛一亮，也许"镭"就是那个样子。她马上与丈夫起身跑到实验室，还没等开门，就从门缝里看到了她伟大的"发现"：在黑夜中，器皿里正发出耀眼的光芒，这就是"镭"！"镭"被发现后不久，人们就认识到放射线的生物学效应，1896年即用 X 射线治疗了第一例进展期胃癌患者，1899 年使用镭治愈了第一例皮肤癌患者。1913 年，Coolidge 研制出 X 线管，可以制造出受人们控制的 X 射线。1922 年，在巴黎举行的国际肿瘤学会议上，Coutard 和 Hautant 报告了放射治疗对进展期喉癌可以达到治愈的效果，并且没有严重的并发症发生，由此确定了放射治疗的临床地位。1923年，在放射治疗计划中应用了等剂量线分布图，1934 年，Coutard 提出了分割照射这一概念，由此，这两项技术成为目前放疗的基本规范。由于受当时科学水平的制约，放射生物学的发展严重滞后于临床，经过了 20 多年漫长而痛苦的探索过程，直到 1936 年，Moottramd 等提出了氧在放射敏感性中的重要作用，开启了放射治疗作用机制和放射生物学的研究。与此同时，物理学界建立了放射物理剂量单位——伦琴，使得人们对放射线的测量有据可循，并有了量的概念。

从 20 世纪 50 年代开始，放射治疗快速发展，逐渐形成了一门独立的临床医学学科。1951 年，Johns 成功研制了 ^{60}Co 治疗机，标志着"千伏时代"的结束和"兆伏时代"的开始，成倍提高了肿瘤放射治疗的效果，临床使用 ^{60}Co 远距离治疗机大面积照射霍奇金淋巴瘤，使其成为首个放疗可治愈的血液系统肿瘤。1955 年，Kaplan 在斯坦福大学安装了直线加速器，并逐步替代普通 X 线机及 ^{60}Co 治疗机，确立了以直线加速器为核心技术，标志着放射治疗进入了直线加速器时代。1968 年，瑞典神经外科医生 Leksell 发明的头部 γ 刀应用于临床，带来十分重要的放射聚焦的新起点。1980 年，多叶光栅和三维治疗计划系统的应用奠定了现代精确放疗的基础，在此基础上发展起来的调强放射治疗（intensity modulated radiotherapy，IMRT）、图像引导的放射治疗（image guided radiotherapy，IGRT）和立体定向放射治疗（stereotactic radiosurgery，SRS）等新技术进一步提高了疗效。质子、重离子治疗是更新的治疗技术，治疗更加精准，疗效也将进一步提高。

我国的肿瘤放射治疗始于 20 世纪 30 年代，新中国成立前，我国仅有 3 ～ 4 家放射治疗单位，到 1986 年为 264 家，1997 年为 453 家。2015 年，中华放射肿瘤学会调查了我国 31 个省、市，有放射治疗科室的医院达到了 1413 家，直线加速器 1931 台，放疗科医生 15841 名，增长速度非常快。我国已能制造 ^{60}Co 机、直线加速器、后装机、模拟定位机、X 刀、γ 刀等先进设备，我国质子、重离子治疗已经开始，中日友好医院即将在北京地区率先安装质子加速器。在管理方面，原卫生部颁发了要求直线加速器、^{60}Co 治疗机的从业人员上岗考试的文件，该考试的对象包括放射肿瘤学医师、物理师及技师。虽然这还不是专科医师考试，但已有一个标准，而且全国放疗住院医师规范化培训也已开始，国家卫健委组织编写的全国放射肿瘤科住院医师规范化教材第二版正在出版中，必将促进全国放疗事业的蓬勃、规范发展。

二、放射治疗的适应证

随着放射物理、放射生物及相关学科的发展，放射治疗在肿瘤治疗中的作用日益提高。目前的统计表明，约 70％的肿瘤患者在病程中需要放疗，但对于一个具体的患者来讲，是否采用放疗则应具体问题具体分析，应按照肿瘤治疗的原则，治疗后五年生存率概率，放射性损伤发生概率及患者的全身情况，制订正确的治疗方案。

临床上适合放疗的肿瘤如下。

（一）首选放疗

鼻咽癌、喉癌、扁桃体癌、舌癌、恶性淋巴瘤、阴茎癌、宫颈癌、皮肤癌、上段食管癌等。这类肿瘤通常对射线较敏感，多以局部侵犯为主，早期患者经根治性放疗后多能达到治愈肿瘤、保存器官功能的目的。

（二）次选放疗或配合手术进行放疗

颅内肿瘤、上颌窦癌、下咽癌、肺癌、下段食管癌、胸腺瘤、直肠癌、乳腺癌、膀胱癌等。这类肿瘤放疗疗效逊于手术，故首选手术，但对于临床上大多数中、晚期肿瘤来说，手术难以切净，或术后复发的危险性较大，或因为内科原因不能手术，可次选放疗，或在手术前、手术后进行放疗，以提高疗效。

（三）姑息性放疗

1. 止痛　各种肿瘤溶骨性转移所导致的疼痛均可采用放射治疗止痛，有效率约为80%。

2. 止血　头颈部癌、宫颈癌出血时，在局部止血措施的基础上，大剂量外照射或近距离治疗均可有效止血。

3. 解除梗阻或压迫　脊柱转移肿瘤一旦确诊应尽早放疗，截瘫发生前放疗多能有效防止截瘫，截瘫发生后应首选手术尽快解除脊髓压迫，最大限度恢复脊髓功能。上腔静脉压迫综合征或大范围肺不张时均可先局部放疗，解除梗阻，缓解症状。

三、肿瘤放射治疗的原则

肿瘤放射治疗的原则也就是综合治疗的原则：①目的明确。首先要明确治疗的目的是根治还是姑息，其次要明确采用某种治疗手段能给患者解决什么问题，解决问题的可能性有多大。②手段合理。每种治疗手段都有利有弊，确定治疗方案时，应合理地利用每种治疗手段的优势，同时避免不良反应的相加。③安排有序。对于评估手术切除有一定困难者，宜术前放疗，然后手术；对于大多数晚期肿瘤，首选药物治疗。④因人而异。临床患者的肿瘤性质、病理类型、分期、身体状况、经济水平等差别较大，临床工作中应当为每一位患者选择适当的治疗方案。

四、肿瘤放射治疗前准备与风险评估

（一）肿瘤放射治疗前准备

　　放射肿瘤学工作者首先是一位医务工作者，救死扶伤，为患者服务是每位医生的天职。放射肿瘤学工作者作为肿瘤防治队伍的一员，担负着肿瘤预防、诊断、治疗等多方面的任务。放射治疗医师在对患者进行治疗时，首先要明确放射治疗的适应证是什么，放射治疗的目的是什么，计划放射治疗的体积是多少，计划使用的放射治疗技术是什么，计划的放射治疗剂量是多少，病灶周围正常组织的放射耐受性是多少。

　　1. 肿瘤性质及范围的确定　详细询问病史、全面体检、必要的辅助检查（特别是病理学和影像学检查）均为肿瘤诊断、分期、治疗的重要依据。

　　2. 治疗决策　根据上述资料决定治疗方案。确定治疗的目的是根治还是姑息，采用手术、放疗、化疗还是综合治疗，治疗后的五年生存率是重要的衡量指标。目前的医学科学尚难以准确预测各种治疗方案的确切疗效，故治疗决策并非一成不变，而应在治疗中随时观察，及时调整。

　　3. 计划设计　选择合适的射线种类、射野、剂量分割方式、总剂量等，良好的放疗计划应做到剂量准确，靶区内剂量均匀，正常组织得以保护，关键组织、器官不超限量。复杂放疗计划应使用治疗计划系统显示各部位剂量，选择最佳射野大小、角度、楔形板角度等。从循证医学和医学法学的角度来看，每一个接受放疗的患者都应具备放疗剂量分布图。

　　4. 计划验证　简单射野（如两野对穿照射）可直接在模拟机上验证其可行性，经系统设计的放射治疗计划亦必须先经模拟机检验其可行性后方可执行。

（二）风险评估

　　放射治疗医师作为评估的主体，要认真收集患者的病史，结合体检、影像资料，尤其要充分利用放疗科专用计算机的治疗计划系统，计算患者治疗靶区的剂量分布和各种正常组织的耐受剂量，评估放疗风险，充分保护患者和家属的知情权、选择权，并签署知情同意书。

五、肿瘤放射治疗分类及临床应用

（一）按放射源与病变的距离

　　1. 远距离治疗（teletherapy）　又称外照射，是治疗时放射源距人体有一定距离的照射，主要特点是治疗计划设计合理时，受照射靶区内剂量相对均匀，深部 X 线机、^{60}Co 机、加速器等均为外照射的工具。如果使用外照射的方式对患者进行治疗，需要制定适当的外照射计划。远距离治疗是目前使用最广泛的放疗方式。

　　2. 近距离治疗（brachytherapy）　又称内照射，是指放射源与肿瘤距离很近的放射治疗，可以通过人体自然管道把放射源置于肿瘤附近，也可以通过穿刺直接把放射源置于肿瘤组织内，故也称为腔内和组织间放射治疗。其特点是各部位剂量大小与距放射源距离的平方成反比，故受照靶区内剂量不均匀，容易出现剂量冷点、热点，临床上多用作外照射的补充，比如宫颈癌。目前，临床新兴开展的放射性粒子植入也是近距离治疗的一种，可单独作为一种治疗手段，常见用于前列腺癌、肺癌、头颈部肿瘤。

利用器官、组织选择性吸收某种同位素的特点，经口服或静脉使用放射性核素进行治疗是一种特殊的内照射，放射源是开放性的，不同于近距离治疗所用的封闭性放射源，防护要求更为严格，剂量计算、生物效应均有较大区别，属核医学范畴。

（二）按治疗目的

1. 根治性放疗　是旨在治愈肿瘤的放疗，目前治愈的主要指标是五年生存率，包括两种情况。①放疗为主，通常用于对放射线敏感，同时有希望获得长期生存的患者（如霍奇金患者病Ⅰ期），特点是照射范围大（照射野内包括部分正常组织做预防照射），剂量高，要有一个良好、全面的放疗计划，以达到治愈肿瘤、提高生存质量的目的。②放疗为辅，作为综合治疗一部分，同时旨在治愈肿瘤，如上颌窦癌的术前放疗，脑瘤、直肠癌的术后放疗等。这类放疗的特点是剂量通常较根治性放疗略低，患者获长期生存希望较大，制订治疗计划时亦应全面考虑。

2. 姑息性放疗　是旨在减轻患者痛苦，尽量延长患者生存时间的放疗，主要用于晚期患者的止血、止痛、解除梗阻、抑制肿瘤生长。放疗技术相对简单，但因目前的医学水平所限，难以准确判断此类患者的生存期。姑息性放疗也应认真对待，以降低放疗并发症风险。

应当指出，治疗目的的区分是相对的，应随着疗程中病情的变化及时调整。如原定姑息性放疗的食管癌经一定剂量照射后，患者的全身情况和病变局部都有较大改善，应及时改为根治性放疗；相反，如原定根治性放疗的肺癌，放疗中出现骨转移等远处转移，应及时改为姑息性放疗或化疗等。

六、放射治疗规范化和个体化放疗

放射治疗相关指南有美国 NCCN 指南、欧洲 ESMO 指南及国家卫健委制定的相关肿瘤指南。规范化是肿瘤治疗的基石，是以循证医学依据为基础的规范化。然而，循证医学模式是以 RCT 随机对照研究为基础，统计整个患者群体的诊疗数据信息，是针对整个患者群体的治疗模式，对于指导个体患者的治疗是有缺陷的。因此，个体化放疗才是未来肿瘤放射治疗的主要发展方向和追求目标。目前，最理想的肿瘤放射治疗模式：基于个体的临床特征、病理分析、基因水平等信息汇集、指导下的"量体裁衣"式治疗。个体化放疗需要针对不同情况的患者，制定个体化的最佳放疗剂量，以及个性化的靶区。

综上，随着放疗技术的不断进步，放疗理念的不断更新，和其他学科相结合的综合治疗模式的不断深入探索，放射肿瘤学取得了长足的发展和进步。未来的放射治疗将是各种技术和治疗手段的综合，包括光子放疗与质子放疗的综合、解剖影像与功能影像的综合、放疗与免疫治疗的综合、近距离治疗与远距离治疗的综合等。随着对放射生物学的认识越来越深入，以及放射物理技术的不断进步，基于大数据整合和人工智能优化，放疗必将借助"互联网＋"和"共享放疗"的服务模式，惠及更多的肿瘤患者，助力健康中国的实现。

第四节　肿瘤内分泌治疗

肿瘤内分泌治疗又称肿瘤激素治疗（hormonal therapy），是指通过调节和改变机体内分泌环境及激素水平来治疗肿瘤的方法。其作用机制为降低激素水平，阻断激素与受体结合，从而阻断促进肿瘤生长的信号转导通路，具有毒性低、耐受性好的优势，已成为肿瘤治疗的重要手段。特别是对于激素依赖性肿瘤，疗效可与化疗相当。如乳腺癌、前列腺癌和子宫内膜癌，通过内分泌治疗降低复发风险，延长无进展生存期，提高生活质量，延长总生存时间，对于某些患者已成为首选治疗。在肿瘤的综合治疗中，无论是术后辅助治疗，还是晚期解救治疗，内分泌治疗均发挥了重要作用，是激素依赖性肿瘤的重要的全身治疗手段。

一、概述及发展历程

多年之后，当著名的苏格兰外科医生比特森博士（George Thomas Beatson，1848—1933）回想起他在苏格兰乡下度过的美好时光时，他肯定不会想到，有朝一日，人们会尊敬地将他称为"内分泌治疗之父"。

从当地牧羊人的口中他了解到，在母牛产犊后摘除它们的卵巢，能够令其持续地产乳。在生理学尚不完善，尤其是雌激素尚未被发现的19世纪90年代末，这一现象引起了他的兴趣——在解剖上相距甚远的两个器官，何以相互影响呢？1878年，年轻的比特森博士来到格拉斯哥（Glasgow）任职，在兔子身上，这两个器官之间的联系得到了进一步的证实。但是格拉斯哥的繁忙工作并不允许他进行进一步的研究，直到伊丽莎白女士（Elizabeth B.）的到来。

1895年5月，格拉斯哥的气候分外宜人，长久的雨天中总算有了几分阳光。然而伊丽莎白女士苍白的脸上却挂着一层难掩的忧愁，在过去的4个月中，她因为左侧的乳腺癌接受了大范围的切除术，甚至也包括一部分胸肌。坚决、彻底的手术并没能达到根治的效果，4月份，她的乳腺癌复发了。在华莱士医生（James W.Wallace）的介绍下，她抱着最后的希望来到比特森医生这里寻求帮助。

还能为她做些什么呢？始终盘旋在脑海中的那个悬而未决的难题为比特森医生提供了些许灵感，来进行一次伟大的尝试。而这位年轻的女士、2位孩子的母亲则勇敢地表示，愿意尽一切努力争取生存的自由。6月15日，比特森医生为她切除了双侧的卵巢和输卵管。之后的4个月，医患双方都惊奇地看到，胸前的肿瘤一点点缩小，从最初的8.9cm×6.4cm逐渐缩小到7cm×3cm。直到10月12日的最后一次复诊，伊丽莎白女士胸前的肿块几乎完全消失，只剩下一条长长的手术瘢痕，记录着她与癌症的抗争中经历的巨大磨难。

　　这极大地鼓舞了比特森医生的信心。接下来，他又为两位乳腺癌患者进行了卵巢和输卵管的切除术，在几个月内，肿瘤细胞迅速萎缩。这样的结果令人欣喜，但也同样令人困惑。对卵巢的切除是如何影响肿瘤生长的呢？而另一个更现实的问题随之浮现出来，为什么这种神奇的效果对某些患者毫无作用呢？

　　第一个问题在30年后才被美国的生物化学家多伊西（Edward Adelbert Doisy，1893—1986）解决。1929年，他从受孕女性的尿液中首次分离出了雌酮，后续的研究则证实，这种物质就像一根看不见的丝线连接着二者，又与乳腺的正常功能息息相关。

　　而第二个问题，又过了30多年才有所进展。20世纪60年代，年轻的芝加哥化学家埃尔伍德·詹森（Elwood V.Jensen，1920—2012）正致力于研究雌激素。当时的主流观点认为，雌激素是作为底物参与氧化还原反应，进而提供能量刺激细胞生长的，但詹森显然不太认可这个观点。他和助手用氢的放射性同位素氚来标记雌二醇，并追踪其在雌性小鼠体内的代谢情况，结果发现这些标记后的分子特异性地富集在一些生殖器官，比如子宫当中。詹森敏锐地意识到，这些作为标志物的雌二醇，可能被某些特定的蛋白质固定在组织中了。1966年，他成功从大鼠的子宫中分离出了雌激素受体。回到关于乳腺癌的问题上，一个新的思路渐渐浮现出来：乳腺癌的细胞之中是否也存在类似的受体？后续的研究证实了这一猜测，而且他进一步发现只有部分乳腺癌细胞高表达雌激素受体（阳性），而其余的则低表达或不表达（阴性）。

　　但是在基础研究和临床应用之间，还缺少一次严谨的临床试验。最简单的方案当然是对乳腺癌的患者进行去势手术，观察肿瘤发展与激素受体之间的相关性。但去势手术创伤大、副作用多（如骨质疏松），是否有更好的办法呢？

　　接力棒交到了英国化学家亚瑟·沃波尔（Arthur L.Walpole）手中。沃波尔当时正在英国帝国化学工业集团（Imperial Chemical Industries，ICI）从事雌激素类似物的合成研究——这也是他们合成三苯氧胺时最初的设想，团队试图合成某种能够与雌激素受体结合的物质，作为一种雌激素受体激动剂而充当新的避孕药。但是在后续的实验中，三苯氧胺被证实在许多组织中切断了雌激素的作用。关于雌激素拮抗剂治疗乳腺癌的研究，此前也有一些，但往往因为疗效不满意或过大的副反应而无法应用。1963年，沃波尔提出三苯氧胺用于乳腺癌治疗的设想，并很快找到了能够进行临床试验的合作者玛丽·科尔（Mary P.Cole），后者当时正在曼彻斯特的克里斯蒂医院（Christie Hospital）工作。两人一拍即合，团队迅速开展了第一次临床试验。在这项研究中，46名晚期的乳腺癌患者接受了3个月以上的三苯氧胺治疗，其中有10位患者的症状迅速得到了改善。这一结果证明，通过调整内分泌的药物治疗肿瘤，这一模式是可行的。在癌症的历史上，这也是第一次针对肿瘤的某个通路开发出一种治疗晚期癌症的药物。

　　此后的事情逐渐明朗起来。1973年，克雷格·乔丹（V.Craig Jordan）在分子水平证明，高表达雌激素受体的乳腺癌细胞对三苯氧胺敏感，而低表达的细胞对其毫无反应。从此，肿瘤的治疗进入了由"药物－药物靶向受体－癌细胞"模式开启的新时代。

同样的模式还可应用于另一种激素依赖性肿瘤——前列腺癌。1966 年的诺贝尔奖得主查尔斯·霍金斯（Charles B.Huggins，1901—1997），正是因为其在前列腺癌的内分泌治疗方面的卓越贡献而获此殊荣。在狗的身上，他观察到去势手术能够令前列腺萎缩，据此他为 8 名有骨转移的晚期前列腺癌患者进行了去势手术。术后，作为前列腺癌骨转移指标的酸性磷酸酶都迅速下降到正常范围左右。这证明对前列腺癌的去势治疗同样有效。这项研究发表于 1941 年，在比特森医生卵巢切除术的近半个世纪之后。

纵观内分泌治疗的发展历程，可以看到一条清晰的主线。从某种引人深思的现象出发，在精巧的实验设计中进行验证，进而深入地阐释机制、机理，并将呈现出来的通路作为最终目标，用种种手段进行干预，攻占疾病的高地。在人类与癌症的抗争中，内分泌治疗以这种模式率先取得了成果。

二、肿瘤内分泌治疗的适应证

肿瘤的内分泌治疗属于全身治疗的范畴，通过改变机体的内分泌环境，起到降低复发风险、延长无进展生存期、提高生活质量和延长总生存时间的作用，是肿瘤综合治疗的重要部分。

如前所述，肿瘤内分泌治疗主要适用于激素依赖性肿瘤，其肿瘤细胞高表达某些激素受体，激素水平对其生长、增殖发挥调控作用，给予相应的激素和抗激素治疗，可产生抗肿瘤的作用。激素依赖性肿瘤主要来源于激素靶器官，如乳腺癌、子宫内膜癌、卵巢癌、宫颈癌、前列腺癌等；还可来源于非激素靶器官，如部分胃癌、肝癌、大肠癌、黑色素瘤等，对这些肿瘤，内分泌治疗亦有一定效果。内分泌治疗目前主要应用于乳腺癌、前列腺癌、子宫内膜癌等。

（一）手术去势

手术去势是内分泌治疗发展早期的常用手段，主要是通过手术摘除卵巢、睾丸、垂体等器官进行去势治疗，主要适用于乳腺癌、前列腺癌等。

乳腺癌的手术去势主要包括卵巢切除、肾上腺切除、垂体切除等。随着技术水平的进步，特别是内分泌药物的不断研发，肾上腺切除和垂体切除因手术风险及并发症等原因，已逐渐淡出历史舞台。而卵巢切除，目前仍是绝经前乳腺癌患者和复发转移患者的治疗手段之一，但同样地，也有越来越多的女性倾向于选择药物去势而非手术。

前列腺癌的手术去势主要是指双侧睾丸切除术，其优势在于可以快速将睾酮下降至去势水平，但同时也会使患者失去间歇内分泌治疗的可能，因此要慎重考虑。

（二）放射去势

放射去势即利用放射线进行去势治疗，如卵巢放射去势，主要适用于难以耐受手术的患者。

（三）药物去势

药物去势是目前内分泌治疗的主要手段。下面将从作用机制、适用病种及治疗方案等方面进行简述。

1. 作用机制 根据作用机制的不同（图 7-1），可将内分泌药物分为以下 4 类。

（1）抗雌激素与抗雄激素 通过竞争性地结合激素受体，抑制相关激素的作用，包括抗雌激素药物和抗雄激素药物等。抗雌激素药物主要分为两类，一类是选择性雌激素受体调节剂（selective estrogen receptor modulators，SERMs），如他莫昔芬（tamoxifen，TAM，即上文提到的三苯氧胺）、托瑞米芬等，通过竞争细胞表面的雌激素受体发挥抗雌激素作用，具有雌激素激动和拮抗的双重作用；另一类是选择性雌激素受体下调剂（selective estrogen receptor down-regulators，SERDs），如氟维司群，主要通过破坏雌激素受体，阻断雌激素和受体间的相互作用，发挥抗雌激素作用，无部分雌激素样激动作用。

抗雄激素药物可分为甾体类抗雄激素药物和非甾体类抗雄激素药物。非甾体类抗雄激素的代表药物有氟他胺、比卡鲁胺等，甾体类抗雄激素药物则相对特殊，除具有雄激素受体拮抗作用外，还同时具备孕激素活性，代表药物有环丙孕酮等。

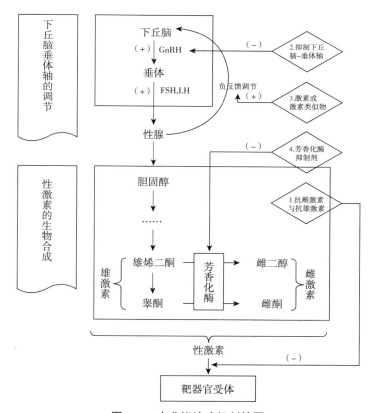

图 7-1 内分泌治疗机制简图

（2）抑制下丘脑 - 垂体轴的调节　通过抑制神经中枢（主要是下丘脑、垂体）对下游腺体的神经体液调节，抑制相关激素的生成。这类药物多为促性腺激素释放激素（gonadotropin-releasing hormone，GnRH）类似物，可大致分为 GnRH 拮抗剂与 GnRH 激动剂。前者竞争性地与 GnRH 受体结合，后者消耗垂体上的 GnRH 受体数量（垂体脱敏），两者均可抑制下丘脑对垂体的调控，减少黄体生成素（luteotropic hormone，LH）和尿促卵泡素（follicle-stimulating hormone，FSH）的分泌，从而减少雌激素和雄激素的分泌。代表药物有戈舍瑞林、亮丙瑞林、地加瑞克等。

（3）激素或激素类似物　人体内的神经体液调节往往有正反馈、负反馈等多种反馈调节机制，部分激素或激素类似物能够通过与相应受体结合，反馈性地抑制其他激素的生成，进而减少外周性激素合成与分泌。代表药物有己烯雌酚、甲地孕酮、丙酸睾酮、甲状腺素等。

此外，针对胃肠胰内分泌肿瘤，可应用生长抑素类似物，直接抑制生长激素、胰岛素、胰高血糖素、胃泌素等激素分泌，代表药物有奥曲肽等。

（4）抑制相关激素的生物合成　最具代表性的为芳香化酶抑制剂。芳香化酶属于细胞色素 P450（cytpchrome P450，CYP450）酶系中的一种，能够催化雄烯二酮、睾酮分别生成雌二醇、雌酮，在人体雌激素的生物合成中发挥关键作用。芳香化酶抑制剂通过与芳香化酶可逆或不可逆结合，抑制酶活性，阻断雄激素到雌激素的转化过程，进而在外周抑制雌激素的生成。代表药物有阿那曲唑、来曲唑、依西美坦等。

此外，阿比特龙和氨鲁米特等药物能够抑制雄激素的生物合成，在前列腺癌的治疗中发挥重要作用。

2. 适用病种及治疗方案　根据不同的病种，内分泌治疗的方案往往也有所区别。下面从病种角度对内分泌治疗的用药及方案进行简述。

（1）乳腺癌　乳腺癌可选用的药物包括抗雌激素类药物、芳香化酶抑制剂、孕激素及 GnRH 类似物等。应注意的是，患者是否绝经或达到绝经状态，是影响内分泌治疗方案选择的重要因素。对绝经后患者，因卵巢功能持续下降，芳香化酶抑制剂的疗效优于他莫昔芬，成为绝经后乳腺癌患者的一线治疗药物。而对于绝经前患者，GnRH 类似物具有疗效好、不良反应少、停药后卵巢功能可以恢复的特点，易被年轻患者及想要保留生育功能的患者所接受。此外，孕激素制剂如甲羟孕酮、甲地孕酮等，临床多用于复发转移乳腺癌的解救治疗，或与化疗合用以提高疗效，减轻化疗的不良反应。

在治疗方案方面，有辅助内分泌治疗、新辅助内分泌治疗、解救内分泌治疗之分。

辅助内分泌治疗是指对肿瘤进行局部手术治疗和放疗后所进行的系统性内分泌治疗，具有减少局部复发和远处转移、提高生存率的优点。

新辅助内分泌治疗是指对非转移性乳腺癌，在应用局部治疗前所进行的系统性内分泌治疗，主要适用于机体状况差、无法耐受化疗与手术的老年乳腺癌患者，特别是绝经后雌激素受体阳性的乳腺癌患者，具有使乳腺癌降期、提高乳腺癌局部控制率、保留乳房的优点。

解救内分泌治疗适用于晚期乳腺癌的治疗，可缓解症状，提高生活质量，延长生存期，具有使用方便、疗效确切、毒性小的特点。

（2）前列腺癌 前列腺癌可选用的药物包括 GnRH 类似物、抗雄激素药物及抑制雄激素生物合成的药物等，近年来也有多种新型化合物上市。

如前文所述，GnRH 类似物可大致分为两种：GnRH 激动剂与 GnRH 拮抗剂。GnRH 激动剂初始可刺激垂体性腺，使储存的促性腺激素释放，这时会出现睾酮的一过性增加；持续地给予 GnRH 激动剂可消耗垂体上 GnRH 受体数量，从而抑制促性腺激素的分泌。而 GnRH 拮抗剂竞争性地与受体结合，而不引起后续的信号转导，故不会出现睾酮的一过性增加。因此，抗雄激素治疗应与 GnRH 激动剂同时开始，或提前开始。

抑制雄激素合成的药物中，氨鲁米特与阿比特龙都能阻止雄激素前体的生成，前者阻断胆固醇转化为孕烯醇酮，影响肾上腺的合成，因此需联合糖皮质激素治疗；后者则抑制细胞色素 P17（cytpchrome P17，CYP17）酶的活性，进而抑制孕烯醇酮向雄激素前体的合成。

恩杂鲁胺是近年来上市的一种新型化合物，为雄激素受体的靶向抑制剂。特别之处在于，雄激素作为核受体，被激活后与靶 DNA 结合调节转录过程，恩杂鲁胺通过阻断雄激素受体协同蛋白和雄激素受体与 DNA 的结合，发挥抗雄激素的作用。该药能显著降低患者的总死亡率和影像进展率，延长生存期，已于 2014 年在欧美批准上市。

在治疗方案方面，除辅助内分泌治疗、新辅助内分泌治疗及解救内分泌治疗之外，还有最大限度雄激素阻断、间歇内分泌治疗之分。

最大限度雄激素阻断（maximal androgen blockade，MAB）又称联合雄激素治疗（combined androgen blockade，CAB），是指同时阻断来源于睾丸及肾上腺的雄激素，并拮抗雄激素受体的治疗方法。临床上常用的方法为药物去势联合抗雄激素治疗，例如戈舍瑞林联合比卡鲁胺应用。有研究证实，相比于单纯去势治疗，MAB 治疗可降低 20% 的死亡风险率，延长无进展生存期，但同时也大大增加了治疗费用，并提高了不良反应的发生率，影响患者生存质量。因此，通常建议在患者去势后血睾酮没有明显下降时使用。

间歇内分泌治疗（intermittent hormonal therapy，IHT）指前列腺癌患者持续采用内分泌治疗直至睾酮下降至去势水平，维持数月后停止治疗，根据肿瘤的发展情况再重复开始内分泌治疗，治疗期、治疗间歇期、治疗期循环进行。该方案能有效提高患者的生活质量，降低治疗成本，可延长肿瘤由雄激素依赖进展到非依赖的时间，与传统的治疗相比有一定的生存优势。IHT 的治疗方案现已被广泛应用，但尚需大样本及长期的临床对照试验。

（3）子宫内膜癌 子宫内膜癌的内分泌治疗多采取抗雌激素药物和孕激素联用，适用于早期子宫内膜癌需保留生育功能的年轻患者及晚期、复发性或无法手术的患者，对肿瘤分化良好、孕激素受体阳性者疗效较好，对远处复发者疗效优于盆腔复发者。常用药有他莫昔芬、甲地孕酮等。

（4）甲状腺癌 甲状腺素可以抑制促甲状腺激素（thyroid stimulating hormone，

TSH）对甲状腺组织的刺激，达到治疗肿瘤的目的，适用于体质差而不能手术切除的晚期甲状腺癌患者，或术后复发转移的患者，也可用于预防术后复发。

（5）胰腺内分泌肿瘤　生长抑素（如奥曲肽）能抑制多种物质的分泌，如胃酸、胃泌素等。

综上，内分泌治疗在肿瘤的综合治疗中发挥着重要作用，但同时也应认识到其局限性。对于部分患者，内分泌治疗效果并不尽如人意，例如前列腺癌患者有进展为去势抵抗性前列腺癌的可能，三阴性乳腺癌内分泌治疗不敏感等。展望未来，可能从筛查特定治疗方案的优势人群、进一步解构癌症的分子特征和精细分型、寻找新的药物靶点等方面入手，进一步提高内分泌治疗的疗效，使更多的患者获益。

第五节　肿瘤的分子靶向治疗

分子靶向治疗在肿瘤的药物治疗中扮演着重要角色。与细胞毒性药物不同，分子靶向药物能够选择性地抑制细胞的失控增殖，故对正常组织的损伤较小，能够与肿瘤的化学治疗互为补充。近年来，多种分子靶向药物陆续进入临床，并取得了较好的疗效。未来，随着对肿瘤认识的不断深入，分子靶向治疗将发挥日益重要的作用，甚至成为肿瘤药物治疗的主攻方向，使肿瘤的治疗更加精准和个体化。

一、概述及发展历程

肿瘤的分子靶向治疗又被称作"生物导弹"，这是因为靶向药物进入体内会特异地选择致癌位点结合发生作用，使肿瘤细胞特异性死亡，不会波及肿瘤周围正常组织细胞。分子靶向治疗是指通过干扰肿瘤生长或进展涉及的特异性分子而阻断肿瘤生长和扩散的治疗手段。广义的分子靶点包括从 DNA 到蛋白／酶水平的任何亚细胞分子，这些分子会参与肿瘤细胞分化、细胞周期、细胞凋亡、细胞迁移、浸润行为、淋巴结转移、远处转移等过程。

19 世纪 70 年代，Ehrlich 在医学院求学期间，对细胞的观察在德国进入了黄金时代，这得益于德国两大工业发展：一个是德国的光学工业，制造出了越来越精良的光学显微镜；另一个是德国的染料业，细胞学家尝试了种种染料，试图使不同的细胞、细胞的不同结构被不同程度地染色，以便能在显微镜下区分开来。Ehrlich 从那时起对染料着了迷。他一开始研究的是如何用不同的染料让不同的细胞着色，包括通过染色在显微镜下分辨出入侵人体的病原体以诊断疾病。他曾经给自己的唾液染色，发现自己得了肺结核。很快地，他想到染料还可以有更直接的医疗用途：如果染料能够附着在特定的病原体上染色，而不附着于人体细胞，那么是否也能从染料中发现药物，它只攻击病原体，而不攻击人体细胞，对人体无副作用呢？ Ehrlich 将这种药物称为"魔术子弹"，寻找"魔术子弹"成了他一生的梦想。"魔术子弹"后来被运用于抗体的靶向性，将药物的细胞毒性集中在肿瘤细胞，而不影响正常组织。

1960 年，美国宾夕法尼亚大学医学院医学博士 Nowell 和癌症研究所医学博士

Hungerford 证实，在慢性粒细胞白血病患者体内有一种异常染色体，后来被称作"费城染色体"，大约 95% 的慢性粒细胞白血病患者体内都发现了这一异常染色体。20 世纪 80 年代后期，研究者证实，费城染色体产生了一种异常蛋白质——BCR-ABL。它是一种在细胞增殖和分裂中发挥着重要作用的酪氨酸激酶，通过持续不断地发送信号，导致白细胞数量大量增加，这正是白血病的特征症状。

BCR-ABL 的发现为开发针对这种异常蛋白质的抑制剂提供了一个合理的目标。1990 年早期，诺华公司的研究者们开始着手 BCR-ABL 抑制剂的研究，随后发现并优化了一类能有效对抗 ABL 和其他激酶活性的化合物；1992 年申报了涵盖格列卫（GlivecTM/Gleevec，原名 STI571）的基础专利申请；1993 年开始研究慢性粒细胞白血病细胞模型中两种分子的活性。在一项关键的研究中，合作结果证明，GlivecTM/Gleevec 在体外抑制 BCR-ABL 蛋白方面显示出选择性的活性，并在体内、体外抑制了 BCR-ABL 表达细胞的增殖。重要的是，GlivecTM/Gleevec 对取自费城染色体阳性的慢性粒细胞白血病患者的细胞具有选择性和强有力的活性，却并不作用于正常细胞。

1998 年 6 月，第一个 I 期临床试验由 4 位研究者在美国的 3 个研发中心启动，该研究是为了确定适当的药物剂量，并评估其安全性。研究对象包括费城染色体阳性且对 α 干扰素治疗无效的慢性粒细胞白血病患者。研究者在 1999 年美国血液学会上报告了其研究结果：在 GlivecTM/Gleevec 日剂量 ≥ 300mg 的情况下，所有 31 位患者均产生了完全的血液学反应（白细胞的数量显著降低）。三分之一的患者同时出现了完全的细胞遗传学反应（如费城染色体消失）。这些鼓舞人心的初步结果引起了慢性粒细胞白血病患者对 GlivecTM/Gleevec 的广泛需求。消息通过互联网迅速传播，来自世界各地的患者开始强烈要求得到该药物，并参加临床试验。诺华公司收到了大量信件，要求加快药物开发过程，诺华公司特别为该药建立了完整的工业化生产基地，使年产量由公斤级上升为吨级规模。II 期临床试验的入组规模也随之扩大，以确保更多的患者能够得到 GlivecTM/Gleevec 的治疗。2000 年 6 月，第一次 III 期临床试验较原计划提前 6 个月开始进行，1100 名来自美国和欧洲的新近被诊断为费城染色体阳性的慢性粒细胞白血病患者被随机地分配到 GlivecTM/Gleevec 组和干扰素加 Ara-C 组，并被全程跟踪病程的发展。诺华公司在 2001 年第一季度向美国食品药品监督管理局（Food and Drug Administration，FDA）及全球其他药品注册机构递交了 GlivecTM/Gleevec 的注册申请，适应证为费城染色体阳性的晚期慢性粒细胞白血病，并顺利获得了 FDA 的上市许可。靶向治疗的序幕由此拉开。

之后，2003 年，吉非替尼成功用于具有表皮生长因子受体（epidermal growth factor receptor，EGFR）基因突变的晚期非小细胞肺癌优势人群，开启了个体化治疗新时代。2004 年，第一个抑制新生血管生成的血管内皮细胞生长因子受体（vascular endothelial growth factor receptor，VEGFR）单克隆抗体贝伐珠单抗问世，用于结肠癌治疗，开启了靶向肿瘤新生血管治疗的序幕。不难看出，分子靶向治疗极大地改变了我们对肿瘤的认识和治疗癌症的方式。

二、分子靶向治疗的临床应用

（一）单克隆抗体

单克隆抗体是由单一 B 细胞克隆产生的高度均一、仅针对某一特定抗原表位的抗体，通常采用杂交瘤技术来制备。其针对表达特异性抗原的肿瘤细胞，进行攻击和杀灭。目前，临床应用的单抗是通过识别受体的胞外可辨区，竞争性地与配体结合，抑制信号传导系统的激活，从而抑制肿瘤细胞的增殖。

1. 抗 EGFR 的单克隆抗体　西妥昔单抗（爱必妥）通过与表皮生长因子受体的配体结合区结合，干扰了 EGFR 及下游信号激活，从而抑制细胞分化、血管生成、转移及促进细胞凋亡。此外，西妥昔单抗的 IgG1 结构还具有抗体依赖型细胞介导的细胞毒作用。西妥昔单抗与伊立替康联合用药可治疗表达 EGFR、经伊立替康细胞毒治疗失败后的转移性结直肠癌。

2. 抗 HER-2 的单抗　曲妥珠单抗（赫赛汀）与 HER-2 受体结合后，可阻碍 HER-2/HER-3、HER-2/HER-4 异源二聚体形成；明显减少 S 期细胞数量，抑制肿瘤细胞增殖；逆转细胞因子抗体，减少血管上皮生长因子形成；诱导针对肿瘤细胞的抗体介导的细胞毒作用。曲妥珠单抗治疗 HER-2 阳性的乳腺癌，不仅可以改善晚期 HER-2 阳性乳腺癌患者的疗效，还可以提高生存率。

3. 抗 CD20 的单抗　利妥昔单抗（美罗华）利用 B 细胞稳定地表达 CD20 抗原，利妥昔单抗与淋巴细胞上的 CD20 结合后，通过补体依赖性细胞毒性、抗体依赖性细胞介导的细胞毒作用达到清除 B 淋巴细胞的目的，可用于 B 细胞非霍奇金恶性淋巴瘤。

4. 血管内皮生长因子受体抑制剂　贝伐珠单抗（安维汀）是第一种 VEGF 的靶向抑制剂，能抑制人类 VEGF 的生物学活性，包括内皮细胞促有丝分裂活性、血管通透性增加活性和促血管生成活性，以达到抗肿瘤的目的。贝伐珠单抗在临床上常与标准化疗方案联用，用于转移性结直肠癌，以及晚期、转移性或复发性非小细胞肺癌的治疗。

（二）小分子化合物

小分子化合物能进入细胞内，干扰腺嘌呤核苷三磷酸（adenosine triphosphate，ATP）结合，抑制酪氨酸酶的活性，阻断激酶的自身磷酸化及底物的磷酸化，彻底阻断异常酪氨酸激酶的信号传导，最终使癌细胞增殖、生长、存活的信号转导通路被阻断。

1. 小分子 EGFR 酪氨酸激酶抑制剂

（1）吉非替尼（易瑞沙）　选择性 EGFR 酪氨酸激酶抑制剂，对癌细胞的增殖、生长、存活的信号转导通路起阻断作用。其疗效取决于是否存在 EGFR 基因突变，有敏感基因突变的非小细胞肺癌患者（多为腺癌、亚裔、非吸烟者、女性）疗效优于化疗，不良反应较化疗轻。适用于具有 EGFR 基因敏感突变的局部晚期或转移性非小细胞肺癌患者的治疗。

（2）厄洛替尼（特罗凯）　人表皮生长因子受体 1（human epidermal growth factor

receptor 1，EGFR/HER-1）的酪氨酸激酶抑制剂，与 ATP 竞争性结合 EGFR/HER-1 的酪氨酸激酶的细胞内催化区，抑制磷酸化，使阻断和抑制系统传送核内信息，达到阻止肿瘤生长，控制细胞增殖、凋亡、新生血管生成和肿瘤转移的目的。适用于具有 EGFR 基因敏感突变的局部晚期或转移性非小细胞肺癌患者的治疗，包括一线治疗、维持治疗，或既往接受过至少一次化疗进展后的二线及以上治疗。

2. BCR-ABL 酪氨酸激酶抑制剂　伊马替尼（格列卫）是 BCR-ABL 和其他酪氨酸激酶，包括干细胞因子受体 C-KIT（CD117）和血小板生长因子受体（platelet-derived growth factor receptors，PDGF-R）的选择性抑制剂，通过抑制酪氨酸激酶活性阻断 BCR-ABL 基因的表达。此外，它还可以选择性抑制异常的干细胞因子受体 C-KIT（CD117）和 PDGF-R，抑制细胞增殖，促进细胞凋亡。伊马替尼治疗 BCR-ABL 阳性的慢性髓系白血病患者，血液缓解率接近 90%，细胞遗传学缓解率约 50%。适用于治疗费城染色体阳性的慢性髓性白血病（Ph+CML）的慢性期、加速期或急变期，以及不能切除和 / 或发生转移的恶性胃肠道间质瘤的成人患者等。

3. 多靶点激酶抑制剂　索拉非尼（多吉美）对肿瘤的多靶点作用包括抑制 C-RAF 和 B-RAF 的丝氨酸 / 苏氨酸激酶活性，抑制人 VEGFR-2、小鼠 VEGFR-2、VEGFR-3、PDGFR-B、FLT3 和 C-KIT 的酪氨酸激酶活性，抑制 MCL-1 翻译及抑制致癌性 RET 突变等。索拉非尼通过作用于上述靶点抑制肿瘤增殖及新血管形成，从而起到杀伤肿瘤的作用，被 FDA 批准用于治疗晚期肾细胞癌，该药对肝癌、非小细胞肺癌及黑色素瘤也有一定疗效。

分子靶向治疗极大地改变了我们对肿瘤的认识和治疗癌症的方式，但在很多方面，靶向治疗仍不能完全替代传统手术、放疗、化疗三大基石。但内科肿瘤学自诞生起，从未像现在这样依赖基础学科研究的发展。基因组学、蛋白质组学、代谢组学、生物信息学等新兴学科为分子靶向治疗提供了新的机遇。因此，需要我们积极开展科学严谨的临床试验，细心求证，推动分子靶向治疗的研究和应用稳步前进。

第六节　肿瘤的免疫治疗

人类对抗肿瘤的治疗思路经历了放化疗的毒杀，手术的根除，针对基因差异的靶向，再到时下备受关注的免疫治疗，不仅反映了人们对于肿瘤认知的进步，也依托于医疗技术的飞速发展。免疫治疗是指通过激活抗肿瘤免疫应答，实现对肿瘤发生发展的控制。近年来，伴随着分子生物学、生物工程、免疫学基础理论的发展，肿瘤免疫学已成为最活跃的生命科学研究领域之一，其中调控机体免疫功能的药物已在肿瘤临床治疗中取得了显著疗效。在今后的临床应用中，免疫治疗作为一种新型模式，可能会与常规手术、化疗、放疗等治疗手段结合起来，实现优势互补，为肿瘤患者提供个体化的综合治疗方案，使患者获得更大的收益。

一、概述及发展历程

自古以来，肿瘤都是谈之令人色变的疾病，最可怕的一种便是收割无数年轻人生命的骨肉瘤。在人们束手无策之时，一位胆大的年轻人决心改变这悲惨的命运，他就是 William Coley，肿瘤免疫疗法的奠基人。

1890 年，一位名叫 Elizabeth Dashiell 的 17 岁少女，在夏季旅行中不小心弄伤了手臂，几周之后，肿胀且疼痛难忍的手臂促使她来到医院求诊，为她看诊的医生就是刚刚开始在纽约癌症医院独立执业的 Coley 医生。

尽管看起来像外伤感染，但检查结果却表明 Elizabeth 患有软组织肉瘤，且肿瘤已经侵袭到骨骼。Coley 医生截掉了 Elizabeth 的右前臂，试图阻止癌症扩散，然而断臂也不能求生，Elizabeth 最终在一个月内因癌症的扩散而痛苦地死去。

Elizabeth 悲惨的命运对 Coley 造成了沉重的打击，也让他下定了寻找新疗法的决心。他翻找了过去 15 年的医院病例档案，发现了有趣的内容。

一名因肉瘤长在脖子上无法处理而被医生宣布死刑的德国患者，在偶然得了丹毒之后，肿瘤居然奇迹般地消失了！ Coley 医生立刻四处寻找这位 7 年前住院的患者，终于功夫不负有心人，他找到了这位肉瘤患者，发现他依然健康地活着。这激励了 Coley 医生去寻找更多的资料。

令人欣喜的是，他找到了 47 例类似的病例，并发现在 1853 年和 1866 年，都曾经有学者发现类似的感染令患者肿瘤消退的报道。于是，Coley 有了一个相当大胆的想法：如果感染能令肿瘤消退，那么是不是可以故意制造感染来治疗癌症呢？

然而，丹毒在那个时代同样是致命性的疾病，Coley 为患者注射活的化脓性链球菌简直是草菅人命。好在有一位肉瘤长在喉咙中无药可治的患者愿意接受他的疗法。在不同剂量的反复注射中，这位患者患上了致命的感染，但同时，他的肿瘤在 24 小时之内开始缩小。最终，他完全康复了！

之后的两年里，Coley 又用类似的方法治好了十多名患者，并创造了更安全的用灭活的链球菌和沙门氏菌配方，这就是 Coley 毒素。令人惋惜的是，Coley 在 1893 年公布研究成果之时，并没有什么人相信他，最终他怀着遗憾去世了。

直到 20 世纪 60 年代，Lloyd J.Old 在 *Nature* 杂志上发表了注射了卡介苗的实验动物对肿瘤生长有更强的抵抗力，Coley 的研究终于有了共鸣者。Old 是一位十分出色的学者，他不仅研发了卡介苗，还陆续发现了 MHC 和白血病的联系，EBV 病毒与鼻咽癌的关系，关键的免疫分子肿瘤坏死因子（tumor necrosis factor，TNF）等，在肿瘤抗原研究上取得了无数的成就。他的研究终于改变了潮水的方向，他就是当之无愧的"现代肿瘤免疫学之父"。

自此以后，肿瘤免疫学在学界终于拥有了自己的名字。1970 年，已是澳大利亚科学院主席的 Burnet，在他学术生涯最后的时光里，终于系统性地论述了肿瘤免疫学第一个重要理论——"免疫监视"假说。这为肿瘤免疫学指明了可进行验证的方向。有志不在年高，年仅 30 多岁的 Ralph Steinman 在 1973 ～ 1979 年间发表了 5 篇文章，他的研究成果是发现了一种长相奇特、很难提取且功能不明的细胞，并将其命名为"树突状细胞"。年轻的他并没有意识到，这个发现补充上了肿瘤免疫周期中最开始的一环。

然而，囿于当时人们对免疫系统知之甚少，对肿瘤免疫学的研究更是管窥蠡测，值得提及的成果并不多。在肿瘤免疫治疗方面，用淋巴因子激活的杀伤细胞（lymphokine-activated killer，LAK）及白细胞介素 -2（interleukin-2，IL-2）的发现，促进了细胞因子和过继细胞疗法（adoptive cell therapy，ACT）的临床试验。但是因为生物分子进入身体后常会发生非常复杂的作用，导致结果不可预测，生物药的稳定性问题始终难以解决。祸不单行，免疫监视理论的试验研究也进入了瓶颈，直到华盛顿大学圣路易斯分校的 Robert Schreiber 团队发现了干扰素 γ（INF-γ），才重新复苏了可以证明免疫监视的小鼠基因型和实验方法。

厚积才能薄发，21 世纪初，证明了免疫监视假说的 Schreiber，根据最新的研究成果进行了延伸，从微环境的视角提出了免疫版的"克隆演化"理论——"免疫编辑"假说。经过十年的完善，肿瘤细胞与免疫系统的相互作用渐成体系，除了对应 Burnet 原版的免疫监视而发展的免疫清除，还有免疫平衡和免疫逃逸机制，共同影响了肿瘤的发展。

从 Coley 一百多年前取得的意外发现至今，我们可以看到肿瘤学和免疫学都发生了天翻地覆的变化，研究者们的思维方式和工具也在不断升级换代。

2017 年，ASCO 以"精准与联合：免疫治疗 2.0"为年度进展报告主题，充分体现了肿瘤进入精准治疗的新时代。同时，*Nature* 杂志也发表了两篇使用多表位的个体化新抗原疫苗接种治疗，表明肿瘤新抗原免疫疗法开启了肿瘤个体化治疗的大门，联合治疗及个体化的精准免疫治疗相结合是未来肿瘤治疗的发展趋势。

二、免疫治疗的适应证

在大力倡导肿瘤个体化治疗的背景下，免疫治疗的应用也将根据肿瘤种类、病理分型、患者临床阶段、自身状况及意愿，结合可能的效果和风险进行综合评估。简单来说，免疫治疗将成为治疗方案的一部分，以联合治疗的方式纳入肿瘤治疗的各个阶段。

肿瘤免疫疗法中研究最为广泛的包括免疫检查点抑制剂和嵌合抗原受体 T 细胞疗法（CAR-T）。免疫检查点抑制剂如伊匹木单抗（Ipilimumab）、帕博利珠单抗（Pembrolizumab）、纳武利尤单抗（Nivolumab）、阿替唑单抗（Atezolizumab）可用于包括三阴性乳腺癌、肾细胞癌、黑色素瘤、结直肠癌、尿路上皮癌及非小细胞癌的治疗。以 Tisagenlecleucel 和 Axicabtagene ciloleucel 为代表的 CAR-T 在难治性前 B 细胞急性淋巴细胞白血病和弥漫性大 B 细胞淋巴瘤等特定类型的血液系统肿瘤及淋巴瘤中显示出良好的治疗效果。

另外，肿瘤免疫治疗的基础是靶向免疫抑制机制或激活免疫途径，因此肿瘤免疫治疗的适应证首要考虑肿瘤相应靶点的表达，如 anti-PD-1/PD-L1 单抗治疗的对象最好选择肿瘤细胞表面高表达 PD-L1 的患者。

目前，肿瘤免疫细胞治疗尚处于临床研究或临床应用的早期阶段，许多批准上市的肿瘤免疫治疗药物，在临床指南中也常为二级推荐。安全性好但疗效有限的非特异性免疫疗法适合早中期肿瘤手术后降低复发率的治疗，对于基于缓解临床症状、改善生活质量、延长生命目的的晚期肿瘤患者，也可考虑使用非特异性免疫增强疗法。总之，肿瘤免疫治疗尚未成为一种成熟的治疗手段而得到临床的广泛应用，仍需要开展更多的研究，以完善药物的应用。

三、免疫治疗的分类及临床应用

根据作用机制，将肿瘤免疫治疗分为三类：主动免疫治疗、被动免疫治疗和非特异性免疫调节剂治疗。

（一）主动免疫治疗

肿瘤的主动免疫治疗（active immunotherapy）也称为肿瘤疫苗（tumor vaccine），主要是指利用肿瘤细胞或肿瘤抗原物质免疫机体，使宿主免疫系统产生针对肿瘤抗原的抗肿瘤免疫应答，从而阻止肿瘤生长、转移和复发。

1. 分类

（1）肿瘤细胞疫苗　研究最早、最多，使用时间最长的肿瘤疫苗。其原理是将灭活的自体或异体肿瘤（丧失致瘤性但保留免疫原性）联合非特异性刺激因子刺激机体产生抗肿瘤免疫应答。

（2）多肽 / 蛋白质疫苗

1）多肽疫苗　按照肿瘤抗原基因中已知或预测的某段抗原表位的氨基酸序列，通过化学合成技术制备的疫苗。具有成分单一、便于研究、易于生产、不存在肿瘤细胞的抑制成分、无肿瘤种植的危险等优势，但其免疫原性弱，可能诱导免疫耐受，临床应用受到制约。

2）蛋白质疫苗　是将肿瘤抗原整个或部分蛋白质作为疫苗，经抗原呈递细胞（antigen presenting cell，APC）摄取提呈，激发机体的抗肿瘤免疫应答。具有免疫原性强、可克服需要明确表位肽的限制的优点，但尚需解决如何增强免疫反应强度和诱导细胞免疫。

（3）树突状细胞疫苗　树突状细胞（dendritic cell，DC）是体内功能最强且唯一能激活初始性 T 细胞的专职 APC，可激活 $CD8^+$ 细胞毒性 T 细胞及 $CD4^+$ 辅助性 T 细胞的功能，在免疫应答中处于中心地位。

1）肿瘤抗原致敏的 DC 疫苗　通过不同形式的肿瘤抗原在体外冲击致敏 DC，将之免疫接种或回输至荷瘤宿主，诱导机体产生特异性的 CTL 和记忆性 T 细胞，从而产生抗肿瘤免疫应答。此类疫苗具有较好的靶向性，易于生产和监测，无须分离鉴定肿瘤的特异性抗原，由 DC 直接完成对抗原的识别、摄取、加工和提呈，但可能诱发自身免疫性疾病。

2）基因修饰的 DC 疫苗　将编码肿瘤抗原的基因以 DNA 或 RNA 形式转入 DC，在 DC 中表达肿瘤抗原，经 DC 提呈后活化初始 T 细胞。可在一定程度上避免诱发自身免疫性疾病及因抗原降解而使疫苗功能减弱，但存在安全性及花费过高的问题，临床应用困难。

（4）DNA疫苗 又称基因疫苗，是利用基因工程技术将编码肿瘤抗原的基因整合于表达载体上，再将疫苗直接注入机体，表达出肿瘤抗原，从而诱导出针对肿瘤抗原的细胞免疫应答。具有便于生产、使用安全，在体内表达时间长，易于诱发肿瘤免疫应答等优势，但长期使用会诱导免疫耐受。

（5）RNA疫苗 可包含多表位的编码信息，并通过抗原原位表达，模拟肿瘤抗原表达方式，诱导出类似DNA疫苗免疫刺激引发的T细胞应答。其优势在于可在细胞质中直接翻译，无须在宿主细胞核内转录，且易降解，不易引起严重的自身免疫性疾病等不良反应。

（6）抗独特型抗体疫苗 独特型抗体（anti-idiotype vaccine）是抗原刺激机体产生抗体Ab1之后诱导产生的抗体Ab2。有的Ab2抗体模拟原来的抗原结构，诱导抗原产生特异性免疫反应，被称为抗原内影像，若将其应用于抗肿瘤疫苗，即为抗独特型抗体疫苗。

2.临床应用 肿瘤疫苗分为预防性疫苗（prophylactic cancer vaccines）和治疗性疫苗（therapeutic cancer vaccines）。

（1）预防性疫苗 指用某些特殊肿瘤发生有关的物质制备疫苗，接种于具有遗传易感性的健康人群，诱导机体产生对该种类型肿瘤的免疫，防止肿瘤发生或辅助治疗肿瘤。如靶向乙型/丙型肝炎病毒（hepatitis B/C virus，HBV/HCV）和人乳头瘤病毒（human papilloma virus，HPV）的疫苗。

（2）治疗性疫苗 指对已病患者进行免疫接种，激发肿瘤患者机体产生对肿瘤的特异性免疫应答，达到治疗肿瘤的目的。其可诱导宿主免疫系统产生肿瘤特异性免疫应答，从而阻止肿瘤生长、扩散或复发，进行肿瘤治疗。其具有作用范围广、不良反应小、特异性高的优点，且可产生长期的免疫记忆，抗肿瘤作用持久。

（二）被动免疫治疗

被动免疫治疗（passive immunotherapy）又称过继免疫治疗（adoptive immunotherapy），是被动性地将具有抗肿瘤活性的免疫制剂或细胞转输给肿瘤患者，以此来治疗肿瘤，适用于已经没有时间或能力产生初始免疫应答的晚期肿瘤患者。

1.单克隆抗体治疗 通过ADCC效应聚集和活化宿主的效应细胞，通过CDC效应、阻断受体配体的相互作用及诱导细胞凋亡杀伤肿瘤细胞。目前，单克隆抗体应用于肺癌、乳腺癌、结直肠癌、淋巴瘤、头颈部肿瘤的治疗中。

目前，应用于临床的主要有以下几种：Rituximab是FDA于1997年批准的首个肿瘤单抗，用于复发性、难治性低分化B细胞淋巴瘤；^{90}Y-ibritumomab tiuxetan于2002年获批用于低分化滤泡性淋巴瘤或转化的B细胞性非霍奇金淋巴瘤；Trastuzumab是第一个获批用于实体瘤的单抗；Getuzumab ozogamicin用于治疗60岁以上的CD33阳性的AML首次复发但又不适于其他细胞毒性治疗的患者；Alemtuzumab治疗慢性淋巴细胞性白血病；Avastin 用于治疗乳腺癌、非小细胞肺癌及转移性结直肠癌等；Ipilimumab 用于未经治疗的晚期黑色素瘤患者。

2. 过继性细胞治疗 通过分离自体或异体免疫效应细胞，经体外激活并回输，直接杀伤肿瘤或激发机体抗肿瘤免疫反应。其优势在于纠正细胞免疫功能低下的状态，促进宿主抗肿瘤免疫功能，直接发挥抗肿瘤作用。此外，还可替代、修补或改善化疗引起的免疫功能受损。但目前在临床上，由于细胞来源困难、细胞毒力不够，其应用受限。

（1）淋巴因子激活的杀伤细胞（lymphokine-activated killer，LAK） 外周血单个核细胞在体外诱导产生的具有非特异性细胞毒作用的异质性效应细胞。其抗癌谱广，能通过直接接触或释放细胞毒性颗粒间接杀伤肿瘤细胞，不受 MHC 限制。但由于体外增殖活性弱，体内抗瘤活性有限，临床应用较少。

（2）肿瘤浸润性淋巴细胞（tumor-infiltrating lymphocytes，TILs） 分离出切除肿瘤组织中的浸润淋巴细胞，体外给予抗 CD3 单抗、IL-2 等因子，扩增培养成具有特异性杀瘤活性的效应细胞。其表型以 CD4$^+$T 细胞和 CD8$^+$T 细胞为主，具有一定的肿瘤特异性和 MHC 限制性。临床试验用于治疗皮肤、肾、肺、头颈部、肝、卵巢部位的原发或继发肿瘤，但临床应用较少。

（3）细胞因子诱导的杀伤细胞（cytokine-induced killer，CIK） 外周血单个核细胞经抗 CD3 单克隆抗体、IL-2 等细胞因子诱导分化而成的 NKT 样细胞。其具有增殖速度快、杀伤活性高、肿瘤杀伤谱广等优点。临床上，抗瘤活性较强时用于肾癌、肝癌、肺癌、白血病等恶性肿瘤。

（4）γδT 细胞 因 TCR 由 γ 和 δ 肽链组成而命名的一类 T 细胞，以非 MHC 限制性方式杀伤肿瘤细胞。在肺癌、肾癌、恶性黑色素瘤等 I 期临床研究中取得了良好的疗效，可能成为恶性黑色素瘤的新的治疗途径。

（5）NK 细胞 可识别 MHC-I 表达下调或缺失的肿瘤细胞，无须抗原预先致敏即可直接杀伤肿瘤细胞。近年来，随着纯化技术及扩增技术的不断改进，NK 细胞逐渐成为过继性免疫治疗的重要组成部分，目前仍处于 I / II 期临床试验阶段。

（6）基因工程 T 细胞 通过改变 TCR 的特异性或通过引入抗体特异性识别序列（CAR 修饰的 T 细胞）而对 T 细胞进行基因修饰。

1）TCR 修饰 T 细胞疗法 将具有肿瘤反应性的 TCR 基因转导到 T 细胞中，形成肿瘤抗原特异性的 T 细胞，回输给患者。在黑色素瘤、结肠癌、滑膜肉瘤、多发性骨髓瘤等 I / II 期临床试验中获得了一定的疗效，但其最佳靶抗原应选取仅表达于肿瘤细胞的抗原。

2）CAR 修饰的 T 细胞技术 利用基因转移技术将构建的 CAR 受体转导到免疫效应细胞中。其优势在于不受 MHC 限制，识别谱广。CAR 技术在不断发展，第三代 CAR 包含两个共刺激域，提供第一信号、第二信号和一个辅助的共刺激信号以促进 T 细胞活化。第四代 CAR 如最近开发的 TRUCKs，涉及两个独立的转基因结构，可调节局部微环境以增强 CAR-T 细胞的功能。目前，第三、四代仍处于临床前研究阶段。

（三）非特异性免疫调节剂治疗

抗肿瘤机制一是通过刺激效应细胞发挥作用，如细胞因子、Toll 样受体激动剂和卡介苗等；二是通过抑制免疫负调控细胞或分子起作用，如 CTLA-4 阻断剂和 PD-1/PD-L1 阻断剂等。

1. 效应细胞刺激剂

（1）细胞因子　科学家们经过大量研究证实，细胞因子是行使肿瘤免疫的主要介质。目前，FDA 已批准一些细胞因子用于肿瘤治疗。例如，IFN-α 已被 FDA 批准用于治疗慢性淋巴细胞白血病、非霍奇金淋巴瘤等，是第一个被证实具有免疫调节、抗增殖、诱导分化等肿瘤活性的细胞因子。IL-2 是调控淋巴细胞生长的重要因子，FDA 批准其治疗转移性肾癌和恶性黑色素瘤。

（2）TLR 激动剂　可以促进宿主免疫系统的抗肿瘤免疫应答或产生直接的肿瘤细胞毒性，有效地抑制肿瘤的生长和迁移。例如，Toll 样受体 7 的激动剂为咪喹莫特，能增强固有免疫应答和适应性免疫应答，已被 FDA 批准用于浅表性和结节型基底细胞癌的治疗。

（3）卡介苗　既可以激发固有免疫应答，又可激发适应性免疫应答，被 FDA 批准用于膀胱癌的治疗。

2. 免疫负调控抑制剂

（1）Denileukin diftitox　由 IL-2 的受体结合片段与具有酶活性的白喉毒素跨膜片段重组融合，与 IL-2 受体结合后，被摄取进入细胞质，释放白喉毒素 A 链，抑制蛋白的合成，导致细胞死亡，已被 FDA 批准用于治疗皮肤 T 细胞淋巴瘤。

（2）CTLA-4 阻断剂　CTLA-4 单克隆抗体通过抑制活化 T 细胞的 CTLA-4 与抗原提呈细胞的 B7 结合，打破免疫耐受，增强 T 细胞的活性。目前有 Ipilimumab 和 Tremelimumab 两种单克隆抗体，其中，Ipilimumab 于 2011 年被批准用于治疗晚期黑色素瘤。

（3）PD-1/PD-L1 阻断剂　PD-1 单克隆抗体通过阻断免疫抑制性受体，PD-1 与其配体 PD-L1 结合，从而阻止其介导的免疫抑制作用，在机体抗肿瘤免疫应答中发挥负向调控作用。目前，单克隆抗体 Pembrolizumab 和 Nivolumab 已被批准用于恶性黑色素瘤、非小细胞肺癌和头颈鳞状细胞癌的治疗；单克隆抗体 Atezolizumab 已被用于膀胱癌和非小细胞肺癌的治疗。

近年来，免疫治疗在快速发展的同时也产生了许多亟待解决的问题，如治疗的适应证、疗效及安全性都需进一步的研究。临床研究和应用虽然开展得如火如荼，但应该注意规范化的管理和伦理方面的审查，与其他疗法的联合应用也需要投入大量精力去探索。随着相关基础研究的开展，未来将可能推出更多免疫治疗的靶点，为肿瘤免疫治疗的临床应用和研发新型免疫治疗方法奠定基础。

第七节　肿瘤的综合治疗及个体化治疗

当前，随着肿瘤学的迅猛发展，尤其是多种新的治疗手段出现之后，单一的治疗方法已经很难取得令人满意的疗效，肿瘤的治疗进入综合治疗的时代，多种治疗方式的相互结合、取长补短已是肿瘤的主要治疗模式。

多学科综合治疗（multi-disciplinary management，MDM）可以归纳为根据特定患者的特定肿瘤、生理及心理状态，在兼顾患者生存时间、客观疗效、生存质量、心理状况、社会及经济承受能力的情况下，合理规划多种肿瘤治疗手段，在最为恰当的时机介入其整体治疗方案之中，以期为患者带来更大的收益。其与目前倡导的循证治疗及个体化治疗是统一的整体，体现了西医学模式由生物医学模式向生物－心理－社会医学模式的转换。

MDM 主要通过多学科综合诊疗协作组（multiple disciplinary team，MDT）来实现。MDT 起源于 20 世纪 60 年代，是建立于循证医学基础上由传统经验性医疗向现代化协作组决策医疗转化的新型诊疗模式。其主要针对某一特定患者，通过定期、定时、定员、定址的多学科讨论会形式，汇集各学科最新发展动态及患者的全面资料，综合考虑患者的疾病分期、诊疗需要、经济状况、心理承受能力等诸多因素，权衡利弊后制定出更科学、更合理、更规范的诊疗决策，并监督治疗方案的执行，定期评估疗效调整方案，从而保证患者获益的最大化。这种以患者为中心的 MDT 模式在疾病的诊疗过程中起到了重要的作用。MDT 不同于传统普通会诊，有着相对严格且规范的制度及组织形式，由相对固定的多学科专家共同讨论，提供诊疗意见，同时参与诊疗方案的执行和后续方案调整，从而使决策能够得到贯彻落实。MDM 在肿瘤诊治中的运用，体现了多学科综合协作、规范化治疗、个体化治疗的优势，为肿瘤患者提供了最佳治疗方案。MDM 对于推动和规范肿瘤的诊疗具有重要意义。大量研究报道，MDM 可显著延长肿瘤患者的生存期，提高患者的生活质量。

一、多学科综合治疗的原则与特点

就目前肿瘤治疗现状，绝大多数的肿瘤患者在其整个疾病过程中皆会接受多种方式的联合治疗，但并非所有的联合治疗皆可以称为 MDM。MDM 是以患者为中心的治疗方式，其根本目的是尽量延长肿瘤患者的生存时间，提高其生存质量，同时将治疗的不良反应降至最低。因此，在考虑 MDM 各种治疗方式的有效组合时就要兼顾患者的各种相关因素，对患者的病理学类型、临床分期、生理状态、基础疾病、治疗预期、心理期望、经济承受能力进行通盘考虑。其原则和特点如下。

1. MDM 由多个肿瘤相关专业的医生在治疗实施前共同讨论得出，并在治疗过程中根据患者的具体情况加以讨论修正。

2. 需综合评估患者的总体情况，将其治疗预期分为根治性和姑息性两类，并根据治疗预期纳入合适的治疗手段和方案。

3. 影响 MDM 方案制订的最重要的因素为患者的肿瘤病理学类型及相关基因突变情况、肿瘤分期及一般体能状况等，以上因素务必在制订治疗方案前做到 100% 精确。

4. MDM 中各种具体治疗措施皆需依据一定的规范及循证医学的证据。

5. MDM 中不同治疗措施的介入时间有一定的既定次序，这种次序是在治疗前就初步确定的。

6. MDM 中不同的治疗手段也有一定的主次之分，其中的一种或两种治疗手段为患者的主要治疗方式，其他的治疗手段起辅助作用。

7. MDM 以病种为中心，各肿瘤病种的 MDM 原则相同，但根据不同病种的特点而有各自的侧重点。

8. 虽然 MDM 的重点在于治疗，但也包含了肿瘤诊断的部分。

9. 重视循证医学证据的更新。目前，MDM 的主要依据是各种高水平的循证医学证据，在 MDM 的制订过程中要随时关注其证据的更新。

二、多学科综合治疗的流程

MDM 是一个较为灵活和宽泛的概念，其本身也在不断地完善和进步。因此，其理想的标准化流程有一个动态调整的过程。就现阶段来说，MDM 的理想流程包含以下几个要素。

1. 需建立一个以瘤种分类的分科机制，如设立肺癌科、结直肠癌科、乳腺癌科等，每个科室治疗瘤种均涉及肿瘤外科、肿瘤内科、肿瘤放疗、普通内科、病理科、影像科等多个相关学科专业背景的医务人员，或在现有的临床分科基础上设立多个以瘤种分类的协作组，并制定相关的联合会诊机制。

2. 门诊设立不同瘤种的相关学科联合门诊制度，当肿瘤患者来门诊就诊时，将得到包括肿瘤外科、肿瘤内科、肿瘤放疗科、病理科、影像科等多个学科专家的联合会诊，合理地制订下一步检查或治疗方案，并确定下一步收治科室。有定期和不定期的多学科讨论制度，针对住院患者出现的特殊情况或病情变化随时调整后期的治疗策略。

3. 有一套成熟的监督和评价体系，对整个 MDM 过程进行质量控制（简称质控），对协作组各参与科室在 MDM 过程中对规范及既定流程的配合和遵守加以监督。

三、多学科综合治疗的国内外现状

（一）国外现状

MDM 主要通过 MDT 来实现。经过几十年的发展及演变，现代 MDT 的制度及组织形式不断完善和规范，并已在欧美各大医疗中心广泛推广及应用。欧美多个癌症诊治指南现已明确规定，所有确诊肿瘤的患者在接受治疗前必须经过相关 MDT 讨论。英国甚至在 2007 年颁布了关于肿瘤治疗 MDT 模式的法律文件。欧洲肿瘤外科学会主席格雷姆·J·波斯顿（Graeme J Poston）认为 MDT 诊疗对于挽救肿瘤患者是无可替代的诊疗模式，且已成为肿瘤治疗的主流趋势。MDT 并没有一个对参与成员的严格限定，各个诊疗中心 MDT 的组成成员可能并不一致。一个理想的 MDT 团队应包括多个相关学科的专家，如肿瘤外科、放疗科、肿瘤内科、影像科、病理科及介入科等，甚至还包括心理医生及社会支持工作人员。国外成熟的 MDT 流程多为制度化的模式，从患者门诊就诊开始，即接受多学科单病种门诊（多个肿瘤相关专业的医生对其进行临床会诊，并讨论综合且正确的临床诊疗方案）。患者在之后专科的治疗过程中，如遇到单一学科难以解决的问题，也会有多学科会诊，适时调整整体治疗方案，以期为患者带来更大的收益。此外，既往各个医疗中心的 MDT 团队大多由本中心各专业的医务人员组成，虽然这种组合方式的操作可行程度较高，但也存在各医疗中心不同专业间的水平差异，从而导致各中心 MDM 之间水平不均衡的问题。同时，如该医疗中心的相关专业分布于不同地点的医疗分部，则 MDT 联合会诊就较为费时费力，效率也较低。目前，国外的大型医疗中心也在探索利用先进的通信手段（如互联网视频会议），远程纳入不同医疗中心或不同医疗分部的相关专业专家，高效率地进行 MDT 联合会诊，以提高 MDM 的质量。

（二）国内现状

目前，我国医疗水平发达地区的一些大型医院率先开展了 MDT 诊疗模式，不但缩短了诊疗过程，实现了与疾病相关的多学科无缝衔接，消除各专业对指南、规范理解的差异，还在规范化的基础上实现了个体化、精准治疗，从而保证了患者受益的最大化，也进一步推进了医疗资源的优化配置，消除了可能出现的医患纠纷，规避了相关法律风险。同时，MDT 诊疗模式在提高各专科、亚专科及我国整体医疗水平，促进多学科交叉发展，为低年资医生搭建全面、前沿的学习平台等方面也起到了重要作用。随着 MDT 诊疗模式在我国逐渐普及，多个多学科综合治疗专业委员会已经发起并编写制定相关学科多学科综合治疗的专家共识，以保证肿瘤 MDT 诊疗模式的规范化、常态化及可持续发展。

MDM 在我国肿瘤诊治方面的重要性愈来愈受到大家的重视，从行政到学术方面在国家层面推行的相关指南及规范，也对我国 MDM 模式的完善起到了很好的促进作用。但客观来说，我国目前对于肿瘤的 MDM 还处在起步阶段，很多相关的制度和模式有待完善，需正视的不足如下。

1.虽然目前推出了一些肿瘤的治疗指南，并在大型医学中心施行较好，但总体来说，地方医院的遵照实施程度较低，患者治疗方案的制订有一定的随意性，标准不统一。

2.我国临床肿瘤的分科体系主要遵照治疗方式而非瘤种，比如大多数医院的肿瘤相关科室皆为肿瘤内科、肿瘤放疗科、肿瘤外科，甚至很多综合性医院没有专门的肿瘤外科，而是同普通外科合并在一起。这样的分科方式可能会造成各个肿瘤专业各自为政，只专注于自身的发展而忽视了彼此间的协作。

3.我国目前还没有完善的专科医生培养制度，住院医师培养后能力的高低主要由所在医院 / 医学院的实际水平及对其重视程度的大小决定，这就造成了肿瘤相关专业专科医生水平参差不齐,一些先进的、规范的理念难以广泛推广。

4.肿瘤治疗的各亚专业间的资源分配和发展不均衡,进而成为 MDM 规范实施的障碍。例如,肿瘤外科依附于普通外科的历史优势,肿瘤化疗又有技术难度相对较小、投入有限、易于开展的特点,两者的普及面皆较广;而肿瘤放疗因技术门槛较高、前期投入巨大、缺乏专业人员的特点,普及面有限,因此也就无法在根本没有开展肿瘤放疗的医院实施包含肿瘤放疗的 MDM。

综上所述,MDM 是目前肿瘤治疗的标准规范模式,是保证并提高肿瘤患者治疗疗效的必要手段。虽然 MDM 在我国总体尚处于初级阶段,但其必将不断完善。MDM 同个体化治疗、循证治疗是一个有机的整体,同时其中一些既定的治疗模式也随着肿瘤基础医学及临床医学的发展而不断更新。此外,在医学生阶段树立起 MDM、个体化治疗、循证治疗的观念至关重要,这不仅是个人学术和行医生涯的良好开端,也是我国普及并坚持 MDM 模式,提高肿瘤患者整体诊治水平的希望所在。

第八章 肿瘤的中西医结合治疗 ▷▷▷▷

第一节 中西医结合治疗模式的发展

在临床实际中，包括中医药、手术、放化疗等在内的多种手段往往联合应用，形成中西医结合的不同思路及相应的治疗体系。

中医药是我国治疗肿瘤特有的、具有明显优势的治疗手段。随着医学的发展，西医学治疗肿瘤已经从过去的单一治疗走向个体化的综合治疗。中医也从过去的宏观辨证到利用西医学技术采用微观辨证，并将预防与治疗、辨病与辨证、局部与整体等相统一，形成了具有中国特色的中西医结合治疗肿瘤的模式，对肿瘤的临床诊疗具有重要的价值。

一、中西医治疗肿瘤理念日趋一致为综合治疗奠定基础

对现代肿瘤学进展的简要回顾发现，手术、放疗、化疗、靶向治疗、免疫治疗等治疗手段呈现一种共同的特征：在尽可能清除肿瘤细胞的同时，尽量保护机体的正常结构和功能，注重患者生活质量的维护。尤其需要强调的是，从分子靶向治疗开始，现代肿瘤学的治疗策略开始从"以杀为主"向"以调为主"转变，从对恶性肿瘤的局部治疗为主向肿瘤生长的微环境和内环境整体调控为主转变。临床肿瘤学的主导思想和理念开始从"以瘤为本"向"以瘤为主，人瘤共重"转变。这些进展趋势与中医学的辨证论治和整体观念越来越趋同，充分体现了中医药对恶性肿瘤发病本质的深刻认识。两种治疗体系的理念逐渐趋同，为中西医结合治疗肿瘤奠定了基础。

二、发挥中西医各自优势，建立中西医结合的肿瘤防治策略

现代肿瘤学在控制局部肿瘤病灶方面具有显著优势，而中医药在控制疾病发展、稳定病灶、延长患者生存期、改善患者生活质量等方面具有显著的优势。中西医结合对肿瘤的防治具有重要的意义。首先，中西医理论的结合促进对肿瘤发病机理的认识。中医学注重从机体整体水平失衡角度认识肿瘤发病，尤其重视从免疫学角度揭示，而现代肿瘤学侧重于对肿瘤细胞遗传和分子水平的认知，应该将两者充分融合，促进肿瘤发病理论的突破。其次，积极发挥中医药"治未病"的优势，将干预的节点前移到预防发病和转移阶段。针对高危患者和早期术后患者，没有影像学可以检测到的病灶，该阶段现代肿瘤学干预的疗效不佳，而中医药"治未病"、整体调控理论具有重要的临床指导价值。

最后，合理整合各种中西医疗法，根据不同疾病阶段进行综合干预，促进机体恢复动态平衡，使获得根治性治疗的肿瘤患者完全治愈，使晚期肿瘤患者的生活质量改善，延长带瘤生存期。针对高危人群，可以采用中医药物、针灸疗法和导引等内治、外治疗法，结合免疫预防和化学预防，维护机体正气，以促进免疫监视和免疫清除，预防肿瘤的发生。针对早期术后患者，首先进行系统评估，包括对肿瘤负荷和机体免疫功能状态及重要脏器功能的评估，评价患者肿瘤复发转移的风险和对化疗等治疗手段的耐受能力，进而确定是否进行后续化疗或者生物免疫治疗，以精确预防复发转移。对于中晚期肿瘤患者，该阶段的治疗难度加大，难以根治，主要治疗目的是延缓疾病的进展，改善生活质量，往往要综合采用多种治疗措施。医生要对各种中西医治疗方法的优劣了然于胸，然后动态综合评估患者的肿瘤负荷变化、免疫功能状态、主要脏器功能，合理安排应用手术、化疗、放疗、生物免疫治疗和中药、针灸等疗法。

建立完备的中西医结合治疗肿瘤模式仍需深入研究，中医药是肿瘤综合治疗的重要手段，中医药何时、运用何种治疗方案与手术、化疗、放疗、靶向治疗、免疫治疗配合成为最佳治疗方式，其间存在很强的临床技巧，需要丰富的临床经验和大量的中西医诊疗肿瘤的知识，需要广大科研与临床工作者不断探索完善。

综上，MDM 模式是肿瘤治疗的趋势和方向，已在全球范围内广泛实践。尽管MDM 可以最大限度地为患者提供最优的治疗方案，但是目前 MDM 模式尚处于探索、完善阶段，需要在实践中不断发展和完善。在我国当前的医疗环境下，建立有中国特色的 MDM，还需要广大医疗工作者的长期共同努力。

第二节　中西医结合肿瘤治疗的经典模式——减毒增效

减毒增效的治疗体系形成于 20 世纪 90 年代，在当前中西医结合肿瘤治疗临床实践中占据主流地位，理论相对成熟，应用较为广泛，疗效得到认可。减毒增效的治疗体系是以放化疗为主、中医药辅助的中西医结合模式，通过放化疗等现代手段打击病灶，通过中医药干预减轻放化疗的毒副作用和不良反应，一主一从，发挥协同作用，在使治疗更加有效的同时，也令患者更易耐受。

一、化疗的减毒与增效

1. 骨髓抑制　骨髓抑制是化疗过程中的常见不良反应，临床表现主要为血小板、白细胞、红细胞计数等不同程度地减少，严重时可出现感染、贫血、出血等。各种骨髓造血细胞受化疗影响的程度取决于其半衰期的长短，血小板及白细胞的半衰期为 5～7天，受化疗影响较大。由于作用机制不同，不同种类的化疗药物所产生的骨髓抑制反应也有所区别。如多柔比星、表柔比星等，往往引起白细胞下降，较少引起血小板下降，而卡铂则对血小板、白细胞均有较大的毒性。此外，贫血也是各类化疗药容易引起的血液学毒性反应之一。临床常应用粒细胞集落刺激因子（GM-CSF）、重组人血小板生成素（rhTPO）、重组人促红细胞生成素（rHuEPO）等处理不同类型和程度的骨髓抑制。

中医方面，发生骨髓抑制的患者往往以乏力纳差、精神萎靡、多汗气促等为主要表现，多从气血两虚、脾肾两虚等方面论治。《黄帝内经》指出："大毒治病，十去其六……无使过之，伤其正也。"化疗药物本属大毒之品，在与邪气相争之时，也在损伤正气、暗耗气血。《素问·六节藏象论》强调："肾者，主蛰，封藏之本，精之处也"，认为肾主藏精，精血同源，精血相生，故以肾为先天之本。《灵枢·决气》提出："中焦受气取汁，变化而赤，是谓血"，认为中焦脾胃对于血的生成有着重要的作用，而水谷精微的受纳和输布也有赖于中焦脾胃，故以脾为先天之本。因此，正气的多寡又与脾肾二脏最为相关。综上，化疗出现骨髓抑制者，往往病在脾肾，病性整体属虚，以气血两虚、脾肾两虚为多。治疗上多以扶正培本、益气养血为法，方可选用八珍汤、归脾汤、黄芪建中汤、人参养荣汤等辨证施治。

现代药理研究证实，人参皂苷、黄芪皂苷等药物成分能够促进造血生长因子的分泌，改善骨髓造血微环境，从而促进骨髓造血。此外，有研究证实，人参皂苷 Rg1 能够下调 p53/p21 信号通路，对骨髓造血干细胞衰老有着明确的保护作用。还有动物实验报道，黄芪多糖等成分能够加快造血干细胞期 G_0/G_1 细胞向 S 期转化，进而促进血细胞的增殖。

2. 胃肠道反应　胃肠道反应是化疗的常见不良反应，轻者以食欲不振、恶心呕吐、腹泻、黏膜炎等为主要表现，重者可能出现消化道穿孔。

（1）恶心呕吐　大多数化疗药都能引起不同程度的恶心呕吐，通常可分为 3 种：①急性呕吐，即化疗后 24 小时之内发生的呕吐。②延迟性呕吐，即化疗 24 小时之后 5～7 天发生的呕吐。③先期性呕吐，即患者在前次化疗引起急性呕吐后，在此后化疗前发生的类似反射性质的呕吐。西医治疗方面，临床常应用 5-羟色胺（5-HT₃）受体拮抗剂托烷司琼预防肿瘤化疗引起的恶心呕吐；或应用多巴胺 2（D2）受体拮抗剂甲氧氯普胺治疗各种药物引起的呕吐；或取足三里穴位注射。中医方面，《诸病源候论》谈到："呕吐之病者，由脾胃有邪，谷气不治所为也，胃受邪，气逆则呕"，认为呕吐的基本病机为胃气上逆。脾胃为水谷之海，又主运化，恶性肿瘤患者久病消耗，素体已虚，兼用化疗药物，脾胃先受其邪，因此造成气机升降失常，胃气上逆，发为呕吐。本病病位在中焦脾胃，治疗上当以和胃降逆止呕为治则，症状较轻者可选用左金丸、香砂六君子汤等，剧烈呕吐难以服药者，中医外治如针刺、艾灸、耳穴压丸、穴位贴敷、膏摩等往往有较好的疗效。

（2）腹泻　化疗药物引起腹泻常见于氟尿嘧啶、伊立替康等药，目前对于化疗相关性腹泻的西医治疗包括补液、止泻药等，此外也可用益生菌、奥曲肽等。中医药在改善腹泻症状方面具有一定优势。《素问·阴阳应象大论》谈到"清气在下，则生飧泄"，又谈到"湿胜则濡泄"。如前所述，中医学认为化疗伤及中焦脾胃，脾胃失于健运，则水湿难以运化，故升降失调，清浊不分，而生泄泻。因此，化疗相关性腹泻多以虚证居多，或见虚实夹杂，盖脾失运化可生脾虚，而湿盛又可影响脾胃运化，故脾虚、湿盛，两者往往相互影响，互为因果。治疗上，多以健脾化湿为治则，同时应当结合患者具体情况，酌情辅以清热利湿、温肾健脾、行气利湿等不同的治法，方药可选择参苓白术散、升阳益胃汤、附子理中丸等方药，临床当辨证论治、酌情加减。此外，中医外治如艾灸等亦有较好疗效。

3. 肝肾毒性 大部分化疗药物都有一定的肝肾毒性，但在标准剂量下往往并不严重，监测肝肾功能够有效避免不良事件的发生。需注意的是，顺铂在肾脏中具有高聚集、高排泄、高代谢的特点，因此易出现剂量相关性与积累性肾脏毒性，轻者可出现微量血尿，严重者可出现肾小管坏死、无尿等，静脉水化、利尿、输注 6～8 小时等方法均可降低肾毒性的发生率及严重程度。目前，临床上仍缺乏有效预防和治疗顺铂肾毒性的药物，中医药在这方面展现出一定的效果。现代药理证实，陈皮、枳壳等芸香科基源的药物中所富含的橙皮苷能够抑制氧化应激反应，降低顺铂的肾毒性；黄连、黄柏等药物中的小檗碱也能通过抗炎、抗细胞凋亡发挥抗肾毒性的作用；川芎、莪术等药物中的川芎嗪能够抑制促炎反应和管状细胞凋亡，进而改善肾脏功能。

4. 心脏毒性 化疗药物的心脏毒性多见于蒽环类化疗药如多柔比星等，急性多表现为心律失常和心包炎，慢性多表现为剂量积累引起的左室功能障碍和心力衰竭等。临床上多选用 β- 受体阻断药、他汀类药物、辅酶 Q_{10}、血管紧张素转换酶抑制剂等保护心肌细胞。中医方面，有现代医家提出，气阴两虚、损伤心络是化疗药物心脏毒性的根本病机，因此临床上常以益气养阴为治则，常用的静脉中成药包括参芪扶正注射液、参麦注射液、生脉注射液等，贞芪扶正颗粒、稳心颗粒等也有一定疗效。

5. 增敏增效 中医药对化疗药物的增敏增效作用是中西医结合肿瘤学中的重要部分，也是应用较为广泛的部分，但相关的基础研究较少，机制往往不明确。中医学认为，化疗为"大毒治病"，在发挥抗肿瘤作用的同时也伤及人体气血，易导致气虚、血虚等；肿瘤患者病程迁延，易生瘀滞，故多伴有血瘀。因此，临床中往往以益气养阴、补血活血等为治则，应用较多的化疗增敏中药主要包括补气药、补阴药、清热药、活血药等。有体外实验显示，杜仲、菟丝子、肉苁蓉等药物能够促使肿瘤细胞进入分裂增殖周期，导致细胞周期缩短，进而提高肿瘤细胞对化疗药物的敏感性。

6. 逆转多药耐药 肿瘤细胞对化疗药物产生耐药是影响化疗疗效的关键因素之一，也是肿瘤化学治疗面临的关键问题。根据肿瘤细胞的耐药特点可分为内在性耐药和获得性耐药两类。前者指未接触药物时原已存在的耐药，后者指接触药物后产生的耐药。部分肿瘤细胞不但对所接触的某种药物耐药，且对其他结构不同、作用机制不同的药物也产生耐药，这种广谱的耐药现象称为多药耐药性（multi-drug resistance，MDR）。目前，关于逆转 MDR 的研究，能够应用于临床的成果尚不充足，西医治疗常通过解救化疗或高剂量化疗克服多药耐药，但往往引起药物的动力学改变，使其对正常组织的毒性增强。

在逆转 MDR 方面，中医药有着多靶点、低毒性的特点，具备一定的优势。例如，鸦胆子油乳能够通过抑制拓扑异构酶活性，逆转多种肿瘤细胞的耐药性；汉防己碱能够减少细胞膜转运蛋白 P-gp 的过度表达，逆转人白血病细胞的耐药性；苦参碱能够降低 MDR1 基因的表达，减少药物外排，进而逆转其耐药性；黄芪多糖则能增强肿瘤细胞的自噬活性，逆转其对顺铂的敏感性。此外，多种中药复方也对 MDR 有积极的作用，如二陈汤能够通过 JNK 通路逆转非小细胞肺癌的耐药，补中益气汤也能够降低多种转运蛋白的表达，从而逆转肺癌细胞对顺铂的耐药性。

综上，中医药能够通过多种途径，针对不同靶点，改善恶性肿瘤的多药耐药，对临床诊疗有一定指导意义。

二、放疗的减毒与增效

放疗的不良反应主要包括全身反应和局部放射性损伤，尤以后者常见。根据放射部位的不同，局部放射性损伤又包括放射性皮炎、放射性肺炎、放射性食管炎、放射性肠炎等，膀胱等部位也可出现不同程度的放射性损伤。

1. 放射性皮炎　主要指由于放射线照射引起的皮肤黏膜炎症性损害，主要表现为皮肤干燥、粗糙、肿胀、烧灼感、干性脱皮、毛发脱落等。在临床实际中，放疗后，患者局部皮肤往往红肿疼痛。王维德在《外科证治全生集》中提出："红痛乃阳实之症，气血热而毒滞。"因此，中医学认为，放射线多为火热毒邪，放疗初期炼灼津液，影响气血津液的正常运行，故见局部灼痒疼痛，此为气血不通之征象；中期瘀久化热，外感火毒兼内生火热，故见局部热盛肉腐，破溃成脓；后期毒邪入里，耗损气血，气阴两伤，故见创面久溃难愈。临床实践中，中医外治对放射性皮炎有着不错的疗效，复方紫草油、康复新液、湿润烧伤膏等均为临床常用的中成药，对于提高放射区域的耐受性、延缓局部不良反应发生的时间、减轻放射性皮炎的程度等均有一定作用。对于部分放射性溃疡的患者，以益气养阴生肌为治则，结合箍围药外治，也有不错的效果。

2. 放射性肺炎　放疗对肺组织的损伤，早期为放射性肺炎，晚期易导致放射性肺纤维化，患者可见胸闷、气短、咳嗽等表现，临床多使用激素冲击治疗，必要时合并抗感染治疗。中医学认为，肺为娇脏，孔窍玲珑，承担着重要的生理功能。《素问·六节藏象论》指出，"肺者，气之本，魄之处也"，认为其有着主气的功能，《素问·经脉别论》又谈到"脾气散精，上归于肺，通调水道，下输膀胱"，指出其具有通调水道的功能。如前所述，放射线为火热毒邪，易耗气伤阴，若放射线灼伤肺络，则症见咯血；若肺气失于宣肃，则肺气上逆，发为咳嗽；若水液输布失司，则酿湿生痰，或与内热搏结而生痰热；若肺阴受损，则肺燥津枯，咳嗽少痰，咽痛干燥，重者还可出现身热夜甚等营分证的表现。结合临床，放射性肺炎的患者多见痰热、燥热、阴虚等证，方用千金苇茎汤、清燥救肺汤、百合固金汤等经典名方，结合患者实际情况辨证论治，随症加减，往往能取得满意的疗效。

3. 放射性食管炎　放射性食管炎是胸部放疗的常见不良反应，其临床表现主要为进食难下、胸膈疼痛等，中医或可从"噎膈"辨证论治。中医学认为，食管为胃气所主，胃喜润恶燥，放疗火毒炽盛，损伤胃阴，致阴津干涸，一则胃失和降，二则食管干涩。疾病初起，往往实热居多；随着疾病的发展，阴津亏损逐渐加重，病性往往虚实夹杂；疾病后期，迁延日久，则由实致虚，气阴两虚。临床常用方剂有桔梗汤、启膈散等。

4. 放疗的增敏　有关中药对放疗的增敏作用，文献报道较少。有体外实验显示，姜黄中的主要成分姜黄素能够与多西紫杉醇联合，将肿瘤细胞的周期停滞在 G_2/M 期，进而提高肺癌细胞的放射敏感性。鸦胆子中的鸦胆子苦醇也能提高细胞中的活性氧水平，增强射线的 DNA 损伤效果，达到放疗增敏的目的。此外，黄芩对放疗也有增敏作用。

第三节　中西医结合肿瘤治疗的全新模式——绿色防治

一、癌前病变的治疗

《素问·阴阳应象大论》谈道："故邪风之至，疾如风雨，故善治者治皮毛，其次治肌肤，其次治筋脉，其次治六腑，其次治五脏。治五脏者，半死半生也。"《素问·四气调神大论》中也提出："是故圣人不治已病，治未病；不治已乱，治未乱，此之谓也。夫病已成而后药之，乱已成而后治之，譬犹渴而穿井，斗而铸锥，不亦晚乎？"可见疾病的早发现、早治疗对患者的预后有着重要影响，在临床实践中有着重要的意义。

具体到治疗原则上，《素问·至真要大论》提出了"微者逆之"的原则，认为对于轻浅单纯的病证，可逆其病气而治之。就癌前病变而言，其在癌症的发生、进展过程中，尚属病邪轻浅的阶段，患者多无相关症状或症状并不明显，当未病先防或既病防变。

其一，当注重教育疏导、健康宣教，帮助患者改变生活方式。"食饮有节，起居有常"，方能"阴平阳秘，精神乃治"。若患者戒除陋习，生活规律，则正气自复，在邪正相争中往往能够压制邪气或祛邪外出。

其二，当注重固护正气。《素问·刺法论》谈到"正气存内，邪不可干"，对无症状的患者，只需固护正气，正气存内，自然鼓邪外出。

其三，当注重祛邪外出。对已经出现些许临床症状的患者，当"观其脉证，知犯何逆，随证治之"。通过改变生活习惯、中药调理等多种手段，及时祛邪外出，以防传变，特别是预防和警惕癌前病变的恶变。

二、癌症治疗阶段——中医理论指导下的微创治疗技术

肿瘤微创治疗是包含肿瘤微创外科技术、肿瘤消融技术、血管介入技术等多种微创治疗技术在内的治疗体系的总称。近年来，肿瘤微创治疗正得到越来越多的关注，所取得的成果颇丰，甚至在某些方面改变了传统外科的固有观念。由于其具有对正常组织损伤较小、术后恢复快等优势，患者往往更容易接受。放眼未来，微创将有可能成为肿瘤治疗的主要趋势之一，肿瘤微创治疗也将在未来获得更大的空间。

（一）起源及发展历程

微创外科技术起源于 1806 年德国医生 Philip Bozzini 借助蜡烛光源通过细铁导管观察尿道。1901 年，德国医生 Kelling 首次应用膀胱镜观察狗的腹腔。1910 年，瑞典医生 Jacobacus 第一次将腹腔镜用于临床检查。1953 年，瑞典放射学家 Seldinger 创立了经皮血管穿刺技术，被称为 Seldinger 技术，开创了肿瘤微创技术的先河。1980 年，美国医

生 Nezhat 开展了首例电视腹腔镜手术。1985 年，英国医生 Payne 和 Wickham 首次使用"minimally invasive therapy"一词，逐渐明确微创治疗的范畴，并正式确立了其在医学中的重要位置。1987 年 3 月，法国里昂的妇产科医生 PhilipeMouret 应用电视腹腔镜成功完成了世界上首例腹腔镜胆囊切除术，这一事件具有划时代的意义，被誉为外科发展史上的里程碑，亦被公认是现代微创外科的起源。

中医学方面，早在《黄帝内经》中就有记载中医微创治疗的具体方法。《素问·刺齐论》曰："刺皮者，无伤肉。"对应《灵枢·官针》中有毛刺、半刺等刺皮部之法。《素问·刺齐论》曰："刺脉者，无伤皮。"对应《灵枢·官针》中有豹文刺、络刺之刺脉法。利用《灵枢·九针十二原》中的各种针具，使用《灵枢·官针》中的微创手术方法便可完成微创治疗。至今临床上仍广泛应用中医的微创手术方法如针刀、铍针治疗各种疾病。中医微创治疗表达的基本观念与现代微创治疗的想法是一致的，即在治疗中尽量精确地治疗疾病层次，最小限度地干扰损伤其他层次，以尽可能小的损伤获得尽可能好的效果。近现代，我国中医学家也为此不断钻研。1957 年，我国针灸专家师怀堂研制新九针；1958 年，高谦启用针砭；1968 年，黄荣发明小宽针；1970 年，任志远发明针灸刀；1973 年，朱汉章发明小针刀；1994 年，肖万坤发明松针；1996 年，黄枢发明微型针法外科——带刃针；2001 年，田纪钧发明刃针；2002 年，董福慧发明新铍针，以及不同外形的水针刀、激光刀、刀中刀。2013 年，国家中医药管理局医政司向全国发布《中医医疗技术手册》（2013 普及版），其内容包括：①微创松解术。②微创减张术。③微创减压术。④微创矫形术。⑤微创剥离术。⑥微创分离术。⑦微创触及术。⑧微创刺激术。我国微创外科起步较国外滞后。1991 年，荀祖武在国内首次独立完成 1 例腹腔镜胆囊切除术，标志着现代微创外科开始在我国生根发芽。20 世纪 90 年代后，微创外科开始在医学各领域开花结果，现已涉及外科、妇产科、耳鼻喉头颈外科、肿瘤科、内镜室、介入治疗科等诸多学科，其器械包括各种腔镜、内镜和导管等。

21 世纪的肿瘤微创治疗已由传统的肿瘤介入放射学发展为 MRI 微创治疗、CT 微创治疗、数字减影血管造影（digital subtraction angiography，DSA）微创治疗、内镜及腔镜微创治疗，涵盖药物治疗（如药物灌注、化疗栓塞）、消融治疗、生物基因治疗等多种治疗方法。目前，肿瘤微创治疗大体分为血管性微创治疗与非血管性微创治疗两大类。血管性微创治疗包括血管内药物灌注术、血管内栓塞术、血管扩张成形术、血管内支架植入术、腔静脉内过滤器置入术等。非血管性微创治疗包括消融治疗（物理消融，主要有射频、冷冻、激光、微波、高强度聚焦超声等；化学消融，主要制剂有无水乙醇、乙酸、细胞毒性化疗药物等）、放射性粒子组织间植入治疗、腔镜治疗（包括胸腔镜技术、腹腔镜技术）、内镜治疗、腔道扩张成形及内支架植入术等。纵观肿瘤微创治疗发展的现状和特点，21 世纪肿瘤微创治疗正位于当今医学发展的前沿，已取得令人瞩目的进展，大致表现在以下五大方面：①序贯联合模式。②精确定位、精确治疗。③联合生物免疫治疗。④根治性肿瘤微创治疗。⑤人性化、理性化治疗。

（二）中医理论指导下的肿瘤微创治疗

凡生命物体，必具"体"和"用"的特点。"体"一般指实体或者物质存在的形态，而"用"则指"体"的气化功用。恶性肿瘤具有明确占位病变，其体有形可依，为阴；恶性肿瘤具有生长发育的趋势，局部温度高，且具有无限增殖、生长迅速、代谢旺盛、容易远处转移、"阳动"的功能，其用为阳。因此，恶性肿瘤兼备阴阳两种属性特点，是一种阴阳合体的邪气，具有生命属性。瘤体寄生于体内，与五脏六腑血脉相连，类似一个病理性脏器，具备体阴而用阳、易走窜于周身各处、夺人气血等特点。

恶性肿瘤作为全身性疾病的局部表现，其生长增殖会消耗大量阳气与阴血，导致气虚血少；肿瘤局部温度升高，阳热症状明显，其生长过程消耗机体阳气，又导致全身阳虚症状明显。因此，肿瘤对机体全身与局部的影响具有不均衡性，表现为整体多虚多寒，局部多实多热。治疗上应该局部与全身分别论治，先用"截法"，截断肿瘤与机体之间的血脉联系，后以"拔法"，拔毒外出，损毁其根。正如吴师机在《理瀹骈文》中提到的"截"法与"拔"法的应用："一是拔，一是截。凡病有所结聚之处，拔之则病自出，无深入内陷之患。病所经由之处，截之则邪自断，无妄行传变之虞。"而采用的手段也在向精细化一步步发展，从药物外敷、外洗、围药到灌肠、穴位注射，再到今日之消融技术、热灌注技术、介入栓塞技术等肿瘤微创疗法，从解决肿瘤主要矛盾出发，可以更加精准地完成各项治疗。

然而，随着治疗手段和治疗工具的多样化，如何正确选择变得尤为重要。《素问·至真要大论》曰："微者逆之，甚者从之。"王冰注曰："夫病之微小者，犹人火也，遇草而炳，得木而燔，可以湿伏，可以水灭，故逆其性以折之攻之。病之大者，犹龙火也，得湿而焰，遇水而燔，不知其性，以水湿折之，适足以光焰诣天，物穷方止矣。识其性者，反常之理，以火逐之，则燔灼自消，焰火扑灭。"张介宾注曰："病之微者，如阳病则热，阴病则寒，真形易见，其病则微，故可逆之……病之甚者，如热极反寒，寒极反热，假证难辨，其病则甚，故当从之。"我们可以理解为，"微者"病势较轻，病情较单纯，属寒、属热、属虚、属实容易判别，治疗只需逆其病气，如寒病用温热药、热病用寒凉药等。但仍有一部分恶性肿瘤因病位或所致并发症并不能简单只从阴阳进行辨证，即"甚者"，需要通过现象进一步分析归纳，摒除假象，找出本质，针对用药。

对于临床常用的肿瘤微创技术，均可按其疗效赋予中医属性，如此便可以中医基础理论指导现代技术的使用，让微创技术为肿瘤患者带来更好的治疗效果。

1. 热者寒之　冷消融技术包括氩氦刀、康博刀、液氮等，以低温摧毁肿瘤细胞，至寒至阴，归为"寒毒"，以寒制其用为要，可以阻止阳动之性，即抑制肿瘤阳化气的过程，同时寒主收引，血液遇寒而瘀滞，起到阻断血流之功，亦是中医外科"截法"的体现。

2. 寒者热之　热消融技术主要包括微波消融、射频消融和超声聚焦，其他如热灌注技术、射频热疗等均可产生热效应，以高温破坏肿瘤，至热至阳，归为"热毒"，以热毁其体为要，可以阻止无形之气凝聚为有形之邪，即抑制肿瘤阴成形的过程。

3. 外科截法 截为截断、阻断，一截外周血脉供应，二限毒邪恣意扩散。针对肿瘤与正常机体"血脉相连"的特性，采用现代血管介入栓塞技术，闭塞肿瘤靶动脉血管，切断肿瘤血供，阻断肿瘤与机体的血脉联系，同时也可通过血管介入技术局部用药，直达病所，达到抑制肿瘤及其扩散转移的效果。

4. 以毒攻毒 从一定意义上讲，以毒攻毒是指利用治疗药物的偏性以偏纠偏，达到治疗作用。光动力治疗是将某种光敏剂（如血卟啉）静脉注射到体内，其被肿瘤选择性摄取并潴留，一定时间后利用特定波长的激光辐射肿瘤，使潴留在肿瘤内的光敏剂发生光化反应，生成毒性物质单态氧来杀伤肿瘤细胞，破坏病变组织。这种治疗方法属于"以毒攻毒"范畴。

5. 以通为用 内支架技术常用于因肿瘤侵犯或压迫造成的如气管、食管、肠道、胆道等正常生理器官管道的狭窄或堵塞，通过支架的支撑作用恢复器官生理功能，达到以通为用的效果，常用于治疗黄疸、肠梗阻等疾病。同时，经皮肝穿刺胆道引流术（PTCD）、肾造瘘术虽无支撑作用，但可建立人工通道，起到"给邪以出路"的作用，亦属于"以通为用"范畴。

6. 扶正祛邪 椎体成形术是通过在椎体破坏灶内注入骨水泥，通过骨水泥的黏合性及成形后的抗压性，起到填充椎体、增加椎体强度的作用（扶正），同时骨水泥聚合时产生热量，能够杀伤肿瘤组织（祛邪）。

临床上各种治疗技术种类繁多且发展迅速，此处不再一一列出。各种技术按其特点及作用均可赋予中医属性，使用时遵循中医治疗的原则，能更好地服务于临床，解决患者痛苦。

（三）肿瘤消融技术

肿瘤消融（tumor ablation）是在影像设备（超声、CT、MRI、腔镜等）引导下，应用化学或物理的方法对单个或多个肿瘤进行完全或部分灭活的一种局部治疗方法。肿瘤完全消融是通过上述方法使整个肿瘤及其外周 0.5 ～ 1cm 范围内的正常组织完全凝固坏死，形成完全包绕整个肿瘤的凝固性坏死的球形体。失活的肿瘤位于其中，其疗效等同于手术切除，但创伤甚小，是一种高效、微创且具有发展前景的肿瘤原位灭活技术。目前，临床肿瘤消融方式主要分为两大类：物理消融和化学消融。物理消融是在肿瘤局部导入温度发生介质（临床称为消融针或消融刀），借助温度变化破坏肿瘤。物理消融法包括热消融和冷消融两类。

《理瀹骈文》记载："凡膏内皆可加入香药……率领群药，开结行滞，直达病所。"中医外治的应用十分重视药物直达病所。明代陈实功采用丹石制成散剂、膏剂外用以销蚀癌瘤，以药代刀切除病灶，瘤去而不伤血，癌除而不伤正。不仅是膏贴法，古代医家在外治疾病时采用的火针法、灸法、熨法、烙法、外敷法、神灯照法、熏洗法、插药法等都是使药物直达病所的治疗方法。《外科正宗》描述中医外治乳岩及瘰疬初起时，采用针刺与插药法结合："初生核时，急用艾灸核顶，次日起泡挑破，用铍针，针入四分，用冰蛳散条插入核内，糊纸封盖……其核自落。"以针直达病灶建立通路，药物借此通路在肿瘤局部发挥消瘤作用。消融所体现的治疗思路与此相同。

冷消融是应用液氮直接作用于肿瘤局部，或通过特殊设备将高压氩气和高纯氦气转化为常压气体，压力的变化产生温度的快速变化，通过快速冷冻、热融的循环过程使肿瘤细胞内外形成冰晶，引发细胞膨胀变形、细胞脱水、细胞膜结构改变等以破坏肿瘤。冷消融方法包含液氮直接冷冻、氩氦刀冷冻消融等。热消融是通过设备及器械以不同原理产生热能，经热化效应加热组织，热能的累积超过细胞的最大耐受剂量，而使细胞内的蛋白质变性，脂质层溶解，细胞膜被破坏，组织细胞凝固性坏死，当局部热量达到 $80 \sim 90℃$，可快速有效地杀死局部肿瘤细胞，同时可使肿瘤周围的血管组织凝固形成一个反应带，使之不能继续向肿瘤供血并防止肿瘤转移。热消融方法包括射频、微波、激光、超声聚焦等。

化学消融的原理在于通过化学物质产生的细胞毒性，使细胞质脱水、细胞蛋白质变性和血管血栓形成，进而使肿瘤细胞坏死。化学消融主要包括无水乙醇消融、乙酸消融、盐酸消融、碱消融等。肿瘤的化学热消融是通过向人体注射一种或多种化学消融物，并利用化学消融物之间或其与体内物质发生反应产生的热量来破坏肿瘤组织。研究表明，具有临床可行性的肿瘤化学消融方法主要包括酸碱中和反应消融法和碱金属热消融法，但目前临床应用较少。

1. 冷消融技术 1907 年，美国医生 Pussey 第一次将固体 CO_2 应用于治疗，成功治愈 1 例面部大片带毛的黑痣患者，"冷冻治疗学"的概念由此出现。1963 年，美国神经外科医生 Irving S.Cooper 用液氮作为冷冻剂治疗恶性肿瘤，标志着现代冷冻治疗史的开始。1994 年，美国成功研制一种新型超低温介入冷冻治疗设备——氩氦靶向手术治疗系统（endocare cryocare system，简称氩氦刀），并于 1998 年进入中国。该系统将超低温靶向冷冻与介入热疗有机结合，是第一个兼备超低温和热效应双重功能的医疗系统，为肿瘤的超低温治疗技术带来了突破性进展。2018 年，由中国科学院物理研究所研发的以液氮和乙醇为介质的冷冻 – 热融双相系统正式获批并进入临床使用，由于能明显降低医疗耗材成本，其临床应用日益广泛。

（1）低温的生物学机制 人体组织细胞绝大部分的生理生化反应过程是温度依赖性的，当温度达到 0℃ 以下的低温时，机体新陈代谢缓慢，细胞生物化学反应能力降低，细胞膜上离子通道发生障碍，细胞膜通透性增强，不过这种损伤通常是可逆的。当温度低于 $-0.56℃$ 时，细胞间质液体冷冻，但细胞内液并不冷冻，这时由于细胞间液中水结冰而致细胞外液电解质浓度升高，细胞外渗透压升高使细胞内液外渗，造成细胞内脱水。进一步降低温度，细胞外的高渗环境使细胞内液离开细胞，进一步造成细胞挛缩，当温度下降至 $-15 \sim -10℃$ 时，细胞内冰晶开始形成。当温度降至 $-40℃$ 以下时，不仅细胞内、外冰晶形成，而且细胞外冰晶可穿过细胞膜与细胞内冰晶共同损伤细胞。当温度迅速下降至 $-100 \sim -40℃$ 时，冰晶迅速在细胞内外和微静脉、微动脉内形成，造成细胞脱水破裂和毛细血管破裂。冷冻损伤与冷冻速率密切相关，冷冻速度越快，细胞内冰晶越多，则细胞坏死越多。

（2）冷消融杀死肿瘤细胞的机制

1）直接损伤　冰晶致死具体见冷消融的生物学机制。直接损伤是造成肿瘤细胞死亡的主要机制。

细胞膜损伤是由于冷冻造成细胞内外冰晶形成，细胞内外水分减少，细胞在周围高渗环境下出现脱水、皱缩，细胞膜的通透性发生不可逆性和致死性改变，细胞因其高度的通透性而死亡。同时，还因细胞膜性结构的破坏使细胞丧失生理功能而死亡。

此外，肿瘤细胞还可因为冷冻局部酸碱环境变化、细胞器损伤等造成损伤死亡。总之，氩氦刀的冷冻与热融循环彻底摧毁了细胞生存的基础，在冷冻消融局部，所有细胞都因不能承受这种强力的变化而死亡，不论是肿瘤细胞还是正常细胞。

2）继发性损伤　①缺血缺氧机制：冷冻后局部血流突然变慢，小静脉内出现血流瘀滞，毛细血管血流障碍，之后小动脉血流也减少，直至发生瘀滞，从而造成微循环阻断。同时，冷冻可以直接伤害毛细血管内皮，使内皮下胶原纤维裸露，血小板与损伤的血管壁黏附，激活凝血因子形成血栓并栓塞血管，血流停止，组织发生缺血性梗死。此外，冷冻引起组织损伤造成组织因子释放还会激活外源性凝血系统，加速冷冻局部血凝和血栓形成。局部血栓形成和栓塞会阻断血流，靶区由于没有血流及代谢底物供应，加上肿瘤区域代谢停止，导致肿瘤细胞死亡。血管破裂，血凝、血栓形成，血流阻断，引起局部缺血缺氧、酸中毒、离子中毒等一系列变化，最终细胞死亡。②机体免疫反应机制：肿瘤细胞经冷冻消融坏死，发生溶解、结构破坏，溶解成分有可能成为异物（肿瘤抗原）进入血液循环，从而使机体产生相应的反应，其中主要是细胞免疫反应和体液免疫反应。

（3）冷消融的设备　目前，临床应用的冷冻治疗设备包括氩氦靶向手术治疗系统、液氮冷冻治疗系统、CO_2冷冻治疗系统。氩氦靶向手术治疗系统（氩氦刀）由计算机控制系统、冷媒（氩气，储存于高压不锈钢气瓶中）、热媒（氦气，储存于高压不锈钢气瓶中）和冷冻探针组成。根据 Joule-Thomson 原理，高压氩气在冷冻探针尖部急速释放可使局部组织温度在十几秒内降至 $-165 \sim -120℃$，氦气在探针尖部的快速释放又可使局部组织升温至 30℃左右，通过冷冻与热融交替破坏肿瘤组织。设备降温及升温的速度、时间和温度、冰球的大小形状都通过计算机设定和控制。液氮冷冻系统由液氮贮存器、冷冻刀头、自控输液部分（控压、控温）、复温装置、监护系统五部分组成，可达到 $-197 \sim -180℃$ 的低温，目前多用于外科肿瘤治疗。此外，中国科学院理化技术研究所研制的康博刀冷冻系统，通过对液氮和乙醇的控制，使局部温度达到 $-196 \sim 80℃$，集冷消融与热消融于一体，能够使肿瘤组织坏死更彻底。CO_2 冷冻治疗系统是使高压的 CO_2 气体通过小孔释放、利用节流膨胀制冷法产生低温的冷冻系统。设备由 CO_2 储存罐、控制装置、冷冻探头组成。冷冻探头可以达到 $-80℃$ 低温，通过多次循环，局部组织温度可以达到 $-70 \sim -60℃$ 低温。

（4）冷消融的适应证　适用于全身各个系统和器官的大多数实体肿瘤。

1）头颈部肿瘤　如鼻癌、上颌窦癌、甲状腺癌、头颈部转移癌等。

2）胸部肿瘤　如肺癌、胸膜间皮瘤、乳腺癌、纵隔肿瘤、肺内转移癌等。

3）腹盆部肿瘤　如肝癌、胰腺癌、肠癌、胃肠间质瘤、肾癌、肾上腺癌、前列腺癌、阴茎癌、卵巢癌、子宫癌等。

2. 热消融技术　肿瘤细胞由正常机体细胞发生突变转化而来，因此对温热的生物学效应与正常细胞既有相似性，又有显著差别，这是热疗对肿瘤细胞具有相对选择性杀伤的生物学基础。临床常见的热消融方式包括微波消融、射频消融和超声聚焦，都是通过组织内极性分子和带电粒子在外电场的作用下碰撞、摩擦产生热量，使肿瘤组织升温，通过温度变化使肿瘤组织变性坏死，达到治疗目的。

（1）热的生物学机制

1）热对细胞膜的作用　温热作用可以引起膜的脂质分子活动加快，膜的流动性加速，通透性发生改变，当温度达到或超过一定阈值时，可以引起膜的液晶态发生改变。温热还可以导致膜蛋白变性、脱落、异位等变化。蛋白质中的二级结构主要依靠氢键连接，但氢键的热稳定性较差，在 $2 \sim 3$ kcal 热能作用下就可以被切断而产生无规则卷曲的凝固变性或发生不可逆的变性伸展。蛋白质立体结构的变化导致大部分酶的失活或活性受抑，直至蛋白质变性。膜蛋白与细胞内外离子交换及细胞能量代谢密切相关，膜蛋白变性可引起细胞内外离子梯度及细胞内 pH 值的改变，细胞能量代谢和物质合成受到抑制，最终引起细胞损伤直至死亡。肿瘤细胞膜的组成与正常细胞差异明显，肿瘤细胞膜中油酸与多不饱和脂肪酸比例较正常细胞明显升高，胆固醇含量降低，这些改变增加了膜的流动性，降低了膜的稳定性。

2）热诱导细胞骨架结构的变化　细胞骨架包括微丝、微管及中间丝，分布于细胞质、细胞膜内侧、细胞核，广泛参与细胞的重要生理功能。三种细胞骨架成分在细胞内始终处于动态装配状态，其装配与解聚受多种因素影响，如 pH 值、温度、离子浓度等。温热破坏细胞膜的稳定性，使膜的通透性增加，可引起细胞内 Ca^{2+} 浓度升高、K^+ 浓度降低。在高 Ca^{2+}、低 K^+ 条件下，聚合态的微丝纤维状肌动蛋白趋向于解聚成球状的肌动蛋白。温热通过损伤细胞骨架结构，对细胞形态、运动、膜功能、细胞分裂产生不同的抑制作用。

3）热对细胞蛋白与核酸等大分子的作用　体外条件下，$42 \sim 45$℃温度范围内，细胞内蛋白质、RNA、DNA 分子的重新合成和聚合随温度的升高呈现显著负相关性。在热作用结束后，RNA 和蛋白质合成迅速恢复，但 DNA 合成受抑制时间则较长。热休克可诱导变性蛋白质在核基质中聚集，这主要是由于热引起蛋白质不能正常折叠后，蛋白质不能溶解，核蛋白浓度增加所致。当超过一定热剂量时，核蛋白含量的增加影响核的功能（包括 DNA 合成和修复），这个阈值在不同细胞系有所不同，因此不同细胞热休克后恢复时间有差异。

4）热对肿瘤组织血管的作用　温热除对细胞的直接作用外，对肿瘤血管的作用也逐渐被人们认识。肿瘤内血管和微循环结构及功能有别于正常组织。肿瘤内血管多迂曲、盘曲，调节功能差。其毛细血管常仅由内皮细胞围成，基底膜不完整或缺如，通透性大，瘤细胞甚至可以参与血管壁的构成，直接接触血流，瘤细胞的增殖可引起毛细血管发生阻塞。血流是散热的主要载体，血管阻塞血流减少后，肿瘤组织散热困难，热量在肿瘤内蓄积，因此肿瘤组织较正常组织温度升高更加明显，从而可以被"选择性杀伤"。热疗还可以通过抑制肿瘤源性的血管内皮生长（VEGF）基因及其产物的表达，阻碍肿瘤血管内皮细胞增生及其细胞外基质的再塑，抑制肿瘤生长和转移，血管生成抑制剂能明显增加温热抗肿瘤效应。

（2）温热导致肿瘤细胞死亡的机制　在临界温度以上，温热对细胞的作用主要是引起细胞以坏死的形式死亡。这是由于较强的温热引起细胞质膜的整体性损伤和结构破坏，导致不可逆的膜通透性显著增强，使细胞器内储存的 Ca^{2+} 释放入细胞质。同时，细胞外 Ca^{2+} 亦流向细胞内，引起细胞内 Ca^{2+} 浓度过度升高，使磷脂酶激活，磷脂质分解，造成细胞进一步破坏死亡。当温度接近或低于临界温度时，热所导致的肿瘤细胞死亡的主要形式是细胞凋亡。凋亡的发生受到多种基因的调控，热疗作为一种应激因素，增强了凋亡调节基因的表达，如热疗能诱导促细胞凋亡基因野生型 p53 等的表达，下调细胞凋亡抑制基因如突变型 p53、Bcl-2 等的表达。

（四）热灌注技术

1898 年，德国 Westermark 首先报道用局部热水灌注治疗晚期宫颈癌并取得一定的姑息效果。美国国立癌症研究所最早提出腹腔内灌注化疗控制卵巢癌腹水。单纯热疗或单纯灌注化疗都具有一定的局限性，难以达到较好的临床疗效，将热灌注与灌注化疗结合起来能够提高临床疗效，因此热灌注化疗成为晚期癌症或恶性积液的一种姑息性治疗方法。

胸腹腔积液是恶性肿瘤的临床常见并发症，我国古代医家从胸腹腔积液的颜色、质地等方面入手辨别其寒热属性。《素问·至真要大论》曰："诸胀腹大……诸病有声，鼓之如鼓……诸转反戾，水液浑浊，皆属于热；诸病水液，澄澈清冷，皆属于寒。"根据癌性浆膜腔积液的颜色、质地、气味、温度、生长速度及患者的局部症状等方面特征，可以将癌性浆膜腔积液分为"热性"及"寒性"两大类。一般来讲，"热性"癌性浆膜腔积液颜色为赤色或鲜明如橘皮的黄色，局部感觉胀满、发热，同时可能伴随有浆膜腔积液稠厚浓浊、不均质，气味酸腐臭秽，腹部皮温偏热，喜凉拒按的症状；而"寒性"癌性浆膜腔积液颜色多为淡黄色、青色、黑色，局部感觉怕风、畏寒，同时可能伴随有浆膜腔积液澄澈清冷、均质，虽浑浊但分布均匀，无味、偏淡或微腥，胸腹局部皮温偏凉，喜温喜按的症状。临床中癌性浆膜腔积液局部辨证属"湿热毒证"居多，由于癌性浆膜腔积液中"湿""热""毒"三邪相互胶结，疾病缠绵难愈，治疗难度大，故多用序贯治疗模式分步治疗。先针对局部"热毒证"治疗，进一步则以"湿毒"为治疗重点，即"湿"与"热"分开治疗。对于缓解局部"热毒证"，可使用华蟾素注射液进行腔内灌注。华蟾素注射液为我国传统药材中华大蟾蜍阴干全皮制成的水溶性注射液，属于"性寒、有毒"之品，入心、肺、脾、大肠经，能退热、行湿、解毒，可拔毒、收毒，在"热者寒之""以毒攻毒"等理论及局部辨证论治原则指导下，能治疗局部辨证为"湿热毒证"的癌性浆膜腔积液。

1. 热灌注的生物学机制

（1）通过温热效应直接杀灭肿瘤细胞。

（2）提高化疗药物在局部或腔内的渗透性，增强细胞毒性。

（3）热效应产生的热休克蛋白诱发机体特异性免疫，促进抗原提呈，活化免疫细胞。

2. 热灌注的适应证 各种恶性腔内积液及术后预防性热灌注化疗（主要用于卵巢癌术后）。

（1）大面积的腹膜癌或切除后仍有少量残留。

（2）胸膜、腹膜间皮瘤。

（3）胃肠道癌穿孔或腹盆腔种植。

（4）腹盆腔恶性肿瘤术后粘连或治疗后复发者。

3. 热灌注的禁忌证

（1）晚期肿瘤患者（ECOG评分＞2分）。

（2）不可纠正的凝血功能障碍。

（3）患者处于急性感染状态。

（4）心、肺、脑、肾等重要脏器功能衰竭。

（五）肿瘤血管介入技术

X线透视下引导的血管介入治疗是介入放射学的主要内容。1895年，伦琴发现X线后2个月，Haschek等就首次在截肢手的动脉内注入造影剂并通过X线显示血管情况，成为血管介入的开端。1953年，Seldinger发明了经皮穿刺导丝引导导管插入血管的Seldinger技术，成为血管造影发展的里程碑。20世纪80年代，DSA等新技术成为血管介入治疗领域不可或缺的引导与监视技术，这也使血管介入技术迅速发展成熟。

肿瘤在体内的生长离不开血管的滋养。当肿瘤体积小于1mm³时，可以从组织中获取养分，而随着体积的增大，肿瘤自身分泌的血管生长刺激因子会促进其周围血管生成并为之提供充足营养，此时肿瘤进入快速生长阶段。肿瘤血管介入治疗技术就是在DSA引导下，通过同轴导管对肿瘤供血动脉进行选择性的治疗，以药物灌注、靶动脉血管栓塞等技术来达到提高肿瘤病灶局部药物浓度、切断肿瘤病灶营养供应等目的，进而对肿瘤病灶起到治疗作用。

1. 肿瘤血管介入技术内容

（1）Seldinger技术 1953年，Seldinger医生发明经皮穿刺血管插管术，取代了以前直接穿刺血管造影或切开暴露血管插管造影的方法。该方法操作简便、安全，并发症少，很快得到广泛应用并沿用至今。该技术在影像引导下用穿刺针穿入血管后送入导丝，之后退出穿刺针并沿导丝送入导管至靶血管内，形成介入治疗的通道。

（2）选择性血管插管技术 在DSA引导下将治疗导管导入某一脏器的血管称为选择性插管，目的是使治疗更具有靶向性。一般将对主动脉的第一级分支动脉导入治疗导管称为选择性插管，将对二级以上的分支动脉导入治疗导管称为超选择性插管。

（3）经导管动脉灌注化疗术（transcatheter aterial infusion chemotherapy，TAIC） 动脉灌注化疗是指经导管在肿瘤供血动脉处注入化疗药物，以达到与静脉给药相比，肿瘤局部药物浓度更高，而外周血浆药物浓度最大限度降低的目的，从而在提高疗效的同时减少全身副反应。该技术已经用于全身各部位肿瘤的治疗。

（4）经动脉栓塞术（transcatheter arterial embolization，TAE） 指将某些固体或液体栓塞物质通过导管选择性、可控地注入病灶的供血血管内，使之发生闭塞，达到切断病灶血供的目的。在肿瘤治疗中，将化疗药物与栓塞剂混合在一起栓塞，称为经动脉栓塞化疗术（transcatheter hepatic arterial chemoembolization，TACE）。

（5）经皮血管内导管药盒系统植入术（port catheter system，PCS） 通过药盒植入药物经导管到肿瘤主要供血动脉，为肿瘤局部药物灌注提供永久性或半永久性的治疗通道，克服了反复穿刺插管、计划性较差的缺点。

（6）经皮血管腔内血管成形术（percutaneous transluminal angioplasty，PTA） 采用Seldinger 技术经皮穿刺送入球囊导管等器材于狭窄的血管内进行成形的系列技术，包括血管溶栓术、血管成形术、血管斑块旋切术、激光成形术、内支架成形术等。

2. 介入治疗的并发症

（1）组织缺血 与血流动力学的变化及栓塞材料的选择有关。如肝硬化门静脉高压时，由于门静脉血流减少，栓塞肝动脉可导致肝梗死，甚至肝衰竭。

（2）栓塞后综合征 与肿瘤及组织缺血坏死有关，发生在大多数栓塞术后。表现为发热、恶心呕吐、疼痛、麻痹性肠梗阻或反射性肠淤张等症状，多为一过性，持续数小时至数天不等。

（3）意外栓塞 与插管不到位、栓塞剂的选择和释放不合适有关，可发生神经、肺、胆管、脾、胃肠道、肢体末端、皮肤等的梗死，其严重程度视误栓的程度和具体器官而定，严重者可致残或致死。

（4）脊髓损伤 栓塞后最严重的并发症之一，临床罕见。

（六）激光光动力技术

1960 年，Lipson 制备出血卟啉衍生物（haematopor phyrin derivative，HPD）并报道支气管内肿物注射 HPD 后产生荧光。1976 年，Kelly 和 Snell 应用 HPD 作为光敏剂治疗 1 例复发性膀胱癌。1984 年，Roswell Park 癌症研究所从 HPD 中分离出高效组分photofrin，成为光动力治疗的基础光敏剂。

光动力治疗包括患者静脉注射光敏剂和激光照射两部分。静脉注射光敏剂 24 小时后，正常组织中的光敏剂大部分已被代谢，而肿瘤组织中的光敏剂含量较高，此时用特定波长的激光（630nm）照射肿瘤组织，光敏剂在肿瘤组织中氧的参与下发生光化学反应，产生单态氧和（或）自由基，破坏组织或细胞中的生物大分子，引起细胞坏死、凋亡。

"以毒攻毒"法见于《卫济宝书·痈疽五发》："猛烈之疾，以猛烈之药，此所谓以毒攻毒也。"光动力治疗通过激光照射肿瘤组织，使其吸收的光敏剂产生毒性，破坏肿瘤组织，可类比于此法。光动力治疗还可以通过光敏剂对肿瘤细胞的选择性实现治疗的靶向性，直达病所，定向摧毁肿瘤细胞。

1. 激光光动力的生物学机制　光动力疗法（photodynamic therapy，PDT）通过结合光敏剂药物、光照、组织内的氧分子发生光动力反应，生成活性氧成分（reactive oxygen species，ROS），实现对目标组织的选择性杀伤。在 PDT 过程中，光敏剂吸收光能，从基态经历一个短暂的单重激发态后转变为存在期相对较长的三重激发态。处于激发态的光敏剂可以发生两种类型的光动力反应。其一，三重激发态的光敏剂可以直接与细胞膜上的一些生物大分子等底物发生反应，转移一个氢原子（电子）而形成自由基。自由基与组织氧发生相互作用，生成可以杀伤目标的 ROS（Ⅰ型反应）。其二，三重激发态的光敏剂也能够把能量直接转移到氧分子上，形成一种高效的 ROS——单线态氧来杀伤目标细胞（Ⅱ型反应）。到目前为止，已知 PDT 对肿瘤的杀伤主要有三种作用机制。首先，PDT 生成的 ROS 成分特别是单线态氧能够直接杀死肿瘤细胞（诱导凋亡或坏死）。其次，PDT 能够激活机体的抗肿瘤免疫反应。最后，PDT 能够损伤与肿瘤相关的血管系统，使组织缺血性死亡。

2. 光动力治疗的适应证

（1）消化系统　食管癌、胃癌、结肠癌及癌前病变、胆管癌等。

（2）呼吸系统　中央型肺癌、恶性肿瘤支气管腔内生长或术后残端复发。

（3）头颈部　口腔癌、喉癌及黏膜白斑、鼻咽癌术后复发等。

（4）泌尿生殖系统　膀胱癌、阴茎癌、宫颈癌、子宫内膜癌、会阴癌等。

（5）神经系统　颅内肿瘤切除术中术野照射等。

（6）皮肤肿瘤　皮肤癌。

3. 光动力治疗的禁忌证

（1）血卟啉病或其他因光而恶化的疾病。

（2）对血卟啉类或其他形式的赋形剂过敏的患者。

（3）食管癌合并食管静脉曲张者。

（4）气管内肿瘤致气管重度狭窄者。

（5）肿瘤已经侵犯大血管或邻近主要血管者。

（七）内支架治疗技术

内支架治疗技术的应用已有近百年的历史。1979 年，荷兰学者 Tytgat 将食管腔内置管标准化；1983 年，Fremberge 首先用金属支架治疗食管狭窄；1979 年，德国学者 Soehendra 用猪尾导管做胆道内支架；1990 年，Lammer 应用记忆金属材料做胆道支架并经皮经肝放置成功；1968 年，Montgonery 首先应用橡胶 T 型管治疗气管上端阻塞；20 世纪 80 年代，气管金属支架出现。除上述支架治疗技术外，肠道支架、输尿管支架、血管支架等也广泛应用于临床。支架治疗技术主要用于腔道器官（食管、小肠、大肠、胆道、气管等）受侵或受压，导致该器官不能正常实现其生理功能，并危及生命的情况。

支架技术即通过支架的支撑作用，恢复或部分恢复受损器官原有的生理功能，维持机体的正常运行。能进行支架植入的器官大多属于中医"六腑"的范畴。六腑的生理功能即受纳运化水谷、传导糟粕，其生理特点是"传化物而不藏，实而不能满"。当某一腑受到肿瘤的侵犯或者受到外压时，无法实现"传化物而不藏"的功能，机体的整体功能也受到影响。通过支架技术可以恢复受损器官的部分功能，达到六腑"以通为用"的目的。支架技术能够直达病所，快速纠正器官功能损伤，对处理肿瘤引起的急症具有重要意义。

1. 食管支架的适应证与禁忌证

（1）适应证　①不能手术切除或高危手术风险的食管癌、贲门癌引起的狭窄。②食管癌、贲门癌术后吻合口狭窄。③食管癌放疗后狭窄。④物理或化学烧伤后食管狭窄。⑤各种食管瘘。⑥食管受压所致的狭窄。

（2）禁忌证　①高位食管狭窄（距门齿 20cm 以内）。②凝血机制障碍。③食管胃底静脉曲张者。④有胃镜检查禁忌证者。

（3）常见并发症　①胃食管内容物反流，主要发生于食管下段狭窄或贲门狭窄处。②支架滑脱移位。③胸痛，食管支架放置后均有不同程度的胸痛，为支架扩张狭窄部位所致。④食管穿孔，主要由于支架边缘引起组织损伤或支架直径过大压迫管壁所致。⑤再狭窄，支架放置后由于支架两端肉芽增生所致。

2. 气管支架的适应证与禁忌证

（1）适应证　气管、食管、纵隔的恶性肿瘤侵犯或压迫所致的气管狭窄、高位食管 - 气管瘘不能置入食管支架者，可考虑放置气管支架。

（2）禁忌证　除严重出血倾向外，无明显禁忌证。

（3）常见并发症　①窒息或呼吸心跳骤停。手术前高频给氧，对既往有心脏病史者术中监护。②咯血与肿瘤破溃相关，严重者引起气管 - 头臂动脉瘘，造成大出血死亡。③支架移位与操作不当或患者剧烈咳嗽等相关，也与术后过早放疗相关。④气管穿孔与支架两端损伤气管壁相关。

（八）经皮肝穿胆道引流治疗

1937 年，Huard 首次报道了经皮肝穿胆道造影（percutaneus transhepatic cholangiography, PTC）。1956 年，Remolar 首次报道了经皮经肝穿刺胆道引流（PTCD）。20 世纪 70 年代后，尤其是近 20 年来，随着术前影像学检查手段的进步、细针穿刺技术的普及和金属胆道支架等介入器械的出现，PTCD 及支架植入术已成为梗阻性黄疸的主要减黄治疗方法之一，广泛应用于临床。

1. PTCD 的适应证

（1）无外科手术指征的恶性梗阻性黄疸，PTCD 及支架植入术可用于缓解患者继发于梗阻的临床症状，包括胆管炎、皮肤瘙痒、恶心及食欲减退等。

（2）降低血清胆红素水平，为后续化疗药物的应用创造条件。

（3）控制胆道感染、改善肝功能及机体状况，为外科切除肿瘤创造条件。

（4）除引流和支架植入外，经皮穿刺可为肿瘤活组织检查、光动力治疗及近距离放疗等提供治疗通道。

（5）恶性胆道梗阻外科术后再次出现胆道梗阻。

（6）良性梗阻性黄疸，胆道引流的主要目的是缓解黄疸及胆道感染，为后续手术或取石等治疗做准备。

（7）胆瘘，可通过置管引流促进瘘口愈合。

2. PTCD 的禁忌证

（1）大量腹水。

（2）凝血功能异常。

（3）严重心、肺、肾功能异常。

3. PTCD 的技术操作 常规采用透视引导，在有条件的介入手术室也可联合应用超声引导穿刺。穿刺点的选择包括体表穿刺点及肝内目标胆管穿刺点的选择，主要依据术前影像学检查结果（包括肝脏形态、肋膈角胸膜反折及肺下缘的位置、肝内肿瘤分布情况、胆管扩张情况及梗阻点的位置等），力求引流管及支架植入后能够在尽量不伤及局部正常结构的前提下实现最大范围的引流。穿刺右叶肝内胆管时通常选择右季肋部作为体表穿刺点，穿刺左叶肝内胆管时通常选择上腹部剑突下偏左或偏右侧区域作为体表穿刺点。由于肺、肝及胆道的形态、位置存在个体差异，肝内病灶的情况各不相同，僵化地选定某个固定部位（如腋中线第 11 肋间隙或剑突下 3 指）进行穿刺并不可取。经胆道造影明确肝内胆道及梗阻部位情况后，需结合患者具体情况选择引流方式。

如今，肿瘤的治疗越来越精细化、个体化，这对中医来说既是机遇，也是挑战。如何在精准化治疗中发挥中医学的作用，怎样更有效地利用中医理论如"整体辨证""同病异治""异病同治""因人制宜"等指导微创治疗，最大限度降低治疗带来的副作用，提高患者生存质量，需要我们进行探索。

三、康复期体质调理阶段

肿瘤是一种与代谢、衰老等密切相关的慢性疾病，因此针对肿瘤病灶的治疗只是一时之策，在针对病灶的治疗结束后，应尽早开始针对全身的康复期体质调理，改善患者的代谢状态，或延缓患者由于肿瘤负荷或接受治疗等引起的衰老。考虑到患者经过治疗，正气多虚，基本治则当以扶助正气为主，治疗目标在于改善患者体质及内环境，使之不利于肿瘤生长，以达到预防复发的效果。具体可从阴阳、清浊、气血三个方面考虑。

（一）阴阳

体质调理，从大的方面说，即"平调阴阳寒热"。所谓"阴平阳秘，精神乃治"，若人阴阳平和，自然身无疾恙。对恶性肿瘤患者而言，长期痼疾缠身，又经受各种治疗，机体往往正虚，特别是阳虚，故临证多以补阳、通阳为主，方可选用柴胡桂枝干姜汤加味。

方义有二：一者升阳，二者通阳。

一者升阳。《素问·阴阳应象大论》指出："故清阳为天，浊阴为地。地气上为云，天气下为雨；雨出地气，云出天气。"可见阴阳之中，虽阳气在上、阴气在下，但彼此之间有紧密的联系。方用柴胡，其性升散，可升举阳气，又入肝经，肝者应木，主少阳生发之气，有助于"脾气散精，上归于肺"。黄芩味苦性寒，主行上焦，为苦寒沉降之品，功能清热，又入肺经，助肺之宣肃。重用柴胡升阳，则阳气上升，稍用黄芩为臣，能清上焦浮热，令柴胡不致升散太过，阴阳各归其位，而彼此之间又形成升中有降、降中有升、阳升为主、阴降为从的阴阳运动关系，此为升阳之论。

二者通阳。在柴胡、黄芩形成的纵向的阴阳升降运动之上，还需形成全身横向的、布散的阴阳运动，故取桂枝、干姜之属。桂枝温通阳气，干姜辛热温散，《本草新编》谓"散多于温"，此二者补周身之阳。酌加蜂房、蜈蚣，盖虫性善行，可通达全身，引阳气遍行周身。而天花粉养阴生津，为阳气提供遍行周身的载体。阳气敷布，则"气布而蓄育"，阴阳各安也。

（二）清浊

若论恶性肿瘤，往往离不开痰浊、毒邪等病理产物，究其病因病机，多为清浊相干所致。恶性肿瘤患者长期接受各项治疗，周身气机往往紊乱，而致清气不升、浊气不降、清浊相干。故临证多以降浊为主，辅以扶正，可选用扶正降浊汤加减。

此方乃温胆汤化裁而来，功在扶正气、降浊气。扶正者，重用黄芪、熟地黄、当归，养肺气、补肝血、益肾精，肺、肝、肾同补，精、气、血同治，此为扶正。降浊者，引浊气下行之意也。《素问·阴阳应象大论》谈道："寒气生浊，热气生清；清气在下，则生飧泄；浊气在上，则生䐜胀。"明确提出了清浊相干时易引发的症状。又曰："清阳出上窍，浊阴出下窍。"所谓下窍者，前后二阴是也，故取竹茹、枳实、生姜化痰行气通腑。白芥子，《雷公炮制药性解》谓之"除皮里膜外痰涎"；天花粉，谓之"清心利小便""消痰除咳嗽""止渴退烦热"。故加入此二者，引浊气自下窍而出。茯苓入胃、脾、肾经，利水燥土，泄饮消痰，其止渴之功在健脾气、行津液，使津液得以上行。纵观全方，扶正为主，攻补兼施，通降为重，降中有升，共奏扶正祛邪、分清降浊之功。

（三）气血

气血是调理患者体质的又一角度，若气血通畅，人即安和。恶性肿瘤患者往往情志抑郁，思虑过重，气机郁结而致血瘀，当治以理气解郁、益气养血，故临证可选用越鞠丸加减。

越鞠丸功能行气解郁，方中香附、川芎、苍术、神曲四药，取越鞠丸"解诸郁"之功，散郁行气，令郁结化于无形，则血脉通畅。肿瘤患者机体多虚，故取黄芪、熟地黄、当归补益气血。夏枯草，《神农本草经》谓之"性禀纯阴，得少阳之气勃然兴发，一交盛阳，阴气将尽，即成熟枯槁"，此与半夏俱为阴阳交感之药，盖取夏枯草、半夏沟通阴阳之功，以助周身气血通行。兼用龙骨、牡蛎以重镇安神、敛阴潜阳，阴阳交则身安神定。

综上，康复期的体质调理可从不同的角度入手进行辨证论治，以上三方仅作参考，临床实际中情况往往复杂多样，需根据患者情况作出恰当的判断和调整。

主要参考书目 ▷▷▷

1. 林丽珠.肿瘤中西医治疗学.北京：人民军医出版，2013.

2. 郁仁存.中医肿瘤学.北京：科学出版社，1983.

3. 胡凯文.肿瘤绿色治疗学.北京：北京科学技术出版社，2017.

4. 王冠军，赫捷.肿瘤学概论.北京：人民卫生出版社，2013.

5. 魏于全，张清媛.肿瘤学概论.北京：人民卫生出版社，2017.

6. 岳美中.岳美中全集.北京：中国中医药出版社，2012.

7. 薛伯寿，薛燕星.蒲辅周医学经验集.北京：北京科学技术出版社，2018.

8. 邓铁涛，郭振球.中医诊断学.上海：上海科学技术出版社，1984.

9. 林洪生.余桂清.北京：中国中医药出版社，2003.

10. 李曰庆.中医外科学.北京：中国中医药出版社，2002.

11. 田德禄.中医内科学.北京：人民卫生出版社，2002.

12. 魏于全，赫捷.肿瘤学.2版.北京：人民卫生出版社，2015.

13. 徐克，龚启勇，韩萍.医学影像学.北京：人民卫生出版社，2018.

14. 赫捷.临床肿瘤学.北京：人民卫生出版社，2016.

15. 黄金昶.中医肿瘤辨治十讲.北京：中国中医药出版社，2012.

16. 黄金昶.恶性肿瘤中西医内科治疗精要.北京：人民卫生出版社，2006.

17. 周宜强.实用中医肿瘤学.北京：中医古籍出版社，2006.

18. 潘敏求.中华肿瘤治疗大成.河北：河北科学技术出版社，1996.

19. 石远凯，孙燕.临床肿瘤内科手册.北京：人民卫生出版社，2015.

20. 王洪武，宋华志.肿瘤超低温冷冻治疗.北京：人民卫生出版社，2010.

21. 郑加生，李宁，袁春旺.影像引导肿瘤消融治疗学.北京：人民卫生出版社，2013.

22. 李麟荪，贺能树，邹英华.介入放射学：基础与方法.北京：人民卫生出版社，2005.